Opciones
para un parto suave

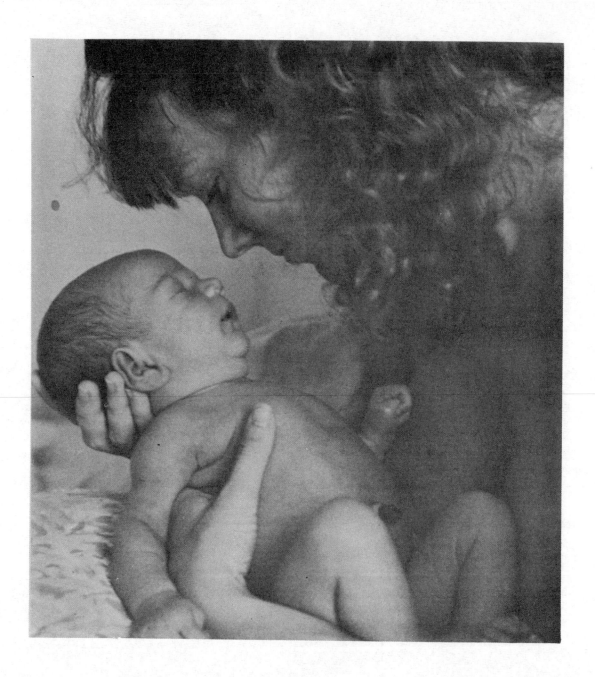

BARBARA HARPER

Opciones para un parto suave

GUÍA PARA TOMAR DECISIONES INFORMADAS ACERCA DE:

◆CENTROS DE ALUMBRAMIENTO ◆ASISTENTES AL PARTO
◆PARTO EN EL AGUA◆PARTO EN CASA ◆PARTO EN EL HOSPITAL

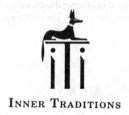

INNER TRADITIONS

Lasser Press
Mexicana, s.a. de c.v.
México, D.F.

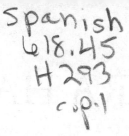
Fotografía de cubierta: Suzanne Arms
Diseño de cubierta: Nora Wertz

Título original: *Gentle Birth Choices*
Traducción al español: Eulalia Mª Moreno
De la edición en inglés de Healing Arts Press, Rochester, Vermont, USA.
Healing Arts Press es una división de Inner Traditions International

Nota al lector: Este libro fue escrito con la intención de ser una guía informativa. El objetivo de los remedios, enfoques y técnicas aquí descritos es el de ser un suplemento y no un sustituto del cuidado y tratamiento médico. No se deberán utilizar para tratar un padecimiento grave sin consultar previamente con un especialista.

ISBN 0-89281-480-2 (Inner Traditions)
ISBN 968-458-487-3 (Lasser Press Mexicana, S.A. de C.V.)

Producción editorial: Ediciones Étoile, S.A. de C.V.
Dirección editorial: Antonio Moreno y Ladrón de Guevara

IMPRESO EN MÉXICO
PRINTED IN MEXICO

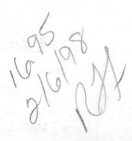

Contenido

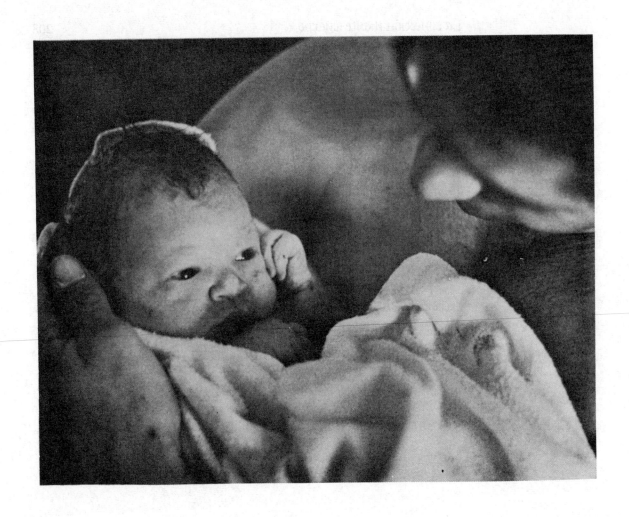

Este libro está dedicado a mi hija, Beth Elaine Braunstein. Elevo mis oraciones con la esperanza de que ella sea capaz de afrontar el embarazo y la maternidad con una perspectiva más clara y positiva que la que yo tuve a su edad.

Iniciemos a nuestras hijas en la belleza y el misterio de ser mujer. Démosles la confianza de que nacimos para tener hijos con dignidad, autoridad y amor.

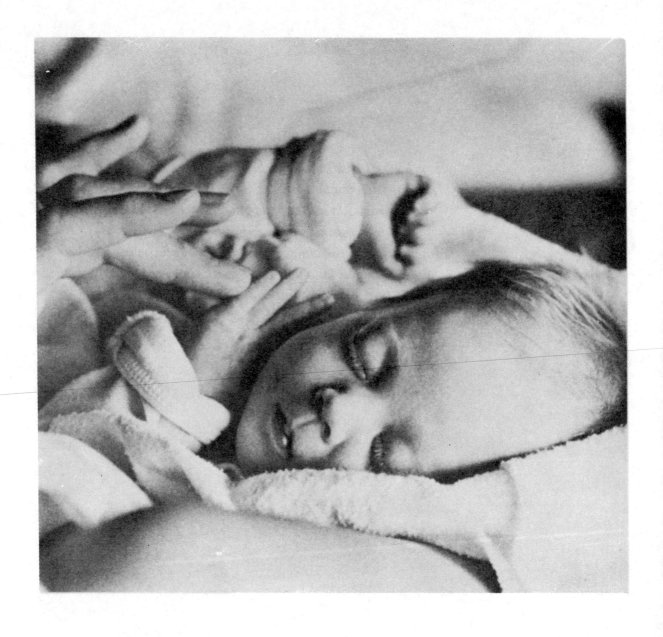

Prólogo

Este libro nos dice de un forma bella lo mágico, maravilloso y excitante que puede ser el parto para la mujer, cuando éste se toma como un proceso natural en el que se puede tener confianza, y cuando los médicos recuerdan el honor sagrado que les corresponde. Bajo su inteligente mirada, Barbara Harper analiza las posibilidades potenciales del nacimiento con un espectro de alternativas posibles para la mujer de hoy, informándola y autorizándola para hacer la mejor elección. Realiza, de este modo, un servicio cultural invaluable para poder "elegir con libertad", lo cual a veces no es posible en una cultura que trata de canalizar los alumbramientos dentro de la estrecha y rígida estructura tecnocrática.

En Estados Unidos se vive una tecnocracia, es decir, una sociedad organizada alrededor de una ideología de progreso tecnológico. Los valores esenciales de la tecnocracia se centran en la ciencia y la tecnología, y en las instituciones que controlan e imparten las mismas. En todas las sociedades los valores y creencias culturales esenciales se ven más claramente en los rituales que acompañan los momentos cruciales de la vida como el nacimiento, la pubertad, el matrimonio, la iniciación a un grupo religioso u ocupacional, el parentesco o la muerte. Los rituales en su nivel más elemental son exaltaciones de estos valores y creencias culturales primordiales. Por lo tanto, no es sorprendente que los valores culturales de nuestra sociedad tecnocrática sean más visibles en los rituales que rodean el proceso del nacimiento.

Es básico en los ritos de iniciación entre culturas la separación de los iniciados de la vida social normal. Una vez separados los iniciados se desprenden de su individualidad, por ejemplo se rapan la cabeza o se cortan el pelo, se quitan su ropa y adornos habituales para vestirse con algún uniforme. Después están sujetos a procesos mentales muy confusos a fin de eliminar su forma de pensar normal. Una vez que su entendimiento está bajo control, los iniciados son bombardeados con mensajes acerca de los valores esenciales de su cultura. Estos mensajes se trasmiten a través de símbolos poderosísimos. Los símbolos operan a través del hemisferio derecho del cerebro, sus mensajes se sienten, no se analizan intelectualmente, y el impacto es casi siempre muy poderoso. Estos mensajes simbólicos sirven para reconstruir el sistema de creencias de los iniciados de acuerdo con la ideología y valores dominantes del grupo o la sociedad dentro de los cuales se encuentran.

No resulta difícil encontrar un paralelismo entre este proceso de iniciación cultural y el alumbramiento en el hospital. Las mujeres parturientas se salen de su entorno social y entran en el hospital, una poderosa institución organizada sobre la base de la supervaloración de la ciencia y la tecnología que sostiene nuestra cultura. Se le quita su ropa para vestirla con las prendas del hospital y se le recorta o rasura el pelo púbico, des-sexualizando simbólicamente la mitad inferior de su cuerpo y marcándola como propiedad institucional. La labor en sí misma es un proceso natural confuso, los dolores de las contracciones desorientan a la mujer y la predisponen a retener los mensajes simbólicos que se le envían. Los poderosos símbolos culturales que comunican estos mensajes son las inyecciones, el monitor fetal electrónico, el goteo de Pitocin y toda la serie de procedimientos tecnológicos por los que pasan la mayoría de las futuras madres de Estados Unidos. ¿Qué mensajes llegan al cuerpo y alma de la mujer durante estos procedimientos?

La inyección intravenosa es el cordón umbilical que las une con el hospital. Hace que parezca que la vida de la parturienta depende de la institución, al igual que el bebé depende de ella. Esto, por supuesto es un fiel reflejo de la sociedad norteamericana, porque de hecho la vida de los norteamericanos depende de sus instituciones. Los frecuentes exámenes del cérvix para ver si se está dilatando con rapidez (y el goteo con Pitocin para acelerar el proceso en caso de lentitud) comunican fuertes mensajes acerca de la importancia del tiempo en la sociedad norteamericana y la de producir con rapidez a cargo de nuestros cuerpos-máquinas. El monitor fetal electrónico existe para prevenirnos de un posible mal funcionamiento, y al igual que la inyección, simboliza la dependencia que tiene la mujer de la institución y de su tecnología. Las episiotomías expresan nuestra fuerte creencia cultural en la superioridad de la línea directa. (El mito de la medicina occidental que dice que "un corte limpio y derecho se cura antes que un desgarrón" es uno de los muchos mitos médicos que rodean al parto y que Barbara desenmascara en el capítulo 3.) La posición de estar acostada con la espalda recta (litotomía) pone a la mujer "por debajo" en relación con el equipo médico, lo cual expresa nuestro concepto cultural sobre las jerarquías y refuerza la subordinación estructural de la mujer en el momento del parto. Los fórceps y la operación cesárea permiten al médico ser el que ocasiona el alumbramiento, y esto expresa claramente nuestra insistencia cultural sobre la necesidad de reestructurar los procesos naturales. Los brevísimos periodos de permanencia dentro de la sala de partos del hospital comunican el mensaje de que la sociedad entrega el bebé a su madre y después tiene la autoridad para llevárselo. (La mayor parte de los recién nacidos se retiran a las guarderías poco después de nacer.)

La separación del alma del cuerpo y de la madre del hijo que empieza en el hospital se continúa en innumerables hogares norteamericanos. Los bebés continuamente se emplazan en espacios culturales aparte, se transportan en bambinetos o carreolas de plástico, se encierran en corralitos, duermen en la cuna y se alimentan en botellas de plástico. En ninguna otra cultura hay tanta separación entre los padres y el bebé. ¡No es sorprendente, ni tampoco un accidente cultural, que nuestros bebés se liguen a la tecnología y crezcan como voraces consumidores! Sus niveles de consumo crecen constantemente manejando nuestra economía y así la tecnocracia se autoalimenta.

A fin de apreciar más el valor de este libro es importante resaltar lo que no es. No es un libro designado para perpetuar la tecnocracia. No está basado en principios de separación sino de conexión. La disociación de la mujer de su propia experiencia corporal y la separación de la madre del bebé, tan comunes en los hospitales, no se encuentra en estas páginas. Barbara Harper intenta sanar las heridas de nuestra separación basada en el estilo de vida tecnocrático. Escribe sobre las posibilidades de un reencuentro con la infancia, que se logran cuando la mujer se hace cargo de su experiencia de alumbramiento buscando el lugar y el médico que verdaderamente le den ayuda mientras da a luz. De modo ideal estas personas no deberían ni podrían pedir a la madre que se separe de su bebé, nunca soñarían con pedirle dar a luz tumbada sobre su espalda, la sostendrían, bailarían con ella, llorarían y reirían con ella en vez de ofrecerle drogas. El modelo de parto tecnocrático es tan persuasivo, tan intensa la preparación de la mayoría del personal médico sobre estos modelos y en estas técnicas, que hace falta un libro como éste para informar a las madres norteamericanas que estas opciones existen, que pueden elegir otras alternativas.

Es cierto que muchas mujeres no optarán por las soluciones que este libro ofrece. El porcentaje de epidural está en un 80 por ciento no a causa de que los doctores de todo el mundo estén forzando a víctimas desprotegidas, sino porque la mayoría de las mujeres piden, y a menudo insisten, en la separación mente-cuerpo que proporciona la epidural. Al igual que las mujeres de la cultura norteamericana, nosotros somos alentados a tomar nuestro cuerpo con un alto grado de ambivalencia. Nos enseñan que lo más importante de nuestro cuerpo es la belleza, el grado en el cual esté de acuerdo con los principios estéticos de moda, incluyendo el vientre plano. No nos enseñan que el embarazo sea bello, no nos dicen que puede mejorar y no empeorar nuestro atractivo y sexualidad, no nos alientan a glorificar los asombrosos cambios que trae consigo el embarazo. En vez de ello, muchos de nosotros vemos el embarazo como un proceso biológico fuera de control que arruina la figura y trastorna la vida. El embarazo se vuelve algo que sobrellevar para demostrar que podemos seguir con nuestra vida atareada a pesar de que nos obliga a llevar la vida a un ritmo diferente. Las mujeres a las que he entrevistado me hablaron de su desagrado por "adentrarse en la biología". Es perfectamente comprensible que una mujer con esta actitud dé la bienvenida, e incluso requiera, la libertad de la biología que garantiza la epidural, aprecie el monitor fetal debido a la seguridad que éste aporta, prefiera a veces la metodología y el control de la cesárea en vez de un alumbramiento biológico caótico e incontrolable.

Las norteamericanas se ven apoyadas generalmente en esta actitud por las clases sobre parto en el hospital que no las enseñan el maravilloso, misterioso, dulce e intenso poder del alumbramiento, sino que las preparan para cada uno de los procedimientos del hospital educando su intelecto en vez de hacer honor a su cuerpo. En contraste, Barbara Harper habla sobre la conexión que sucede cuando la mujer deja de lado su deseo, basado en el miedo, de disociarse de su cuerpo y profundiza en el hecho del nacimiento permitiendo que su cuerpo sea su guía y maestro. La sabiduría de un parto, tal como la muestra Barbara, proviene más que nada, no del exterior, sino del interior de la psicología de la mujer. Aquellas que sepan escuchar su cuerpo en el momento de dar a luz, que sigan los dictados de los músculos, que se balanceen y giman, se columpien y canten, no se encontrarán con que su cuerpo les pide que "se recuesten, pongan los pies en las abrazaderas, se pongan el cinturón del monitor y ¡pujen!" En vez de eso, la voz del cuerpo dice "camina, gruñe y respira, respira profundo, hasta lo más profundo de tu vientre y de tu alma. Siéntete a ti misma, sé tú misma, vive ese momento, el sagrado momento del nacimiento. Agáchate, siente la cabecita húmeda de tu bebé en el momento de nacer. Levántate, apóyate en las personas que te están sosteniendo. Penetra en lo más profundo de tu ser mientras fluyes con las poderosas contracciones. Regálate el nacimiento, dáselo a tu propia fortaleza corporal, mientras le das la vida a tu hijo.

Voy a resumir lo que contiene este libro. Después de explicar en el capítulo 1 lo que significa para ella "parto suave", en el capítulo 2, Barbara Harper nos cuenta una historia sucinta y práctica sobre la medicación para el parto en Occidente, un antecedente necesario para comprender lo que funciona mal en los hospitales gineco-obstétricos comunes de la actualidad. En el capítulo 3 analiza los mitos médicos que apoyan los esfuerzos tecnocráticos por hacer parecer que la ciencia y la tecnología traen al mundo a los bebés en vez de la mujer. Estos mitos, estas historias elaboradas para justificar la tecnocratización del parto, dicen que el cuerpo de la mujer no es adecuado para producir bebés sanos sin asistencia médica y tecnológica, el hospital es el lugar más seguro para tener un bebé, los cuidados de maternidad sólo los pueden manejar correctamente los médicos, una vez que se hace cesárea siempre hay que volver a hacerla, el parto tiene que ser esterilizado, los medicamentos para el dolor no perjudican al bebé, es mejor no comer ni beber durante la labor de parto, el parto es más dificultoso después de los treinta y cinco años, los niños deben ser circuncidados, etcétera, etcétera. Algunas personas se quedarán impresionadas, pero aun así las animo a que continúen leyendo ese capítulo. Barbara no teme explicar cómo nuestros supuestos más arraigados hacen un verdadero daño a madres y bebés.

Los capítulos 4 y 5 narran la historia de la reforma del parto en Estados Unidos, proporcionando una guía invaluable del desarrollo, no sólo del pasado, sino también del más reciente en cuanto a la aparición de centros de parto libre y el renacimiento de la partería. El capítulo 6 ofrece descripciones excitantes del parto en el agua como una de las opciones para las mujeres de todo el mundo, que incluye muchos consejos sobre el uso de la misma para la labor de parto y sobre la logística en la planeación de este tipo de parto. En el capítulo 7 se recuerda la importancia de la conexión. La autora muestra que si se ignora la conexión entre la mente y el cuerpo se provocan intervenciones innecesarias, mientras que si se está consciente de ella se puede facilitar un parto suave.

Relata con intensidad los descubrimientos acerca de la psicología prenatal que demuestran que los bebés son conscientes y comparten el mismo sistema bioenergético con su mamá y que esta relación, cuando es explorada conscientemente por la madre, puede traer grandes recompensas para padres e hijos. El capítulo 8 es una guía práctica de las opciones actuales para un parto suave que sugiere la forma en que se debe hacer esta elección por parte de la familia.

Este libro es exactamente una guía para las mujeres embarazadas que necesitan ayuda para escoger entre las múltiples opciones a las que se enfrentan en la década de 1990. Las propias mujeres son parte del instrumental necesario para la elaboración de estas alternativas y Barbara Harper es una de ellas. Su propio cuestionamiento acerca de las alternativas a la norma tecnocrática la condujo a ser una de las primeras mujeres de Estados Unidos en dar a luz en el agua, una experiencia iluminadora que la inspiró a desear que todas conocieran la verdadera gama de opciones que tienen a su disposición. Mediante la creación de la

Asociación Mundial para la Salud Infantil/Maternal y la Asociación Internacional de Parto en el Agua, ha realizado el espectro total de posibilidades disponibles para miles de mujeres de Estados Unidos y el resto del mundo. Este libro, junto con su cinta de video del mismo título, son sus más recientes triunfos en este terreno.

Tengo la esperanza de que madres, padres y personal relacionado con el alumbramiento prefieran guiarse por esta información que tiene una actitud de amor y aceptación hacia el cuerpo de la mujer con toda su fluidez y la sabiduría profunda que ofrece Barbara Harper.

Dr. Robbie E. Davis-Floyd
Investigador del Departamento de Antropología de la
Universidad de Texas en Austin
Autor de *Birth as an American Rite of Passage*
(University of California Press, 1992)

Agradecimientos

Quiero dar las gracias a todos los padres que compartieron conmigo una de las experiencias más íntimas de su vida. Sin su paciencia y confianza no podría haberlo realizado. Cada parto me enseñó algo sobre mi alma y la forma en que Dios actúa en el universo. Cada bebé me trajo renovadas esperanzas de lograr un forma de ser más amable y gentil entre la gente durante esta vida.

Todas y cada una de las personas con las cuales he platicado sobre el parto, y especialmente el parto en el agua, han influido de alguna manera en la elaboración de este libro. Hablé sobre ello durante años antes de estar lista para escribirlo. Aprecio profundamente el continuo aliento que he recibido durante todo este tiempo por parte de mi familia y amigos. Mis hijos, Beth, Sam y Abraham, nacidos en 1978, 1984 y 1986, fueron, por supuesto, la razón de escribir sobre el tema. Gracias a ellos pude contactar con todas las mujeres que han dado a luz y con la gran esperanza para el mundo futuro.

Harry Kislevitz me ha dado mucho más que amor y apoyo. Me alentó a investigar el parto en el agua desde el principio. Quería que tuviera la oportunidad de estar al frente de algo que sabía intuitivamente que sería de gran beneficio para la humanidad. Estuvo participando conmigo en el nacimiento de Samuel y Abraham, siendo en todo el padre ideal para sus hijos. Nunca me cuestionó mi

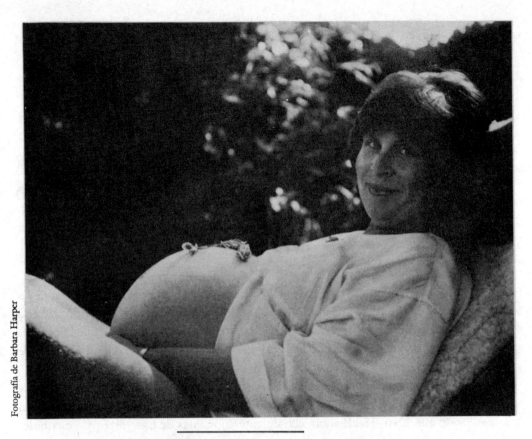

La autora, Barbara Harper, relajada entre contracciones, unas pocas horas antes de dar a luz a su hijo Abraham en casa dentro de una tina con agua caliente.

aproximación holística hacia el parto. Cortó el cordón umbilical de ellos, hasta ahora sigue estando verdaderamente conectado con nuestros hijos. Por ello siempre le estaré agradecida.

El Dr. Michael Rosenthal ha sido mi inspirador, maestro y amigo. Agradezco la paciencia que tuvo con mis escritos. El Dr. Robert Doughton fue la parte amena de mis muchas consultas por teléfono. Su constante recordar que "respirara constantemente" fue invaluable. La partera-enfermera titulada Marina Alzugaray me dio un consejo muy especial sobre el parto y me enseñó a bailar durante el proceso de dar a luz. Binnie Anne Dansby trajo el nacimiento a mi conciencia y me enseñó a ver el poder de la creación en cada parto.

Mirtala Cruz me dio lucidez en el momento en que la estaba perdiendo y su hija, nacida en el agua, Kelly Vanessa, fue un regalo muy especial para todos nosotros. Hay muchas personas que merecen una mención: Penelope Salinger por haber leído cada revisión del texto y haberme encomendado nuevas tareas; Mary Judge por no dejarme olvidar que tenía que acabar el libro; Phil y Judy Babcock por animarme y mantenerme psicológicamente equilibrada; mis hermanas comadronas cristianas, Carol Guachi, Renne Stein, Jan Trintin y especialmente Mary Cooper, que me han ayudado a mantenerme siempre en contacto con Dios. Dios las bendiga y muchas gracias.

Mis parteras al final de este libro fueron Nicole Van DeVeere y Elise Schaljo. Sin su constante apoyo y aliento no hubiera sido capaz de "traer al mundo" este trabajo. No tengo palabras suficientes para decir ¡lo buenas comadronas que son!

Y finalmente, debo darle las gracias a mi madre, Ruth Eileen Protsman por haberme dado a luz a mí y a su madre Estella Harper Lemonyon por estar pendiente de mí desde entonces hasta ahora.

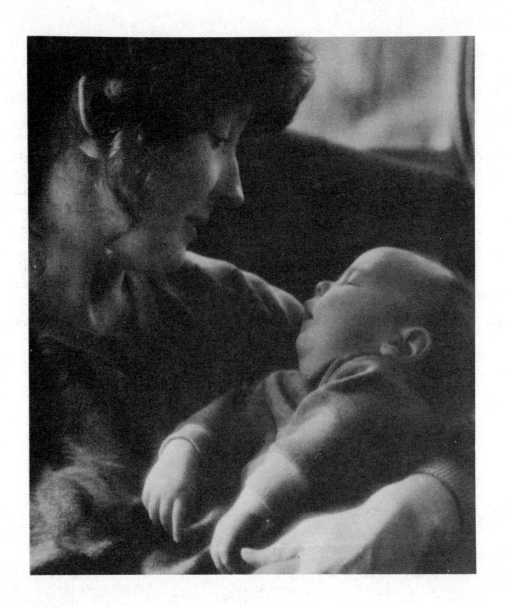

Introducción

La libertad de elección es un tema político. El cómo y dónde da a luz una mujer no es problema de hospital frente a hogar o parteras frente a doctores, sino una cuestión de control y responsabilidad. Nunca han sido tan fuertes las voces femeninas en contra de la discriminación, el acoso sexual y la violencia. La lucha por los derechos acerca de la reproducción ha traído a nuestra conciencia el concepto de libre elección. Me frustraba cuando contemplaba cuánta energía se enfocaba en el aborto cuando todavía no se había resuelto el tema vital de la libertad de elección para las mujeres que dan a luz. Mujeres de todo el mundo están buscando opciones para el parto: no en qué hospital van a hacerlo o cuál va a ser el decorado de la habitación del recién nacido, sino qué oportunidades tienen de manejar su labor de parto. La mujer quiere tener el control de su cuerpo durante el nacimiento de su bebé y estar a cargo de él inmediatamente después.

Aunque yo era una embarazada completamente informada en 1978, que había completado el entrenamiento de maternidad en 1974, mi relación con las decisiones de mi maternidad era extremadamente limitada. Estuve en labor activa con mi hija Beth durante unas veinticuatro horas antes de que entrara la enfermera a preparar algo. Le pregunté qué estaba haciendo y me contestó que el doctor había ordenado que me prepararan para una cesárea. Me negué a cooperar y pedí ver al doctor. Él ya había decidido el curso de la operación y sólo vino a comunicármelo antes de que firmara los papeles de consentimiento. Ni fui consultada ni me dieron otra elección. No di mi consentimiento y demandé pruebas de que mi pelvis era más estrecha que el diámetro de la cabeza de mi bebé. El bebé no estaba angustiado ni nunca lo estuvo. Yo sabía que me podía desempeñar normalmente. Las enfermeras me condujeron a rayos-X donde los radiólogos y obstetras confirmaron mediante una pelvemetría de rayos-X que mi pelvis era adecuada y que en realidad el bebé era bastante pequeño.

El doctor dijo que podía *elegir* entre seguir sufriendo o tener mi bebé un poco antes, lo cual implicaba que una cesárea era preferible a una labor larga y pesada. *Elegí* lo primero. Entonces me administraron grandes dosis de Pitocin, pusieron en marcha un monitor fetal, recibí narcóticos por vía intravenosa sin mi consentimiento y me rasuraron completamente el pubis. Cuando mi bebé empezó a asomar de mi cuerpo, la enfermera puso una mano en su cabecita hasta que un residente de primer año se pudo vestir y enguantar para "dar a luz" al bebé. Mi obstetra, desalentado por mi lento progreso, se fue a casa a cenar y ni siquiera estaba en el hospital. Llegó en el último momento a fin de reparar la grave laceración que había sufrido. La herida perineal no era tan profunda como mi trauma psicológico.

Para añadir un insulto a la injuria, las enfermeras de maternidad no me dejaron ver a mi bebé durante unas doce horas. Me dijeron que necesitaba descansar. Me acuerdo de estar tocando el cristal de la sección de maternidad mientras veía a una enfermera alimentando a mi bebé con una mamila, lo cual estaba totalmente en contra de mis instrucciones específicas. Fui escoltada de nuevo a mi cama por la supervisora y a los pocos minutos me ofrecieron un sedante (ordenado por el doctor). Pasé los dos días siguientes con una mezcla de ansiedad propia de nueva madre y frustración.

Toda la experiencia y el recuerdo de la humillación y desagrado me alentaron a buscar otras alternativas cinco años después, cuando quedé embarazada de mi segundo hijo. En ese momento juré que me informaría muy bien y daría todas la órdenes. Hablé con otras madres de bebés rosados en tiendas naturistas y les pregunté si habían tenido el parto en su casa. Finalmente encontré a las parteras de mi comunidad y fui a buscarlas. También estaba interesada en el parto en el agua. La sola idea me fascinaba aun cuando, como enfermera, estaba advertida sobre la posibilidad de lastimar al bebé. Tuve que recorrer mucho camino para ver mis preguntas contestadas.

Mi investigación en busca de información sobre el parto en el agua y cómo el parto podría ser una experiencia positiva me llevó hasta Francia, a una pequeña comunidad en un granja a las afueras de París. Cuando llegué a Pithiviers, al Hospital General, esperaba ver un edificio con una apariencia menos institucional. En realidad era un institución estatal que solamente tenía una unidad de obstetricia diferente manejada por parteras y un obstetra específicamente diferente, Michel Odent. En el momento en que llegué al piso de maternidad supe que algo muy especial pasaba allí. Una de las paredes de una gran sala de juntas estaba llena de fotografías a color de madres en varias de las etapas de la labor de parto y dando a luz. En la pared opuesta había un gran mural de una mujer dando a luz en cuclillas. Al echar un vistazo a las habitaciones de las pacientes descubrí que poseían una cama grande con un edredón radiante, una mecedora y un moisés para el bebé. ¿Sin maternidad? ¿Sin camas de hospital? ¿Qué parecía aquella habitación de recién parida? Me entrevisté con las comadronas y después de una hora me condujeron a la sala de partos. Una pareja estaba en la labor y la partera tuvo que pedir permiso para que me dejaran observar lo que allí ocurría.

Mi corazón latió de alegría ante la oportunidad de presenciar un parto, especialmente al estar embarazada de siete meses. Vi cómo una joven francesa estaba agarrada al borde de una tina grande llena de agua junto a la sala de partos. Estaba de cuclillas y, con la ayuda de su esposo, dejó salir a su bebé con unos cuantos gemidos y un quejido agudo. Se sentó en el suelo, cubierto por una sábana, y procedió a frotar la espalda de su bebé. ¡Qué espectáculo tan increíble! Esta mujer estaba absolutamente al mando. La comadrona no dijo ni hizo nada en absoluto sino mirar cómo ella daba a luz.

Los demás partos que había experimentado fueron en el hospital durante mi entrenamiento como enfermera y por supuesto el mío propio. El parto de Pithiviers reforzó mi convicción de que nunca volvería al hospital para tener un bebé, especialmente si los obstetras tenían el control. No podía comprender la discrepancia entre el nacimiento en los hospitales americanos y este aparentemente sencillo hospital de un comunidad en Francia. ¿Qué estábamos haciendo mal?

Vi las profundas cicatrices que sufre la mujer, no sólo en Estados Unidos, sino en todo el mundo. La mujer y su familia viven con la humillación y el sentimiento de frustración que la moderna tecnología aporta. El parto se ha ocultado. Muchas mujeres y jovencitas piensan en él como en algo enfermizo y sanguinolento, vomitivo y doloroso. Muy pocas mujeres han visto un parto alguna vez en su vida a menos que sean enfermeras de la unidad de maternidad de un hospital. Empecé a sentir ira y frustración de nuevo.

Mi ira se intensificó cuando regresé a casa desde Francia y fui a ver a mi obstetra en Santa Barbara. Cuando ingenuamente intenté compartir la información que había reunido en Francia me tachó de radical, una persona que sólo se preocupaba de la autosatisfacción y lo que fue peor, de "abusadora de menores" en potencia. Mi doctor juró reportarme a las "autoridades" si intentaba dar a luz en mi casa o bajo el agua. Se dirigió a su librero, sacó un libro y lo lanzó encima de su escritorio gritándome:

—Yo sé quién eres. ¡Eres una de esas!

El libro era *Immaculate Deception*, de Suzanne Arms, un libro que yo aún no había leído.

El nacimiento de mi hijo Samuel fue tan vital que escasamente podría comprender su impacto. Construí una tina lo suficientemente grande como para contener unos doscientos ochenta y cinco litros de agua y la coloqué en mi dormitorio. La partera que contraté para atenderme durante el parto estaba presente aunque lo hice prácticamente sola, caminando, cantando, cocinando y charlando tranquilamente con mi pareja. Recuerdo que me sentía completamente viva. Podía sentir la energía de cada contracción en cada fibra de mi ser. Sentí los movimientos del bebé y podía percibir cómo se dilataba mi cérvix con cada contracción. Toqué la cabeza de mi hijo con los dedos cuando salió por la vagina. Cuando entré en el agua sentí como si me atravesara un relámpago. El agua intensificó las contracciones aunque la sensación era menos dolorosa. Mi cuerpo estaba dando a luz al bebé que había deseado durante tanto tiempo. Me sentía poderosa.

Enseguida empecé a hablar sobre el parto en el agua. En la época en que mi

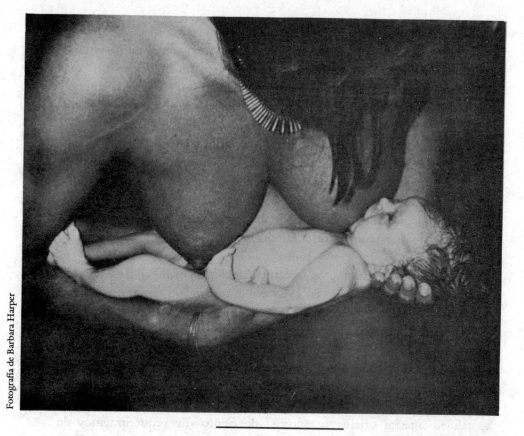

Noel que alimenta a su bebé Zen inmediàtamente después de su parto en el agua, llegó desde Bali para poder tener la experiencia de alumbrar en el agua con ayuda de una partera, en California.

segundo hijo Abraham nació, en 1986, no podía pensar en otra cosa que no fuera en facilitar la documentación acerca de los partos en el agua. Especialmente quería recordar lo positivo y poderoso de estos nacimientos que podían cambiar la vida de las madres y su actitud para consigo mismas. Las embarazadas y parteras empezaron a escribirme. Impartí clases en mi casa, escribí artículos, leí y viajé por todo el mundo con mis hijos en busca de información acerca del parto en el agua y el parto suave.

La idea del parto en el agua empezó a eliminar el conformismo de la gente con respecto al parto. Si una mujer pensaba que quería tener un parto en el agua y no tenía ninguna orientación para el parto sin dolor, se tenía que autoeducar de la manera mejor posible para conseguirlo. Las parejas empezaron a trabajar para crear otras opciones que previamente no existían. Más y más parejas solicitaron los servicios de comadronas o doctores que estuvieran dispuestos a escucharles y que estuvieran de acuerdo en que la mujer debe tener a su cargo la experiencia de su alumbramiento. Algunas parejas se tomaron la tarea de educar a sus médicos sobre lo que querían. Las parejas tuvieron que tomar la responsabilidad de su propia salud y bienestar. No podían tan sólo dejar su vida en manos de otra persona: "Sí, doctor, lo que usted diga". Hombres y mujeres empezaron a "simplemente decir que no" y manejar y controlar su parto.

Establecer la organización no lucrativa Asociación Mundial para la Salud Maternal/Infantil (GMCHA) en 1989 fue la realización de un sueño en el cual esperaba que las futuras madres se llenaran de poder a base de información y que estuvieran enteradas de sus propias capacidades y de todas las opciones a su disposición. La GMCHA proporciona información y recursos a la familia. Apoyamos la creencia de que la mujer tiene la capacidad de tener una experiencia de alumbramiento apacible y que las parteras son las principales personas encargadas de los cuidados de maternidad. En la actualidad nuestra oficina se encarga de cientos de requerimientos de información y asistencia cada mes. Alrededor de unas mil mujeres han escuchado nuestros relatos sobre partos que dan testimonio del hecho de que cuando la labor de parto se deja libre y no se maneja con medicamentos, la mayoría de las mujeres dan a luz instintivamente con poder y dignidad. El nacimiento es la continuación del ciclo fisiológico femenino normal.

Este libro ha dado muchas vueltas, pero ha continuado llevándome por el camino del descubrimiento y la conciencia. El mismo libro empieza con la historia de un parto en el agua, pero siempre he escuchado una historia parecida a todas las personas que han tenido parto en el agua. Una y otra vez las mujeres me dicen: "Quiero tener a mi hijo de la manera que yo desee". Me he dado cuenta a través de mi trabajo que lo mío es más que un trabajo o un sueño, es un llamado.Cuanto más me rindo ante él más lo realizo. Pasa lo mismo en un parto.

Cuantas más mujeres atiendo más les oigo decir: "Me gustaría saber que tengo más opciones a la hora de tener a mi bebé". Este recuerdo me ha servido para reforzar mi deseo de comunicarme con los que me quieran escuchar y a empezar a crear elecciones para un parto suave para la mujer, su familia y especialmente los bebés. El corazón de nuestra sociedad está profundamente afectado por la forma en que damos a luz. Yo deseo que los hombres y mujeres se sientan retados por lo que he escrito. Mi mayor deseo en este libro es que las mujeres se unan, usen la información para apoyarse unas a otras y se ayuden a gemir entre ellas. "¡Reclamemos nuestros partos!"

Un comienzo apacible

El nacimiento humano es el hecho más milagroso, transformador y misterioso de nuestra vida. También es una experiencia compartida por cada miembro de la raza humana. La experiencia del nacimiento se imprime de forma indeleble en la vida tanto de la madre que da a luz como en el bebé que apenas acaba de nacer. En el mundo actual altamente industrializado y computarizado, la perspectiva cultural del nacimiento depende en gran medida de quién controla la experiencia del alumbramiento.

Durante siglos, la medicina ha tratado de investigar, calcular y predecir, dentro de un cierto grado de probabilidades, los resultados del parto. En el siglo XX los doctores confían en ellos mismos, listos para intervenir en cualquier instante, necesitando saber lo que pasa en todo momento durante el parto. Nunca ha sido la prioridad de los obstetras el considerar el parto desde la perspectiva de la madre o preguntar qué se debería hacer para que éste resultara más gratificante.

Un parto suave empieza por enfocarse en la experiencia de la madre y reuniendo la dimensión emocional de la mujer junto con sus necesidades físicas y espirituales. Un nacimiento apacible respeta el papel decisivo de la madre, dando por sentado que ella sabe cómo dar a luz a su hijo a su debido tiempo y a su propio modo, confiando en su instinto e intuición. En cambio, cuando una

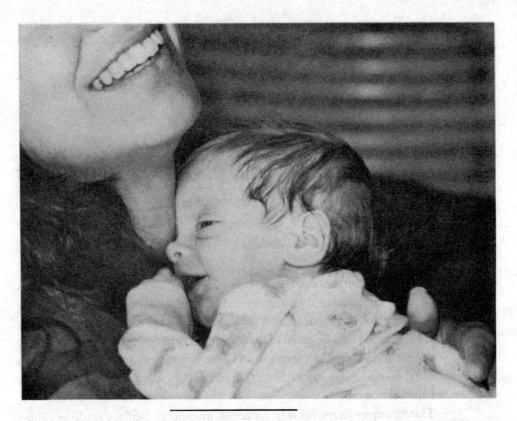

Una madre feliz logra un niño feliz

madre da a luz apaciblemente, ella y todos los presentes reconocen que el bebé es un participante consciente de su propio nacimiento. La experiencia autoriza a la mujer que da a luz, da la bienvenida al recién nacido dentro de una ambiente de paz y amor y une a la familia. La meta de un parto suave es reclamar lo maravilloso y alegre que está inherente en el comienzo de una nueva vida..

Los partos felices suceden en todo el mundo: en los hogares, donde los partos han sido siempre naturales y sin necesidad de intervención, en centros que se están volviendo populares desde que la mujer reclama una mayor libertad en el alumbramiento, y en algunos hospitales que están respondiendo a las necesidades y deseos de la familia actual. Las mujeres de todo el mundo están buscando una manera más natural y centrada en la familia para dar a luz a sus hijos y experimentar el paso a la maternidad como algo positivo para la vida, sin el sufrimiento y el trauma que se han asociado tradicionalmente con la labor de parto y el hecho mismo de dar a luz. Las mujeres son conscientes de que sus partos no tienen que adecuarse a la "maldición de Eva", o sea, al nacimiento como una carga dolorosa que la mujer debe afrontar para tener hijos. En vez de ello, cada vez más mujeres y sus familias ven el parto como una de las experiencias más extraordinarias de su vida, siempre y cuando puedan ser testigos de la fuerza y sensualidad del cuerpo femenino. También saben que dar a luz a un bebé puede resultar un duro trabajo, un esfuerzo que demostrará su resistencia física y emocional. Por ello, necesitan una educación y apoyo óptimos.

Hoy día la gente piensa que las mujeres tienen más opciones para dar a luz que antes debido a los combinados avances de la tecnología y la medicina, los fármacos para el dolor que alivian durante la labor y el parto y el creciente número de unidades de cuidado intensivo neonatal. También se cree que los partos son más seguros que en ningún otro estadio de la historia. Esto no es necesariamente cierto. Estados Unidos ofrece la técnica más avanzada en tratamiento obstétrico del mundo. El noventa y ocho por ciento de los partos en Estados Unidos se llevan a cabo en hospitales atendidos por médicos. Cuando este país se compara con otros se encuentra en el número treinta y tres de la escala de mortalidad y enfermedad infantil y maternal, con 9.9 muertes de bebés por cada 1000 partos sanos [1]. Ya desde antes de 1990 uno de los países más seguros del mundo para tener un bebé era Holanda, con sólo 7.6 muertes por cada 1000 partos. En Holanda sólo el 40 por ciento de los nacimientos suceden en hospitales y alrededor de un 70 por ciento de los nacimientos son atendidos por parteras profesionales, ya sea en casa o en centros de alumbramiento.

Aunque existen factores adicionales a considerar cuando se comparan estos dos países, como serían la medicina socializada y la accesibilidad al cuidado prenatal, no se pude negar que existe un ejemplo para reconsiderar las consecuencias de la "medicalización" del alumbramiento. Muchos padres y profesionales de la salud se preguntan dos cuestiones básicas cuando se vuelven a plantear el modelo médico del parto moderno: 1) ¿qué se sacrifica en aras de la promesa tecnológica de un parto seguro?, y 2) ¿podemos confiar en que el parto sea un proceso normal y seguro que fluya naturalmente, o debemos "controlar" el mismo mediante la tecnología? Lo cierto es que el nacimiento, al igual que la muerte, es parte innata de la vida y en la mayoría de los casos no requiere de intervención médica ni del control que se ha dicho necesario.

Consideremos la propuesta de Christen para un parto suave. Durante el séptimo mes de embarazo de Christen, ella y su esposo se dieron cuenta de que el tipo de parto que se había figurado para su bebé estaba muy lejos de realizarse. Christen, que nació con parálisis cerebral, tenía preocupación y miedo de no tener un parto normal a causa de su discapacidad fisiológica. Cuando expresó su preocupación a su obstetra durante las visitas prenatales ésta no fue tomada en cuenta.

La pareja sintió que sus necesidades les eran negadas así que decidieron enfrentarse a su médico acerca de su deseo de tener un parto "natural" que incluía un trabajo de parto y alumbramiento en el agua. El doctor de Christen la informó de que sería necesario tener continuo monitoreo electrónico del bebé y una inyección intravenosa continua en el brazo, no debía tomar ni comer, durante el parto le sujetarían los pies en abrazaderas aunque se sentara casi de pie en las nuevas camas del hospital destinadas para ayudar a la mujer a "pujar". Le dijeron que podría usar la regadera durante la labor, pero que necesitaría un monitoreo constante, especialmente desde el momento que su médico le había recetado una medicación para su posible enfermedad de corazón.

La respuesta del obstetra de Christen decepcionó sus expectativas, pero la impulsó con más fuerza a decidirse por un parto normal, natural y suave. El parto en casa no era adecuado para Christen debido a su condición física. Su siguiente paso fue buscar ayuda e información en la Asociación Mundial para la Salud Maternal/Infantil (GMCHA). Pidió que la condujeran a un doctor que escuchara lo que ella quería para el nacimiento de su bebé.

Christen y su esposo hicieron cita con el Dr. Michael Rosenthal, director médico del Centro de Alumbramiento Familiar de Upland, California. Se sintieron muy a gusto en el centro donde encontraron una atmósfera amistosa y de colaboración. Nunca les importó haber manejado durante tres horas para llegar hasta allí. Rosenthal confiaba en que Christen pudiera tener un parto normal y saludable. Nadie habló de inyecciones ni monitores fetales. Christen fue tratada como una mujer embarazada sana sin ninguna "discapacidad" atemorizante ni ninguna "condición física". Las opciones de Christen se abrieron y ella se sintió que tenía el mando de nuevo.

Una vez que Christen estuvo en labor activa progresó rápidamente moviéndose libremente, tomando sorbos de agua o comiendo si lo necesitaba. Rosenthal y una de las enfermeras del Centro estuvieron con la pareja ofreciéndole valor y seguridad. Christen caminaba y se sentaba en una mecedora encontrando que la postura más cómoda para la labor era sentada en el excusado. Se sorprendió de que estar sentada derecha y relajada en el excusado fuera tan cómodo. Christen manejó muy bien el intenso trabajo y no sintió la necesidad de hacerlo en el tubo de agua. Después de tres horas de labor Christen se dio cuenta de que su hijo estaba listo para nacer. Se inclinó para atrás con la ayuda de su esposo y el bebé se deslizó a las manos de Rosenthal. Las lágrimas de alegría de Christen se mezclaron con el sudor de su intenso trabajo mientras sostenía a su recién nacido junto a su cuerpo. Su marido y unos cuantos miembros de la familia se reunieron a su alrededor para compartir esos primeros instantes de su nuevo bebé.

Christen llamó a la GMCHA unos pocos días después de su alumbramiento para dar gracias al equipo por la referencia del Dr. Rosenthal y todo el apoyo que había recibido. Cuando ella misma relata su parto dice: "Toda mi vida me enseñaron a no confiar en mi cuerpo. No podía confiar en que se moviera como yo quería o en estar sana. Pero yo confiaba instintivamente en mi cuerpo y en su capacidad para dar a luz a mi bebé. Simplemente sabía que podía. Sentía la energía del nacimiento moviéndose a través de mí y nada más dejé que sucediera. Fue increíble. Estoy muy contenta de haber ido al Centro. Ahora sé que ¡puedo hacer lo que yo quiera!"

Christen tomó la experiencia de su parto y la aplicó en amamantar a su hijo. Sabía que sería capaz de hacer cualquier cosa que tuviera que ver con ser mamá. Christen estaba verdaderamente llena de energía por haber dado a luz. Cada día miles de mujeres como Christen buscan una experiencia de parto que ellas saben de modo intuitivo será la mejor para ellas y sus bebés. Saben que es mucho más que simplemente dejar que el bebé salga de su cuerpo. Esta es una de las razones por la que las mujeres reclaman partos felices.

La idea de que la mujer tenga opciones a la hora de dar a luz sólo ha empezado a emerger como un derecho de la mujer en los pasados diez años. Hasta hace poco a la mayoría de las mujeres no se les ocurría cuestionarse ni retar los procedimientos médicos durante el parto, ni la política de los hospitales respecto a los cuidados de maternidad. Hacer eso implicaba el riesgo para la madre y el bebé de no tener atención médica ni seguridad. Sin embargo, en los años recientes muchos padres, educadores, parteras y médicos afirman que existe la necesidad de volver a tratar el parto como un proceso natural, a excepción de los casos en que el riesgo verdaderamente alto exija la intervención tecnológica. Muchos doctores de todo el mundo piensan que si se deja proceder normalmente, el parto, en un 75 por ciento tendrá lugar sin ninguna complicación que requiera de intervención, pero en los hospitales de Estados Unidos las intervenciones son rutinarias en más del 90 por ciento de los nacimientos [2,3].

Un creciente número de estudios médicos indica que el excesivo uso de la tecnología ha conducido al incremento en la proporción de cesáreas y otras complicaciones innecesarias. Irónicamente en los países con mayor número de obstetras y menor de comadronas existe la mayor proporción de cesáreas. En 1970 la proporción de cesáreas en Estado Unidos era del 5 por ciento, en 1990 era del 25 por ciento [4]. Esto significa que una de cada cuatro mujeres da a luz mediante cirugía mayor. Un reporte de 1987 cita la proporción de cesáreas de cada uno de los cerca de cien hospitales que va del 35 al 53 por ciento [5]. La Organización Mundial de la Salud (OMS) ha hecho un llamado a la reducción de la proporción de cesáreas a causa del incremento de riesgo de mortalidad infantil y maternal. Recomienda que ningún hospital tenga una proporción de cesáreas por encima del 10 por ciento al año y mantiene que aquellos que lo hagan están interviniendo demasiado a menudo en el proceso del nacimiento [6].

El Dr. Edward Hon, inventor del monitor fetal electrónico ha dicho: "Cuando uno interviene en un proceso que funciona bien el 98 por ciento del tiempo, existe un alto potencial de daño" [7]. En respuesta a una inspección dirigida por la GMCHA, el Dr. Josie Muscat, obstetra y director del Centro de Parto Natural de Saint James en la isla de Malta, estableció que se había encontrado que el 98 por ciento de los nacimientos de su clínica fueron naturales y sin complicaciones cuando las mujeres no se distraen con procedimientos médicos durante la labor sino que son alentadas con amor y apoyo [8].

Los elementos que hacen que un parto sea suave no son nada nuevos ni revolucionarios ciertamente. Muchos han formado parte de los nacimientos durante miles de años. Sin embargo, muchas de las tradiciones de la sabiduría en cuanto a un parto suave se han perdido o devaluado, particularmente durante el siglo XX cuando la tecnología y procedimientos médicos han transformado el parto en un evento médico.

Ingredientes necesarios para un parto suave

Antes de describir los importantes elementos necesarios para un parto suave, quiero recalcar que son meras sugerencias. Un parto suave no es un método o conjunto de reglas a seguir. En realidad es un acercamiento al nacimiento que incorpora los valores y creencias propias de la mujer. Cada parto es una experiencia poderosa, a veces dolorosa, siempre transformadora. Cada nacimiento es único para la mujer que da a luz y para el bebé que nace. No existe un manual del usuario ilustrado.

El condicionamiento social temprano de muchas mujeres, que les hace creer que no son capaces de dar a luz normalmente, debe ser reemplazado con un entendimiento nuevo de la filosofía e ideas correspondientes a un parto suave. Cuando las mujeres se dan cuenta de que su cuerpo sabe cómo dar a luz y que los bebés saben cómo nacer, adquieren confianza. Sólo entonces existe la posibilidad de un parto suave.

Un parto suave tiene lugar cuando una mujer es apoyada por las personas que ella misma elige para que estén junto a ella durante este momento tan íntimo.

Necesita ser amada y nutrida por aquellos que están a su alrededor para sentirse lo bastante cómoda y segura como para seguir sus propios instintos naturales. Se debe tener confianza en la mujer que va a dar a luz para que ésta a su vez confíe en sí misma, en su cuerpo, su pareja y en el proceso del alumbramiento. Se debe respetar su intuición. Durante un parto natural apacible la mujer siente el poder del nacimiento y usa su energía para transformar cada parte de su ser. Un parto suave no es apresurado. El bebé emerge a su propio paso y a su propia hora, es recibido en las manos de los que le aman y lo reconocen como un regalo divino.

A continuación se describen algunos de los ingredientes más importantes de un parto suave. Cada mujer tiene sus necesidades y preferencias individuales, por lo tanto, repito, usen estos elementos solamente como puntos de referencia.

PREPARACIÓN

La educación que prepara mejor a una mujer para un parto suave es la que le da todo el poder de decisión mediante la información y la creencia en su capacidad para dar a luz de modo natural. Las primeras educadoras para el parto fueron madres que hacían la labor de parto enfrente de sus hijos y les incluían en la medicina popular de entonces. Las mujeres embarazadas les preguntaban a sus mamás respecto a un dolor o malestar y las mamás les respondían diciendo: "Eso lo sentí con ustedes tres". Para una hija, experimentar el parto de su madre tiene más valor que todo un curso de la educación escolar. Al compartir la labor con su mamá aprende la esencia de este milagro de primera mano.

Los educadores actuales han dejado de lado el trabajo de las madres cuyos recuerdos del parto están destruidos por las medicinas, la inconsciencia y los tratamientos médicos de hoy día. Existen muchos estilos de educación y preparación al parto. Uno de los componentes más importantes de cualquier método de preparación para el alumbramiento es una actitud saludable. Las mujeres ponen atención a su cuerpo durante el embarazo comiendo sanamente, evitando el estrés, siguiendo un programa de ejercicios físicos, teniendo precaución para no ingerir productos químicos nocivos o toxinas y manteniendo una perspectiva emocional positiva. Al prepararse para un parto suave es importante mantener una mentalidad abierta sobre cómo sucede el nacimiento en realidad. La flexibi-

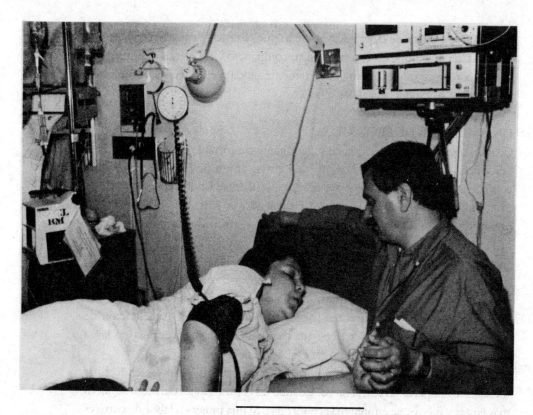

Esta mujer trata de ignorar su entorno
y concentrarse en sus contracciones.

lidad es esencial porque en algunos casos la intervención médica puede ser
necesaria.

Yo recomendaría que la mujer vea su actitud, ideas y creencias acerca del
nacimiento. Esto puede incluir la exploración interna de sus sentimientos acerca
de la sexualidad, su relación con el padre del bebé y con sus padres. Una mujer
que está a gusto con su pareja se sentirá menos inhibida sexualmente durante el
parto. Una mujer que ha examinado su propio parto no está dispuesta a repetir
el mismo patrón en el parto para el cual se está preparando. Una mujer que tiene

buena autoestima no se dejará desviar de lo que ella piense que es mejor para sí misma. Una mujer que está en paz con su compañero y los demás miembros de la familia se encontrará a gusto y fuertemente unida a ellos y querrá que estén presentes en su experiencia al dar a luz.

UN AMBIENTE DE SEGURIDAD

Cuando una mujer se encuentra en un ambiente confortable, libre de distracciones y lleno de seguridad, está dispuesta a entrar en un nivel más instintivo de concentración o conciencia que la hará capaz de hacer su labor espontáneamente. Este cambio beneficia enormemente reduciendo la sensación de dolor. Los niveles de ciertos elementos químicos cerebrales, llamados endorfinas, se incrementan durante el embarazo alcanzando su máximo nivel durante la labor [9]. La endorfinas afectan más en la percepción del dolor y el sentimiento de bienestar, son los sedantes o tranquilizantes naturales del organismo. Cuando el cuerpo responde a la oxitocina natural que ocasiona la contracción del útero, se provoca un aumento de las endorfinas reduciendo el dolor y creando la sensación de bienestar. Los corredores describen un respuesta similar en carreras de larga distancia, refiriéndose a ello como "la exaltación del corredor".

El útero es un músculo ancho con un trabajo difícil, pero las endorfinas trabajan en cooperación con el útero. Cuando las contracciones del útero se hacen más largas y fuertes, se emiten más endorfinas. Si una mujer en labor de parto es tratada de forma impersonal en los fríos pasillos del hospital, bombardeada por el acoplamiento de la inyección intravenosa, la parafernalia médica, luces brillantes, ruidos fuertes y la separación de sus seres queridos, su respuesta será de miedo e inhibición. El cuerpo responde al miedo engarrotándose y por lo tanto bloqueando la emisión de endorfinas y emitiendo adrenalina, lo cual influye en la "lucha por escapar" del organismo. La adrenalina puede realmente aminorar o detener la labor. Envía señales mezcladas al cuerpo en trabajo de parto, causando a veces una aceleración del ritmo cardíaco y una intensificación del dolor. En *Birth Reborn,* el Dr. Michel Odent escribe: "Para que los poderes naturales del organismo se pongan en acción se la debe dejar a solas... El dar a la mujer medicamentos para anular el dolor y hormonas sintéticas [oxitocina artificial]

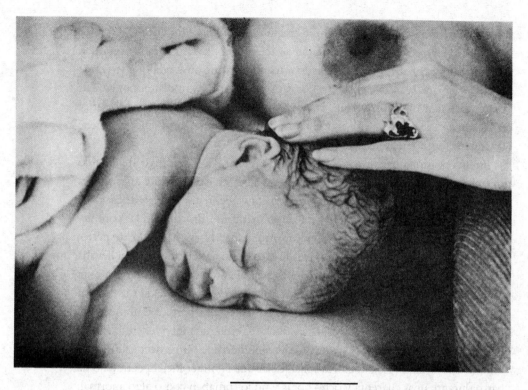

El recién nacido descansa apaciblemente sobre el abdomen de su madre después de una larga y agotadora labor.

durante el parto, como es práctica común en la mayoría de los hospitales modernos, destruye el equilibrio hormonal del cual depende esta labor espontánea. Ciertamente el dolor mismo puede aminorar la labor, pero cuando no se usan drogas el cuerpo se defiende solo de una forma natural y efectiva" [10].

Para una mujer en labor de parto es igualmente destructiva la imposición de un tiempo restringido para el nacimiento del bebé. Cuando una mujer entra dentro de un nivel de concentración más profundo se olvida del concepto de tiempo. Desafortunadamente las mujeres en labor de parto se ven amenazadas a menudo con varios tipos de intervenciones si "están tardando mucho": la ruptura artificial del saco amniótico, la administración de oxitocina sintética (Pitocin) o una cesárea. Generalmente la intención es acelerar el proceso para la seguridad de la madre y el bebé, pero demasiado a menudo la mejor ayuda que se puede dar es dejar que la madre continúe con su labor sin prisas ni distracciones. Las parteras siguen tradicionalmente la labor durante el tiempo que sea necesario, especialmente si la madre está activa, descansada, comiendo y bebiendo y el bebé no muestra signos de tensión.

En una ocasión una partera con certificado oficial (CNM) estuvo atendiendo en California a una mujer durante su primera labor en casa durante unas treinta horas. Le sugirió a la mujer que tal vez sería conveniente un cambio de escena y condujo a la pareja a la playa a dar un paseo matutino. En realidad las contracciones se volvieron más lentas y pudo dormir unas horas. Cuando despertó, comió, se duchó y se dispuso a caminar de nuevo. En aquel momento ya llevaba casi treinta y seis horas. Sus contracciones se aceleraron y después de cuarenta horas dio a luz a su bebé en agua caliente. El nivel de energía de la madre y su confianza en que todo era normal nunca tambaleó. La partera tenía fe en la capacidad de la mujer para dar a luz a su bebé sin ninguna intervención. En los hospitales el tiempo de labor de una mujer sin intervención ha decrecido en las últimas dos décadas. Los doctores solían dejar que la mujer hiciera el trabajo de parto durante unas cuarenta y ocho horas y no lo tomaban como algo anormal. En la actualidad no es nada fuera de lo común acelerar el parto después de que hayan pasado de seis a doce horas.

LIBERTAD DE MOVIMIENTO

Si una mujer se mueve durante la labor, su bebé cambia de posición constantemente en el vientre, reajustándose y descendiendo, preparándose para el parto. Obligar a una mujer a estar en cama durante cualquier momento de su labor o aminorar sus posibilidades de movimiento aumenta la necesidad de intervención.

Un creciente número de profesionales comparten la convicción de que la peor posición para dar a luz es la tradicional "litotomía", posición yacente, una postura en la que insisten la mayoría de los doctores occidentales. El antiguo presidente de la Asociación Internacional de Obstetras y Ginecología, el Dr. Roberto

Caldeyro-Barcia afirma: "Exceptuando la de estar colgada de los pies, la posición supina es la peor posición concebible para la labor de parto"[11]. Cuando se yace sobre la espalda, el útero dilatado de la madre oprime la mayor parte de los vasos sanguíneos y disminuye la cantidad de oxígeno en la sangre disponible en la placenta, ocasionando posiblemente una tensión en el feto. Además, la posición litotómica fuerza a la mujer a pujar en contra de la gravedad durante el alumbramiento. Rara vez elige la mujer recostarse durante el parto por lo doloroso que es. La mayoría de las mujeres darían a luz en posición vertical si no hubiera ningún obstetra o enfermera cerca para hacerlas acostarse.

Las dos posturas mayormente elegidas para dar a luz en todo el mundo son en cuclillas y de rodillas. En culturas en donde la mujer todavía controla el alumbramiento utiliza la posición de cuclillas, de rodillas o inclinada sobre alguna persona en la que se apoyan en una posición semisentada. Estas mismas mujeres que se ponen de rodillas o en cuclillas durante el parto también se mantienen activas y en movimiento durante el trabajo de parto [12]. Erguir a una mujer y ponerla derecha es algo más que cambiarla de posición. Le da el control sobre su cuerpo. Elimina la noción de que ella es una paciente sobre la que se está realizando el alumbramiento y le da el poder de volverse una mujer que realiza el acto de dar a luz a su bebé.

Parece que la litotomía sigue siendo la preferida hoy día en la práctica médica occidental solamente porque es la conveniente para el médico que atiende. Sentándose en un taburete a los pies de una cama o mesa se puede observar fácilmente el desarrollo del parto, interviniendo si resulta necesario, y además "así es como se ha hecho siempre". El Dr. Michael Rosenthal observa: "En el Centro de Alumbramiento Familiar resulta absolutamente natural para la mujer dar a luz en posición vertical. Es muy duro para mí ver en el hospital a una mujer durante la labor en posición recostada o semiacostada en una cama o mesa".

Después de observar las mujeres en trabajo de parto durante varios años en el Centro de Alumbramiento Familiar de Upland, California, el Dr. Rosenthal se dio cuenta de que la mujer sabe por instinto cómo dar a luz y, cuando no se lo impide la intervención médica, lo hace a su propio modo. Rosenthal decidió sacar el alumbramiento fuera de la sala de partos en donde se quedó la mesa obstétrica de metal, y creó una atmósfera privada y hogareña para que la mujer dé a luz. Una mujer en trabajo de parto en el Centro es alentada a permanecer activa y a tomar la posición que ella desee, ya sea de pie, sentada o en cuclillas, sobre el suelo, en la cama o en el baño, lo que le nazca será lo mejor para ella. Rosenthal cree que la mujer en labor necesita un lugar donde pueda hacer exactamente lo que quiera, donde se sienta libre física y emocionalmente. Las mujeres en trabajo de parto no son forzadas a estar en una posición ni les dicen que se estén quietas o que se controlen. Reciben apoyo con calma, comprensión y amabilidad. El parto no es apresurado. Cuando el nacimiento se realiza a su debido paso, en el modo particular de cada quien, suele progresar fácil y espontáneamente para la madre y el bebé.

EL SILENCIO

Un elemento importante para un parto suave es el silencio, no sólo para el trabajo de parto sino para el bebé. Parecería difícil en un principio, pero en una atmósfera callada y silenciosa la mujer no tiene distracciones y es capaz de concentrarse en sí misma. En un ambiente de calma la mujer se puede concentrar en las contracciones, en el tiempo entre cada una, puede descansar y a veces hasta dormir. La sensación de intimidad pude ser extremadamente importante para la mujer sabiendo que cuando sale de una contracción habrá un par de brazos abiertos para sostenerla y la intimidad para abrazarse, besarse, bromear o reparar el daño con la pareja. Durante la labor una mujer puede cambiar de una profunda concentración durante las contracciones, a un estado más liviano y juguetón entre las mismas. La intimidad y la capacidad de concentración mejoran la resistencia de la mujer y su capacidad de enfocarse en el trabajo de dar a luz a su bebé. Una plática innecesaria con el doctor, la partera u otras personas presentes puede distraer a la mujer en la labor.

Un bebé nacido en un ambiente sereno no se asusta con la intensidad de los ruidos y las voces. Si uno se para y escucha sólo un instante y hace como que nunca ha oído ningún sonido antes, entiende lo terriblemente asustado que se puede sentir un recién nacido ante los crudos ruidos sin filtrar de una sala de parto convencional. Imaginemos el oír por primera vez los sonidos chisporroteantes de un intercomunicador de hospital, el llanto de los observadores y el ruido metálico de palanganas e instrumental.

De modo ideal, el bebé es mejor recibido en un lugar silencioso, seguro, en un ambiente que no tenga luces brillantes ni ruidos fuertes de recipientes. El obstetra norteamericano Dr. David Kliot, que ha incorporado elementos del parto suave en el hospital en el que él atiende, observó: "Existe realmente un cambio sensacional en la atmósfera de la sala de partos cuando las luces son más suaves. Todos estamos acostumbrados a 'luces, cámara, acción' puertas eléctricas, intercomunicadores y recipientes. Es difícil imaginar el ruido que existe hasta que se detiene. Con toda la conmoción e instrumentación, el contenido emocional del momento para el hombre y la mujer sería absolutamente ignorado. Sin embargo, tan pronto como las luces se disminuyen, todos las miradas se enfocan automáticamente en el proceso del nacimiento" [13].

LUZ SUAVE

La luz suave es relajante. Buscamos un refugio de la luz brillante del lugar de trabajo y las luces fluorescentes de las instituciones. Regresamos a la luz tenue para descansar, reflexionar o relajarnos. Meditamos u oramos en la luz velada de los lugares sagrados. Hacemos el amor a la luz de las velas, a la luz de la luna o en la oscuridad. Cuando estamos enfermos nos recuperamos bajo la luz suave de nuestra habitación.

Durante el proceso del nacimiento la luz tenue proporciona el ambiente más agradable para la madre y el bebé. La luz suave crea una atmósfera relajante y privada en la cual va a ocurrir un evento muy íntimo. Una habitación con luz natural, velas o luz eléctrica de bajo voltaje proporciona el ambiente ideal para la labor. Después del nacimiento, los ojos del bebé se deslumbran con las luces brillantes. La cosa más asombrosa de la que he sido testigo en una sala de parto a oscuras es que los recién nacidos abren casi inmediatamente los ojos y miran a su madre. El momento de mirar a los ojos al bebé recién nacido que parece tranquilo y consciente es inolvidable.

El Dr. John Grover, uno de los primeros médicos de Estados Unidos en desarrollar el alumbramiento al estilo Leboyer en un hospital observó: "Me di

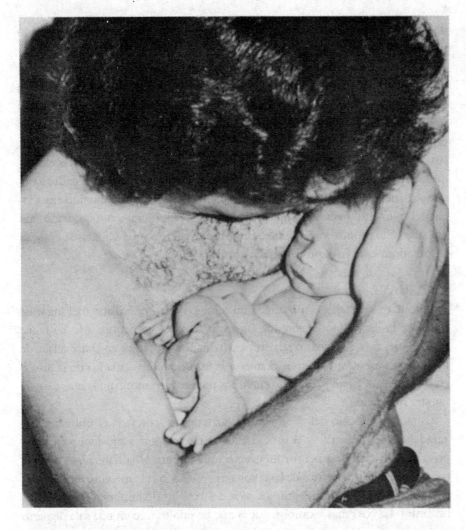

cuenta inmediatamente de que los bebés nacidos en esta atmósfera de paz y luz tenue parecían más tranquilos y alertas que los de antes. Después de unos instantes las enfermeras empezaron a comentar 'iya nos traen a otro bien-nacido!' sin tener que advertírselo. Cuando les preguntaba cómo podían asegurarlo me replicaban: 'la mayoría de los bebés están o dormidos o llorando la mayor parte del tiempo, los suyos observan más, parece que nos siguen con la mirada'"[14].

Grover, tal como muchos otros médicos, no tuvo ningún problema en atender los partos con la luz disminuida. No solo el ojo humano se adapta a la oscuridad sino que los demás sentidos se ponen más alerta. Las comadronas informan que las percepciones, especialmente el sentido del tacto, realmente se elevan con la luz suave. Una partera de Ohio me contó que su atención estaba mucho más enfocada en la madre cuando la habitación estaba a oscuras y en silencio. Realmente fue más fácil para ella sentir los cambios de respiración, los cuales son los primeros síntomas de turbación o tensión. La partera entonces le podía hablar a la madre y ayudarla a relajarse.

Los nacimientos que tienen lugar en el hogar a la luz del fuego o de las velas pueden parecerle a alguien un regreso a las épocas de oscuridad, pero los participantes, incluyendo los cuidadores, ven estos nacimientos como eventos sagrados. El Dr. Donald Sutherland, un obstetra de Australia dijo sentirse privilegiado al ser testigo de la ternura de un bebé de dos segundos de edad mirando a los ojos de su mamá. Sutherland lloró abiertamente cuando comentó: "[los demás médicos] No saben lo que se están perdiendo" [15].

EL PRIMER ALIENTO

Una vez que el bebé nace y entra en contacto con el aire su respiración comienza de modo natural. Casi no existe la necesidad de estimular artificialmente la respiración de un recién nacido normal y sano, ni golpeándole ni dándole una palmada. Si la estimulación fuera necesaria, sería suficiente frotarle suavemente en la espalda o en el pie. Con la primera expansión del pecho el aire entra por la nariz y garganta del pequeño. Cuando los pulmones se expanden para acomodar el aire, el fluido que antes llenaba los diminutos sacos de aire es absorbido por la sangre y la circulación linfática.

Algunos médicos piensan que el primer aliento puede ser gradual o abruptamente doloroso, dependiendo de en qué momento se corta el cordón umbilical. Cuando un bebé toma su primera bocanada de aire cruza el umbral hacia un nuevo mundo. Hasta ese momento las madre proporciona al bebé sangre oxigenada mediante la placenta y el cordón umbilical. Si se mantiene al recién

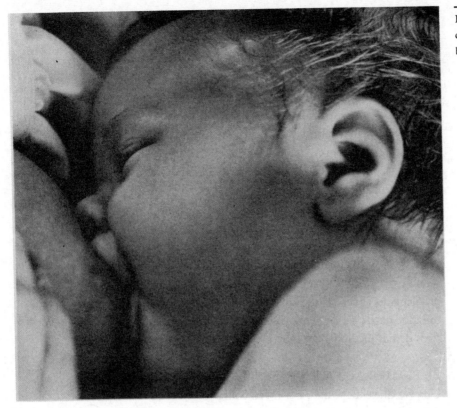

nacido prendido del cordón umbilical mientras tiene pulso, la transición a la respiración pulmonar es gradual y apacible. El recién nacido empieza a respirar nuevamente haciendo funcionar los pulmones mientras simultáneamente recibe oxígeno de la placenta a través del cordón umbilical. El bebé llena los pulmones de forma gradual entablando contacto con el nuevo elemento, el oxígeno. Normalmente pasan unos quince o veinte minutos antes de que la sangre que fluye a través del cordón vaya disminuyendo y finalmente se detenga. Los médicos por tradición se dan mucha prisa en cortar el cordón a fin de acelerar el proceso de expulsión de la placenta. En un parto suave el cordón no se suele cortar hasta que la placenta se expulsa por sí sola.

Durante el tiempo entre el nacimiento del bebé y el corte del cordón el recién nacido se emplaza en el abdomen de la madre boca abajo con los brazos y piernas doblados hacia dentro. Si la mamá está de pie el bebé puede estar en los brazos donde el contacto corporal de ambos es máximo. Este periodo de tranquilidad marca una importante transición para ambos. El bebé pasa de *recibir la respiración* a *respirar por sí solo* y la mamá experimenta cómo el bebé que antes llevaba dentro es ahora un individuo separado, pero todavía profundamente dependiente.

PRIMERAS CARICIAS

El bebé recién nacido que inmediatamente se coloca en los brazos amorosos de su madre recibe de inmediato el beneficio del contacto cuerpo a cuerpo. El bebé recibe un lento masaje, caricias o el abrazo de una cálidas manos. La mamá simplemente está allí junto a su bebé, comunicándole que es bienvenido, amado y esperado. Este sencillo acto tiene el poder de calmar al bebé más que ninguna otra cosa. En un parto suave la madre observa por sí misma el sexo del bebé ya sea con la mirada o sintiéndolo bajo las cálida mantas. El encontrar esta parte del cuerpo del bebé puede formar parte de un masaje completo.

El tocar y masajear al recién nacido es beneficioso para la madre también. El Dr. Groves comenta: "Yo he aportado gran cantidad de ayuda filosófica en el pensamiento de la madre para que comprenda su sensación de pérdida física cuando el bebé nace. El alcanzar a tocar al bebé enseguida de nacer y realmente ayudar a ponerlo sobre su estómago resulta de gran importancia en muchos casos. Pero probablemente es más importante el contacto piel a piel con el infante húmedo y enroscado. Es sorprendente que no se haya escrito sobre este fenómeno. ¿Cómo podría una madre que ha llevado nueve meses a su bebé dentro de sí no sentir una pérdida cuando abandona físicamente su cuerpo?" [16]

El tocar y abrazar al bebé momentos después de haber nacido es muy importante para los padres, hermanos y demás miembros de la familia. Los hospitales requieren que los miembros de la familia se vistan con gorro y mascarilla mientras están en la sala de partos. Esto crea una barrera artificial que impide el contacto piel a piel entre el nuevo bebé y sus padres. Los papás a menudo se sienten conmovidos por la intensidad de la experiencia de un

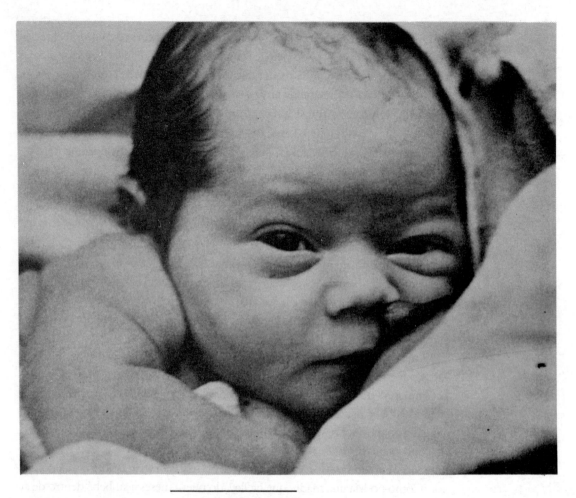

Despierto y consciente se acurruca contra el pecho de su mamá,
una hora después de su nacimiento.

nacimiento. Algunos se sienten excluidos, otros permanecen distantes sin querer "estar en medio". Los papás deben ser alentados a quitarse la camisa para que ellos también puedan levantar a su hijo y lo coloquen junto a su cuerpo. Para muchos padres el bebé no es real hasta que no lo cargan en sus brazos o lo tocan momentos después de nacido. Entonces, al mirar al pequeño bebé, el nacimiento se vuelve real, las emociones brotan y se forman lazos inquebrantables.

EL BEBÉ Y EL PECHO

El momento ideal de empezar a alimentar al bebé es en los primeros momentos después de nacer. Cuando la madre está despierta y consciente y ha dado a luz a un bebé alerta es fácil darse cuenta en sus tempranas indicaciones, que el bebé busca el pecho. La cabeza del bebé se voltea, la boca formará un óvalo y la lengua se moverá de dentro hacia fuera. Si el bebé está en brazos de su mamá estos signos no se perderán y el bebé se guía suavemente hasta el pezón. Los investigadores han documentado que los recién nacidos que se dejan en el vientre de la mamá reptan y logran alcanzar por sí solos el pecho dentro de los veinte minutos siguientes al nacimiento. Si el bebé no se pone en el pecho en la primera hora después de nacer puede caer en un estado somnoliento que puede durar hasta más de veinticuatro horas, haciendo más difícil su alimentación en el pecho. Para que la alimentación al pecho se desarrolle fácilmente se deben estimular los sentidos del bebé para que funcionen por completo. En un parto suave la madre y el bebé son libres de comunicarse sin inhibiciones. Los mimos, caricias y pláticas amorosas que comienzan inmediatamente después del parto proporcionan a la mamá y al bebé la oportunidad de continuar la simbiosis que comienza nueve meses antes en el vientre.

Los bebés disfrutan intensamente del amamanto. Cuando se observa a un bebé en el pecho queda claro que está ocupado en la actividad más maravillosa y sensual. El amamanto contribuye a la vida emocional del bebé. Todo lo que huele, las sensaciones de tacto, la visión y los sonidos del momento enriquecen la experiencia. Mientras alimenta con el pecho la madre comunica sus sentimientos y emociones a su bebé de muchas formas diferentes. La forma en que le mira a los ojos, la forma en que le toca y lo sostiene, sus movimientos, su voz, su respiración, su forma de respirar, e incluso el gusto, olor y sabor del pecho del cual sale la cálida y nutritiva leche materna, todo ello comunica amor y aceptación al bebé.

Debido a los establecimientos acerca de los beneficios de la alimentación con leche materna, la OMS está en contra de la alimentación con mamilas, que comenzó a mediados de los años 50. Las estadísticas demuestran que la mortalidad infantil aumenta proporcionalmente, especialmente en los países desarrollados, cuando se usa el biberón en vez de la leche materna. En los países pobres un bebé alimentado con biberón tiene veinticinco veces más probabilidades de morir que uno alimentado de leche materna. En un esfuerzo por reducir la mortalidad infantil, una de las metas de la OMS es que en el año 2000 los bebés de todo el mundo se alimenten de leche materna por lo menos durante los seis primeros meses [17].

La práctica rutinaria de los hospitales de separar al bebé de la madre y darle agua con glucosa o fórmula ha demostrado en la actualidad que hace daño al infante. El bebé puede sufrir de irritación del intestino y si la glucosa es inhalada dentro de los pulmones la aspiración resultante puede ser muy peligrosa [18]. Además si se ofrece al bebé alguna cosa que no sea el pecho se interrumpe el ritmo natural que se necesita para que la alimentación al pecho funcione correctamente. El alimento de leche materna depende de la estimulación que recibe el pezón al ser chupado. El ritmo y flujo de la leche materna es un equilibrio delicado que puede ser fácilmente interrumpido por los suplementos de botellas de glucosa.

La primera sustancia que emite el pecho, el calostro, es muy nutritiva y equilibrada y está destinada a sostener la nueva vida de la forma correcta. El calostro es más alto en proteínas y más bajo en grasas y carbohidratos que la leche madura, así que el bebé necesita muy poco para realizar un buen comienzo nutricional. El calostro es también alto en anticuerpos que protegen al bebé de las infecciones. Además el calostro es un laxante que ayuda a asegurar que el intestino del bebé se limpie de meconio, la primera cámara pegajosa y alquitranada. Si el movimiento del intestino se demora más de veinticuatro horas el bebé es propenso a padecer ictericia, probablemente a causa del meconio que es reabsorbido a través de los intestinos.

El proceso de animar al bebé a alimentarse del pecho poco después de haber nacido es muy beneficioso para la madre. Cuando el bebé chupa el pecho estimula la emisión inmediata de dos hormonas que son muy importantes para la

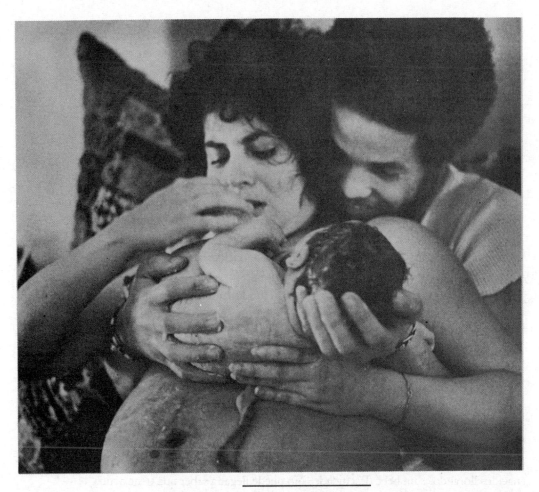

Mamá y papá comparten la emoción de cargar a su recién nacido.

recuperación y salud posnatal de la madre. Las hormonas, oxitocina y prolactina trabajan juntas para estimular la producción de leche. La oxitocina también provoca la contracción del útero materno, lo que es importante para prevenir la hemorragia a la vez que estimula al útero a volver a su tamaño normal. La prolactina ayuda a preparar el pecho para la producción de leche y se secreta como resultado directo del amamanto del bebé para que la leche pueda fluir. La prolactina también inhibe la ovulación, el amamanto se ha usado en todo el mundo como método natural de control, aunque no es un anticonceptivo confiable. La leche materna también puede incrementar la sensación de bienestar de la madre y darle inmediatamente una sensación de capacidad como madre. Es una satisfacción especial para las madres que amamantan el saber que ellas pueden alimentar y nutrir a su bebé sólo con su propia leche.

VINCULACIÓN

Tal vez ningún aspecto del parto convencional ha causado tanto malestar para las mamás, padres y bebés como la política de hospital de forzar la separación en el momento en que los padres más quieren y necesitan estar con su bebé. No existe ninguna razón médica para separar un recién nacido sano de su madre. La separación de la madre y el hijo inmediatamente después de nacer se remonta a los tiempos en que las madres se drogaban de modo rutinario para dar a luz y estaban prácticamente inconscientes. Se pensaba que necesitaban tiempo para "sobreponerse" antes de poder relacionarse o cuidar a su bebé.

El Dr. Roberto Bradley, obstetra norteamericano y autor, ha escrito: "Estoy seguro de que la humanidad querría y debería arrestarme si le hago a los animales lo que se les hace a las mamás cuando dan a luz, o sea, llevarse a sus hijitos lejos de ellas y ponerlos dentro de una caja donde las mamás los pueden ver pero no los pueden abrazar ni tocar" [19].

Sheila Kitzinger, educadora maternal respetada y autora británica apunta: "Un bebé que llora solo en su cuna o en la fila junto con las demás hileras de recién nacidos llorando es un bebé descuidado. No puede llegar a saber que tiene ayuda cerca, que tendrá leche dentro de hora y media o veinte minutos o incluso cinco minutos. No puede saber que los brazos amorosos de su mamá le están esperando. Está, en todos los sentidos, completamente aislado y abandonado" [20].

Cuando Santha estaba buscando una alternativa a su anterior parto en el hospital recordó a su hijo de tres años diciéndole: "recuerdo [cuando nací] que me metieron en esa caja y me pusieron a dormir cuando yo quería estar con mi mamá." Santha respondió: "Qué triste fue oír eso. Recuerdo que quería estar con mi hijo pero no pudo ser debido a los procedimientos del hospital".

En un parto suave el bebé no se aparta de repente de sus padres para ponerlo en una camita solo en la sala de cuna, lejos de su madre, quien es la única persona del mundo que le resulta segura y familiar. No hay ninguna razón ni justificación para hacer eso. En un parto suave la mamá está despierta y consciente, llena de energía por haber dado a luz a su bebé y extremadamente ansiosa de estar con él, tocarlo, mirarlo, alimentarlo, descansar o dormir junto a él. El recién nacido necesita y quiere la presencia reconfortante de su madre, su calidez, tacto, sonido y aroma. Después de un parto suave la mayoría de las madres experimentan una alza emocional que les ayuda a superar su cansancio. Se recuperan inmediatamente después de ver al bebé. Si una madre está realmente demasiado cansada o incómoda, puede descansar y el papá u otro miembro de la familia puede sostener y dar amor al recién nacido.

Una razón que dan los hospitales para separar al bebé de su mamá es la necesidad de esta última de descansar, pero la interrupción del sueño de la madre para alimentar al bebé se ve realmente reducida cuando el bebé duerme con ella. En su libro *Breastfeeding*, Sheila Kitzinger explica: "Es muy diferente para una madre despertarse, voltearse, traer a su bebé de la cuna a un lado de la cama y acercarlo al pecho, hasta quizás volver a dormirse mientras el bebé se alimenta y volverse a despertar para encontrarlo hecho un ovillo junto a su cuerpo. La molestia es mínima y tanto la madre como el bebé tienen la oportunidad de tener un contacto cuerpo a cuerpo y la cercanía amorosa" [21].

Las horas y días siguientes al nacimiento son extremadamente importantes, pueden afectar profundamente la futura relación entre padres e hijos. El tiempo que pasan juntos durante esas primeras horas y días después de nacer establecen la base de una profunda relación entre ambos. Es vital para la familia llegar a estar estrechamente vinculados y puede resultar una satisfacción maravillosa para todos.

Y, además, uno se puede preguntar, ¿por qué tiene que ser de otra manera?

2

La medicalización del parto

Los padres que buscan una experiencia de nacimiento más apacible y centrada en la familia se plantean muchas cuestiones antes de decidir cómo les gustaría que fuera. Quieren identificar los procedimientos médicos y avances tecnológicos que tienen sentido y los que les parecen innecesarios. A fin de evaluar la eficacia de la obstetricia actual es importante comprender primero cómo se originan algunas de esas intervenciones médicas y qué actitudes reflejan. ¿De qué manera evolucionó el nacimiento de ser un evento centrado en la madre y parte integral de la vida del hogar, a estar centrado en un hospital y controlado por los médicos? ¿Cómo es que un proceso natural ha pasado a parecer un estado patológico que requiere de la intervención de doctores, medicinas y tecnología médica? ¿Cómo y por qué el proceso reproductor de la mujer se ha convertido en el reino de los médicos (masculinos)?

Nuestro legado al nacimiento

Hasta el siglo XX el nacimiento, igual que la muerte, tenía lugar generalmente en el hogar. Algunas abuelas y la mayoría de nuestras bisabuelas nacieron en casa

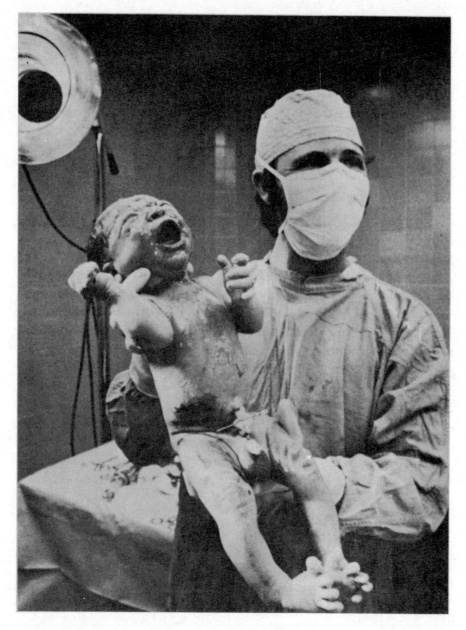

La fuerte impresión de entrar
al mundo en una moderna
sala de partos.

sin intervención, de forma natural y apacible. Dar a luz era exclusivo de las mujeres, uniéndolas a todas por ello. Este lazo común influía de manera crucial en la definición de su fortaleza física y emocional. Las mujeres se apoyaban enormemente en el proceso del parto, a menudo se desplazaban a grandes distancias y se quedaban durante días o semanas para ayudar a sus parientes o amigas en dicho momento. Las hijas mayores ayudaban en los partos de su mamá y las mamás, en cambio, atendían los partos de sus hijas. Las mujeres que tenían experiencia en el proceso de dar a luz y que han tenido hijos propios llegan a conocerse como parteras respetadas y buscadas por sus conocimientos y sus servicios. No era nada fuera de lo común para una mujer estar embarazada o amamantando la mitad de su vida, particularmente cuando la esperanza de supervivencia era tan baja.

Las mujeres de entonces luchaban contra las condiciones que complicaban el embarazo, el nacimiento y su recuperación. La dieta era menos que adecuada, la sanidad mala y las casas por debajo del nivel estándar. La falta de control de natalidad y los frecuentes embarazos conducían a una alta mortalidad maternal e infantil. Las muertes relativas a la maternidad a principio de siglo eran aproximadamente sesenta y cinco veces más elevada s que las actuales.

La mayor causa de muerte en 1900 era la infección sistémica después del parto comúnmente conocida como fiebre puerperal. Estas infecciones, especialmente en mujeres que daban a luz en hospitales de la caridad eran frecuentemente el resultado de la ignorancia de los médicos sobre los efectos de las bacterias [1]. La fiebre se extendía de paciente a paciente mediante el personal médico y el uso de instrumentos y ropas no higiénicas que contribuían en gran parte al problema. La cirugía durante el embarazo tenía un porcentaje igualmente alto de infección y muerte. Como resultado el mayor temor de una mujer con respecto al parto era el de morirse; durante cada embarazo pensaba que tal vez sólo le quedaban unos cuantos meses de vida.

Las mujeres finalmente intentaron tener más confort y compartir la experiencia siendo atendidas por parteras bajo la promesa de mayor seguridad, rapidez y un parto menos doloroso. Este proceso evolucionó gradualmente durante siglos, pero fue más dramático a comienzos de la década de 1860 con la entrada del médico al lugar del parto y la evolución de la hospitalización rutinaria. El rápido desarrollo en el campo de la obstetricia a finales de 1800 y principios de 1900, unido al crecimiento de la tecnología médica y los procedimientos hospitalarios, empezaron a hacer sentir a la mujer incapacitada para dar a luz por sí sola. Dejaron de confiar en su cuerpo, el instinto y la sabiduría de sus abuelas. Los doctores desacreditaron cada vez más los partos atendidos por mujeres y finalmente controlaron la educación y licencias de las comadronas. Mientras que el 95% de los partos norteamericanos se llevaban a cabo en casa en 1900, en 1939 sólo eran el 50%[2].

Hoy el 95% de los bebes norteamericanos nacen en un hospital teniendo un índice de mortalidad perinatal que todavía se mantiene más alto que en los otros veintitrés países [3]. Algunos hospitales han hecho concesiones al movimiento para el parto natural ofreciendo más opciones, pero la mayoría de las instituciones continúan tratando el parto como un problema médico arriesgado y de vida o muerte en vez de un proceso vital natural. La medicalización del parto se trazó gracias a un cambio gradual no sólo de casa al hospital sino de la atención de la partera a la atención del médico.

De la partera al médico

Los médicos se introdujeron gradualmente en el proceso del parto debido en parte a las primeras restricciones que se hicieron en contra del uso por parte de las parteras de cualquier clase de instrumento y a la profesionalización del campo de la medicina. A principios del siglo XX las comadronas llamaban a un "ciruja-no-barbero" para sacar el feto en una labor larga o difícil. Estos primeros cirujanos no eran realmente más que barberos que usaban hojas e instrumentos afilados, los cuales no podían usar las mujeres según la Iglesia Católica [4]. En los casos en que el bebé moría en el vientre, los cirujano-barberos usaban un instrumento para perforar el cráneo del bebé. El contenido craneal se extraía y el bebé muerto nacía a menudo después de haber sido desmembrado. A veces esta conducta salvaba la vida de la madre, en otros casos sólo prolongaba su muerte. Las operaciones cesáreas estaban autorizadas por la Iglesia a fin de intentar salvar al bebé cuando parecía que la madre se estaba muriendo en cualquier momento del embarazo o la labor. También se crearon instrumentos para inyectar agua en el útero y bautizar al bebé nonato que se enterraba junto a su madre muerta.

La Iglesia influía mucho en la vida de la gente durante esa época, pero especialmente en la vida de la mujer. Las curanderas y parteras eran el blanco de la condenación pública o de la caza de brujas por parte de la Iglesia. El uso de instrumentos de metal hubiera hecho más poderosas a las parteras que a los hombres y la Iglesia estaba determinada a prevenir su uso a cualquier costo.

En 1588 Peter Chamberlen inventó los fórceps. Su propósito original era sacar a los bebés muertos y acelerar el proceso de labor jalando del bebé a través del canal de nacimiento. La familia Chamberlen mantuvo el diseño, fabricación y uso de los fórceps como un secreto bien guardado durante casi un siglo. Siendo doctores, los Chamberlen no quería que otras personas, especialmente las parteras, usaran ese instrumento. En el siglo XVII los cirujanos usaban los fórceps para tratar de salvar a los bebés del desmembramiento y la muerte. Se salvaban vidas, pero madres y bebés sufrían de las complicaciones de un parto con fórceps, incluyendo un dolor inenarrable, infecciones y heridas permanentes. Los médicos clasificaban los fórceps como "instrumentos quirúrgicos" y continuaron las mismas restricciones en el uso de éstos por las mujeres. Tal vez limitadas por estas restricciones la mayoría de las comadronas, a las cuales casi nunca se les pagaba, no podían hacer frente a tener un juego de fórceps. Por lo tanto, las parteras y las familias que atendían se veían obligadas a ponerse en manos de "especialistas" en los casos de partos difíciles.

A principios de 1800 las mujeres urbanas de clase media de Inglaterra y de Estados Unidos empezaron a invitar a aquellos hombres "técnicamente superiores" gracias a sus instrumentos quirúrgicos, para que atendieran sus partos junto con la tradicional partera. La inclusión de estos cirujano-barberos parteros (como los llamaban algunas mujeres) convirtió rápidamente el parto en un negocio exitoso aunque previamente sólo se trataba de una mujer ayudando a otra.

La educación médica fue estandarizada en Norteamérica en el siglo XIX y las escuelas de medicina se llenaron de hombres. Las mujeres, particularmente las comadronas, fueron excluidas de este entrenamiento formal como resultado de su predisposición a que la mujer era "inherentemente incompetente" [5]. La ética y moral victoriana de la época restringía a los estudiantes masculinos al mero conocimiento de los libros en todo lo que concernía a la anatomía femenina, así que muchos médicos se graduaban sin ni siquiera haber examinado a una mujer embarazada ni haber visto un parto real.

Según se fue avanzando en todas las áreas de la ciencia y de la tecnología fue más fácil convencer al público de que la medicina ofrecía una forma superior de explicar y controlar el cuerpo humano. En su nuevo papel de consejeros técnicos superiores, los médicos se introdujeron con más frecuencia en los dormitorios de las mujeres de la clase alta que iban a dar a luz. En Filadelfia desde 1815 hasta 1825, un espacio de justo 10 años, la solicitud de parteras decreció muchísimo mientras que el número de médicos incrementó [6]. Las únicas voces que protestaron por este cambio fueron las de unos cuantos médicos y parteras que creían que los hombres y su tecnología no tenían lugar al lado de la mujer parturienta. En 1820 las parteras de Inglaterra se organizaron y tacharon a los nuevos doctores masculinos de "hacer uso comercial y peligroso de los fórceps". Los médicos respondieron desprestigiando a las comadronas como "viejas viudas" ignorantes que eran poco científicas y supersticiosas [7]. Empezó la batalla entre médicos y parteras, una contienda que desafortunadamente continúa hasta hoy.

Los doctores del siglo XIX se sentían obligados a ofrecer a las mujeres la tecnología del momento. En vez de dejar que la naturaleza siguiera su curso cuando atendían a una mujer dando a luz, necesitaban demostrarse a sí mismos como médicos que hacían algo. Solían usar las sangrías para relajar a la mujer en la labor drenando a veces su sangre en el momento en que se desmayaba o perdía el control. El uso de opio o derivados para aminorar el dolor del parto también daba a los médicos una ventaja sobre las parteras. La novelista Eugene O'Neill a menudo se refiere a la adicción de su madre al opio como la tragedia de su propio nacimiento; su doctor le administró esta droga durante y después del parto creándole así la adicción [8]. Los doctores por lo común usaban fórceps, sangrías y opio en labores perfectamente normales.

El éter y el cloroformo se introdujeron en el parto en 1847. En la década de

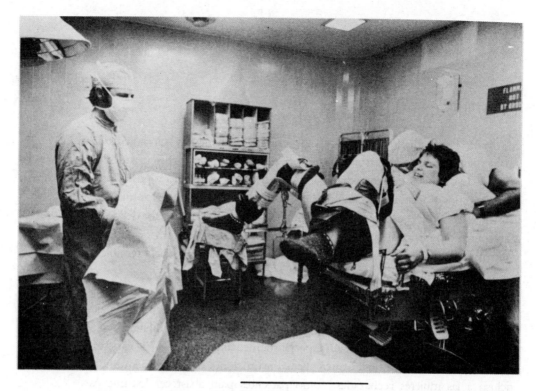

El perfeccionamiento científico moderno del parto natural: Se levanta a la mujer a un metro del piso, recostada sobre su espalda y con las piernas atadas y forzosamente separadas; el cuerpo adormecido con drogas y urgida a pujar para que salga el bebé.

1850 la reina Victoria de Inglaterra fue en contra de la opinión pública y de la mayoría de las iglesias cristianas, aceptando el uso de cloroformo en el nacimiento de su séptimo y octavo hijo, estableciendo esta tendencia en sus súbditas. La opinión médica se opuso inicialmente al uso de éter y cloroformo para el parto a causa del riesgo de complicaciones impredecibles. Sin embargo, a finales de 1848, estas drogas se usaban en más de la mitad de los partos atendidos por médicos [9]. Para los médicos era difícil permanecer de pie y ser testigos de lo que ellos veían como un inmenso sufrimiento mientras que con una inhalación de un producto químico podían aliviar todo recuerdo y dolor. Las mujeres enseguida aprobaron este nuevo método.

La promesa de la ciencia

Motivadas por el miedo a la muerte y las lesiones permanentes, las mujeres de finales del siglo XIX abrazaron la promesa de mejorar sus partos usando "la ciencia". Las familias que se podían dar el lujo de pagar especialistas poseedores de los últimos avances de la tecnología enseguida fueron en pos de los mismos. Las mujeres vieron el uso de las drogas como un regalo que las aliviaba del dolor y sufrimiento tradicional que la Biblia enseña como su deber. En vez de darles el control, se veían como controladoras del dolor sobre una experiencia temible y posiblemente dañina.

Los partos en hospital también empezaron a realizarse en Norteamérica a mediados del siglo XIX extendiendo la promesa de la ciencia a las mujeres de bajo nivel social. Las solteras, pobres o inmigrantes que no tenían ni familia ni apoyo financiero trataban de conseguir un especialista mediante hospitales de caridad, en el momento del "confinamiento". Estas instituciones daban la bienvenida, incluso a las mujeres rechazadas, como pacientes para abastecer los nuevos programas clínicos de parto con "material didáctico". En estos primeros hospitales de caridad las parturientas se las tenían que ver con médicos masculinos, a menudo practicantes, que no podían hacer mucho para ayudarlas. En muchos casos la única razón por la que los médicos aceptaban trabajar en los hospitales de caridad era obtener conocimiento y experiencia. Era poco usual para los estudiantes participar realmente en el proceso de parto debido a los cánones de recato victorianos.

Según se iba desarrollando la tecnología durante la década de 1920 y 1930 surgió otro grupo de mujeres que eligieron el parto en hospitales. Las mujeres ricas y de clase media-alta contrataban especialistas, pronto se les empezó a llamar obstetras, de las escuelas de medicina de la ciudad. Su capacidad adquisitiva les daba acceso a la última tecnología en suites privadas de los hospitales generales.

El lugar del nacimiento se trasladó rápidamente de la casa al hospital, y en 1938 los hospitales empezaron a atender la mitad de los partos de Estados Unidos [10].

La competencia por atender pacientes cada vez fue mayor entre médicos y parteras. Se despidió a las comadronas de la medicina establecida, exclusiva de los médicos, en Estados Unidos. El Informe Flexner, patrocinado de forma privada, es una revisión nacional de la medicina norteamericana de 1910. Critica la falta de proceder uniforme en cuanto a las licencias para los médicos y el inadecuado entrenamiento que recibían. Esto conducía a unos estándares de admisión mucho más estrictos, mejor instrucción, mayor periodo de prácticas en las escuelas de medicina de Estados Unidos [11]. Había una discriminación deliberada contra los estudiantes afro-americanos, los judíos, las mujeres y la clase trabajadora; el papel de médicos estaba reservado, pues, principalmente a la clase alta, blanca, que tenía el dinero y el estatus social para llenar los requisitos de las escuelas de medicina.

Al mismo tiempo, la Asociación de Medicina Americana (AMA) lanzó una campaña "educativa" en las décadas del 20 y el 30 para mejorar la calidad de la atención a la salud así como el estatus de los doctores. Las parteras, todavía relegadas a no instruirse en escuelas de medicina a causa de su sexo, fueron tildadas de "incultas, de clase baja y no científicas" [12]. Los médicos de todo Estados Unidos persiguieron activamente la eliminación de las parteras. Se escribieron artículos en contra de la práctica de las parteras en periódicos profesionales y se contrataron legisladores para urgir al gobierno a establecer leyes estrictas sobre las licencias de las parteras. El público fue prevenido con historias exageradas sobre los peligros del parto fuera del control de doctores y hospitales. De 1910 a 1920 la mayoría de las comadronas de lugares como Nueva York eran inmigrantes europeas que estaba n bien entrenadas en su país natal. Sin embargo, la AMA las veía como una amenaza al nuevo campo de obstetricia y denunciaba a las parteras extranjeras como "ineducables y una amenaza para los valores americanos"[13].

Como resultado de esta campaña y otros factores antes mencionados, la atención al parto se cambió no sólo de la partera al doctor, sino también de la jurisdicción femenina a la masculina. El Acta para la Protección de la Maternidad y la Infancia Sheppard-Towner de 1921 abordó el problema de la cada vez más alta mortalidad infantil y maternal y la falta de un cuidado apropiado para los no privilegiados y los pobres. Catorce Estados usaron este fundamento federal para establecer programas de educación para parteras y atención a la mujer embarazada y los niños. En 1929 la AMA tuvo éxito en su política en contra del uso de comadronas y el proyecto del ley quedó sin renovar [14]. En 1930 la partería estaba prácticamente eliminada en Estados Unidos, excepto entre los pobres de las zonas rurales del sur. En 1935 las parteras atendían sólo el 11 por ciento de los partos norteamericanos, pero sólo el 5 por ciento de esos nacimientos eran bebés blancos [15].

Mientras las parteras desaparecían, la obstetricia/ginecología, una especialidad dedicada únicamente a pacientes femeninas y su proceso reproductor, trajo una nueva era a los nacimientos. En 1930 la nueva Oficina Norteamericana de Obstetras y Ginecólogos se negó a dar el certificado a los doctores que no trataran exclusivamente pacientes femeninas. Esto eliminaba un enorme número de doctores que trataban los problemas ginecológicos y de parto como parte de la asistencia a familias completas. El objeto de establecer esta rama de la especialidad era puramente económico. La especialización disminuía la competencia y aumentaba la posibilidad de un monopolio. Con la expulsión de las parteras y el médico familiar obligado a tener una especialidad, el campo de los obstetras empezó a extenderse hasta llegar a ser la rama de la medicina que es hoy. Irónicamente, la palabra *obstetricia* se deriva de la palabra latina *obstetrix,* que en realidad significa partera [16].

La idea de que el parto era inherentemente peligroso y necesitaba de una constante intervención técnica creció con el desarrollo de la obstetricia y la profesión médica. Un artículo de 1920 del Dr. Joseph B. DeLee en el nuevo *American Journal of Obstetrics and Gynecology* subraya los horrores del parto tanto para el bebé como para la madre. Según DeLee la labor de parto era un trabajo de empuje que amenazaba al bebé y era responsable de "epilepsia, idiotismo, imbecilidad y parálisis cerebral" así como de la muerte. Respecto a la madre DeLee la compara en el acto de dar a luz con "colgar de la horca colocando el asidero alrededor del perineo". Creía que "sólo una minoría de mujeres se escapan a una lesión durante la labor". DeLee concluye que la labor misma es anormal: "En ambos casos, la causa de la lesión, el colgar de la horca y la presión en la puerta es patogénico, o sea, produce una enfermedad, y cualquier cosa patogénica es patológica o anormal" [17]. DeLee recomienda la rutina de usar la episiotomía y los fórceps para evitar que la mujer sufra estas potenciales aflicciones.

La episiotomía es una incisión realizada en el tejido perineal a fin de abrir más la vagina. Su propósito era evitar la lesión por sobreestrechamiento del piso pélvico, o un trauma en la cabeza del bebé. DeLee proclamaba que el estrechamiento y rasgamiento del perineo daban como resultado condiciones ginecológicas como un prolapso del útero, rasgaduras en la pared perineal y aflojamiento del perineo. Aunque primero fue realizada por el Dr. Fielding Ould, en Irlanda, la episiotomía no se utilizó en Estados Unidos hasta un siglo más tarde y sólo se volvió popular cuando DeLee le dio su aprobación [18]. Los médicos norteamericanos, que pensaban que el rasgamiento del perineo era un problema para los partos en el hospital, empezaron a insistir en que el corte limpio de la episiotomía era más fácil de reparar que una rasgadura desigual. Lo que no comprendieron es que la rasgadura era resultado de la postura litotómica en la cual la mujer yace de espaldas con las rodillas en alto, ocasionando una tensión indebida para el perineo. Además, tan pronto como la cabeza del bebé era visible, el doctor debía agarrarlo con los fórceps y jalarlo, ocasionando que los anchos y contundentes hombros del bebé rasguen el perineo de la mujer. Los doctores también creían la afirmación de DeLee de que la episiotomía podría restaurar las "condiciones virginales" y dejar a la mamá "mejor que nueva", implicando que la mujer se dañaba irreparablemente en un parto normal y por lo tanto se convertía en menos deseable sexualmente.

¿Qué persona podía sostener estos argumentos, dado el estado del conocimiento y la salud de la mujer en aquel tiempo? Incluso los medios de comunicación le vendían a la mujer las ventajas de la ciencia y tecnología médica para el parto. Tan pronto como en 1920 los artículos de *Ladies Home Journal* y *Good Housekeeping* alentaban a la mujer a ver a un "obstetra cuanto antes... Elijan un doctor en el que confíen... Pueden confiar en él par que les guíe" [19]. La mujer permanecía acosada por el miedo subyacente al daño permanente o a la muerte. Al mismo tiempo las comadronas estaban amparadas por la ley limitándolas en su involucramiento o incluso en su derecho a practicar. Ocasionalmente se tenían que detener mientras las madres se morían desangradas o de fiebre puerperal, sabiendo que si ellas hubieran podido ejercer como lo deseaban las habrían salvado. Fueron precisamente estas situaciones las que condujeron a las mujeres a creer en la promesa de un parto más seguro y menos doloroso. Relegaron algunas de sus tradiciones más valiosas respecto al parto, tradiciones que incluían el apoyo y la comodidad de estar en familia, la confianza en su cuerpo y el derecho a ser atendidas por otra mujer. Todas estas tradiciones se dejaron por lo que ellas pensaban sería la protección de la vida y la salud durante el parto.

Alivio del dolor: la era del "sueño crepuscular"

La promesa del alivio completo del dolor atrajo probablemente a más mujeres al hospital que cualquier otra razón. El "sueño crepuscular", introducido en Alemania en 1914, parecía resolver muchos problemas relacionados con el parto, tanto desde el punto de vista del doctor como de la paciente. El sueño crepuscular consistía en una combinación de morfina para eliminar el dolor durante la labor, y de escopolamina, un amnésico que a menudo ocasiona alucinaciones. Bajo el sueño crepuscular la mujer podía sentir y responder a las contracciones, pero supuestamente no recordaría lo que había pasado. El componente amnésico del sueño crepuscular separaba a la mujer de su cuerpo, que podía retorcerse, sacudirse, e incluso sentir dolor, pero todo ello sin conocimiento. El parto mismo no era parte de la experiencia consciente de la madre a causa de que el incremento en el uso de escopolamina, según iba progresando la labor, generalmente daba como resultado una mamá fuertemente sedada que estaba totalmente inconsciente para la expulsión final. Además, la mujer debía guardarse mucho de dañarse a sí misma, lo que a veces requería que se la atara o sujetara con correas a la cama durante horas debido a los efectos colaterales alucinógenos de la droga [20].

Muchas de las primeras defensoras del alivio del dolor en los partos fueron las sufragistas que creían en los derechos de la mujer. Las sufragistas, muchas de las cuales eran mujeres médicos, organizaron la Asociación Nacional del Sueño Crepuscular en 1915 en Estados Unidos. Patrocinaron mítines en los grandes almacenes para que las mujeres comunes fueran capaces de escuchar lo que las drogas podía facilitarles según su criterio. Publicaron artículos y dirigieron grupos de mujeres que trataban sobre temas como el alivio del dolor y "la nueva ciencia" de la obstetricia. Gracias a sus esfuerzos el público supo de la posibilidad de una labor más corta y menos dolorosa. Las defensoras sufragistas del sueño crepuscular afirmaban que era el amanecer de una nueva era para el parto [21]. No sabían que insistiendo en que los partos fuesen atendidos por los médicos y el uso del sueño crepuscular como sedante, estaban entregando el control por el cual luchaban tan duramente. Cada vez más mujeres empezaron a solicitar el sueño crepuscular. Los médicos enseguida estuvieron de acuerdo con las demandas del público e institucionalizaron el uso de la anestesia en la obstetricia. Por los años 30 la opinión pública y médica concordó en que se debería usar cierta forma de narcotización en todos los partos. La escopolamina, uno de los ingredientes principales del sueño crepuscular, se continuó usando hasta la década de los 60, cuando se empezaron a reemplazar gradualmente las drogas por los analgésicos, como el Demerol, y se administraban anestésicos en la espina, caudal y epidural.

Una madre de cinco hijos y una abuela de seis nietos que atendía a su hija en su casa para dar a luz en 1990, me comentó que aunque había dado a luz cinco veces, nunca había visto un parto o un recién nacido. "Todos mis partos fueron rapidísimos", recuerda. En el primero, fui para el hospital sabiendo que mi bebé iba a nacer enseguida. Lo podía sentir; no tenía miedo. Pero en el momento en que yo pensaba que estaba a punto de tener el mayor orgasmo de mi vida, me pusieron una máscara y me perdí todo lo demás. ¡No puedo creer que haya dejado que me hicieran eso!" Poco después de que su nueva nieta naciera de una forma apacible, esta mujer, mientras mecía al bebé con lágrimas en los ojos, exclamó: "¡No tenía idea de que fuera tan bonito!"

Parto en el hospital al alcance de todos

La promesa del parto sin dolor, vista como un derecho por ciertas mujeres al principios del siglo XX, se volvió la norma de la práctica obstétrica. El tratamiento uniforme del parto en el hospital daba la apariencia de seguridad, pero robaba a las madres su libertad. Todas las mujeres eran tratadas de la misma manera aun cuando cada parto es único y diferente. El estándar requería que la mujer fuera el recipiente pasivo de toda la ciencia que la medicina ofrecía por su propio bien y para el bienestar del bebé. Los obstetras pusieron mucho énfasis en su capacidad para predecir las complicaciones del parto. Cada caso se veía como un desastre potencial, y cada médico jugaba el papel de héroe potencial. Este punto de vista eliminaba la posibilidad de que la mujer experimentara los aspectos emocionales y sociales del nacimiento. En otras palabras, las mujeres se volvieron máquinas de hacer bebés, tratadas como depósitos de úteros que contienen fetos, todo ello sujeto al control de los médicos. Durante las décadas de 1940, 1950 y 1960, el parto se volvió una línea de ensamblaje conducida por técnicos adiestrados y máquinas. Se establecieron límites de tiempo para la primera y segunda etapa de la labor, algunos hospitales realmente instituyeron la política de que una mujer podría estar en la sala de parto sólo durante un tiempo específico [22]. Con el desarrollo de las drogas oxitócicas que inducían o aceleraban la labor, los doctores podían manejar el parto con mayor eficacia. Se daban drogas para hacer más lenta la labor hasta que el doctor o la sala de parto estuviera lista, después se podía usar el Pitocin para recuperar el ritmo y que la labor continuara su curso. Las operaciones cesáreas reemplazaron el uso de fórceps, y los monitores fetales ayudaban a detectar la tensión fetal que resultaba del uso de drogas o anestesia. Una intervención conducía inevitablemente a la siguiente, hasta que cada parto fue un evento manejado, medido y producido por los médicos.

En 1950 el 88 por ciento de los partos en Estados Unidos ocurrió en el hospital; cinco años después fue el 95 por ciento. En 1960 era casi inusitado que una mujer diera a luz en ningún otro lugar que no fuera una "moderna" unidad obstétrica de hospital [23]. Los partos de hospital al alcance de todos hicieron que la mujer cediera la responsabilidad de las decisiones concernientes a sus partos a los médicos que les prometían menos dolor, ninguna muerte por fiebre puerperal o daños al bebé por fiebre, y ningún defecto debido a un parto difícil o demasiado largo. Las mujeres hicieron eco de su principal preocupación: "Doctor, deme un bebé sano. No me importa lo que deba hacer". Racionalizaban de la manera siguiente: "Puedo perder el control sobre ciertos aspectos de mi parto, e incluso mi independencia, pero la promesa de un bebé perfecto vale la pena."

Explicación de los procedimientos de diagnóstico

En la década de 1990 la mujer necesita estar informada sobre los últimos avances tecnológicos aplicados al embarazo y al parto. Las mujeres que están bien informadas y conocen los riesgos y beneficios de los exámenes y procedimientos clínicos pueden decidir cuáles deben usar en su caso particular. Muchos diagnósticos se realizan simplemente para proporcionar documentación en el caso de que el error de un médico conduzca a un caso fallido. Es de comprender que el doctor o la comadrona deseen tener la mayor información posible acerca de los aspectos físicos y químicos de la mujer embarazada. Desafortunadamente cuando se realizan los exámenes sin tener en cuenta cada situación individual, se transmite un mensaje sutil a la mujer que dice que posiblemente ella puede ser considerada como fuera de lo normal hasta que su certificado de salud confirme lo contrario. Los análisis de rutina presumen que se encontrarán anormalidades y que el médico será el encargado de manejarlas.

El ultrasonido es el procedimiento de diagnóstico prenatal más común. Se emiten ondas de sonido a alta frecuencia en el útero de la mujer embarazada a fin de obtener una "imagen" del bebé. La información se ve en un monitor de televisión, normalmente a la vista completa de los padres. En el caso de complicaciones o cuestiones referentes al bebé durante el embarazo, el ultrasonido proporciona una información muy valiosa que puede ayudar al médico a hacer un diagnóstico. Los usos válidos del diagnóstico por ultrasonido incluyen la edad del feto cuando existe una diferencia entre el tamaño real y el esperado, la determinación de la posición fetal y la ayuda a colocarlo si está atravesado, el ver la placenta y el feto cuando hay sangrado vaginal, la determinación de un embarazo múltiple o el monitoreo del crecimiento del feto cuando se sospecha que no lo está haciendo de modo normal (retraso en el crecimiento fetal), entre otras cosas.

Si una mujer no tiene ninguna de estas preocupaciones durante su embarazo, el diagnóstico por ultrasonido no se debe realizar de forma rutinaria. Aunque los estudios iniciales muestran que no existen efectos laterales en el uso del ultrasonido, no se han realizado estudios exhaustivos a largo plazo sobre el bebé, por lo tanto, el ultrasonido sólo se debe usar cuando exista alguna indicación médica y no solamente para ver al bebé, determinar su sexo o tener una foto para mostrarla en la oficina.

La alfa-fetoproteína (AFP) es un elemento químico natural que todos los fetos producen. La AFP cruza la barrera de la placenta y alcanza la sangre de la madre lo cual se puede detectar fácilmente. Cuando sucede alguna anormalidad en el tubo neural del feto, se emite un exceso de AFP en el líquido amniótico. Cuando existe un lapso en el desarrollo prenatal del cerebro (anencefalía) o en la espina (espina bífida) ocasiona un defecto en el tubo neural. La incidencia de estos defectos en Estados Unidos es aproximadamente de uno entre 1,000 partos. Los altos niveles de AFP pueden indicar también un embarazo múltiple, la muerte del feto y un peso escaso del mismo. Un bajo nivel de AFP puede indicar anormalidades cromosomáticas, en cuyo caso se recomienda normalmente una amniocentesis.

El análisis de AFP se realiza en el segundo trimestre, entre las quince y las veinte semanas de embarazo (preferiblemente en la décimosexta o décimoctava semana). El examen no tiene ningún riesgo para la mamá ni para el bebé. La principal desventaja del análisis de AFP es el alto riesgo de falsos altos o bajos, tanto como el 98 por ciento, que puede provocar un análisis más agresivo o una preocupación extrema a la mamá.

La muestra de bilis coriónica (CVS) se usa en la detección temprana de posibles anormalidades cromosomáticas (genéticas). Se puede realizar tan pronto como a las nueve u once semanas de embarazo. Requiere de una muestra del tejido de la placenta para su análisis, el cual se puede obtener a través del abdomen o de la vagina o el cérvix. Los estudios más recientes indican un mayor riesgo de aborto en las mujeres que realizan el CVS que en las mujeres que no lo hacen, y un mucho mayor riesgo de daño para el bebé que la amniocentesis. No hay estudios concluyentes que demuestren su seguridad ni eficacia.

La amniocentesis es un procedimiento bastante invasivo que puede detectar defectos genéticos en el feto. Ya que estos defectos tienden a ser mayores a causa de la edad de la madre, la amniocentesis se practica hoy día casi como rutina en las mujeres de más de treinta y cinco años.

El análisis implica la introducción de una aguja hueca en el abdomen de la madre y la extracción de una muestra del líquido amniótico que rodea al bebé. El líquido amniótico contiene células, excretadas por el feto, que reflejan su contenido genético. Estas células se analizan para determinar si existen defectos. El problema más común que se detecta con la amniocentesis es el síndrome de Down, otros problemas genéticos pueden ser la hemofilia, anemia causada por células falsiformes y la enfermedad Tay-Sachs.

La amniocentesis conlleva los siguientes riesgos: Aunque se usa ultrasonido durante todo el procedimiento para asegurarse del adecuado emplazamiento de la aguja, un movimiento fetal puede ocasionar un daño al bebé, existe cierto riesgo de aborto de uno entre doscientos [24], a veces ocurre la muerte del bebé, y además este procedimiento se ha asociado con deformidades ortopédicas [25]. Y es necesario decir que la amniocentesis es extremadamente dolorosa para la madre.

El uso de la amniocentesis también se ha asociado con la determinación temprana del sexo y la práctica controvertida del aborto selectivo cuando el feto no es del sexo preferido. De acuerdo con los últimos informes los padres todavía desean bebés masculinos el doble que femeninos. Además las mujeres a veces aceptarían el diagnóstico que indicara severos problemas por resolver y elegirían abortar lo que resultaría ser un bebé perfectamente normal. Incluso cuando se decide realizar un aborto porque el bebé "no es médicamente perfecto", los padres podrían experimentar bastante culpa, que influiría en sus siguientes embarazos y nacimientos. El aceptar la amniocentesis es una decisión que requiere de mucho detenimiento y profunda consideración.

El análisis de tolerancia a la glucosa (GTT) se usa para corregir la diabetes de gestación o lo que ahora se dice como intolerancia a la glucosa gestacional. Es una condición del embarazo que le ocurre a algunas mujeres. Las hormonas del embarazo suprimen la emisión de insulina, permitiendo que el azúcar en la sangre de la madre sea más alta durante el embarazo y por lo tanto proporciona más glucosa para nutrir al feto. A veces el páncreas, en donde se fabrica la insulina, no puede sobrellevar la tensión del embarazo y los niveles de insulina/glucosa se desequilibran notablemente causando que el nivel de azúcar en la sangre permanezca demasiado alto durante parte del embarazo. Una situación prolongada de esta elevación del azúcar en la sangre causa que el feto crezca excesivamente resultando complicaciones como el parto prematuro o irregularidad respiratoria. La intolerancia a la glucosa de gestación es más común en las mujeres obesas, madres mayores o aquellas en cuya familia existe historial de diabetes. Si se detecta pronto la dieta de la madre se puede ajustar para mantener al nivel apropiado su azúcar en la sangre. Ocasionalmente se necesita algo de insulina extra.

El GTT se recomienda normalmente a las 24-28 semanas y se repite a las 32-34 semanas en mujeres que se consideran de alto riesgo. La mujer bebe un líquido dulce que se llama glucola y con ello se determina su nivel de azúcar en la sangre una hora después. Si el análisis es positivo, se hace uno más exacto a las tres horas. La confiabilidad de un análisis basado en que una mujer tome un líquido concentrado de azúcar, no obstante, es cuestionable. El GTT se hace bajo condiciones anormales y por lo tanto a menudo muestra resultados no naturales. Una alternativa sería medir los niveles de azúcar en la sangre dos horas después de una comida pesada y alentar a la madre a realizar sus actividades normales para ayudar a su cuerpo en el proceso de la glucosa.

Los resultados de la intervención médica

¿Cuáles son los resultados de la manipulación médica en un proceso fisiológico normal? ¿Han cumplido sus promesas la tecnología y la intervención médica? Durante este periodo en el cual el parto se ha convertido en un evento médico, *hubo* una gran disminución del número de muertes de niños y madres. Hay muchas explicaciones posibles en relación con la llegada de la intervención técnica que pueden aclarar esta disminución. Aparecieron nuevos antibióticos para la septisemia. A finales de la década de 1930 se establecieron bancos de sangre en los hospitales, junto con las técnicas de tipología y transfusión [26]. Se mejoraron las condiciones de albergue y sanitarias. La mayoría de las dietas de las mujeres embarazadas eran más saludables que las que sus mamás y abuelas habían guardado durante sus embarazos. El control de natalidad y el aborto ayudó a controlar la cantidad y el momento de los embarazos. Aunque los obstetras reclamaban su superioridad médica, la proporción de infecciones y complicaciones era mucho más alta en los hospitales que en casa. Las mujeres que habían necesitado de la tecnología podían atribuir la seguridad de su propia vida y la de sus hijos al avance de la ciencia y la tecnología médica. Pero las experiencias de labor y parto de la mayoría de las mujeres, con embarazos normales, así como la experiencia del nacimiento de sus bebés se han visto afectadas de forma imprevisible y permanente.

¿A qué precio deben pagar nuestros hijos esta tecnología supuestamente avanzada? Las mujeres que buscaban liberarse de los aspectos más desagradables y a veces mortales del parto, pierden mucho en el proceso. Las mujeres y familias se deben enfrentar con bebés que sufren lastimaduras a causa del parto, como resultado del uso de fórceps, por las drogas o por una mala ejecución de la labor. ¿Cómo racionalizan las familias que la capacidad de amar, confiar y aprender del bebé se vea deteriorada por el uso de drogas administrandas a la mamá durante el parto? ¿Cómo altera el uso de drogas las percepciones de la madre respecto al parto? ¿Cuál es el costo personal para las mujeres que experimentan intimidación, pérdida de libertad, humillación e incluso abuso durante el parto?

Las intervenciones en el parto son administradas por personal hospitalario amable y bien intencionado por lo que se consideran razones médicas correctas. Desafortunadamente estas razones no alivian la humillación que siente una mujer cuando se la afeita para que el perineo sea una zona quirúrgica "limpia", o el malestar que se siente cuando se le administra un enema para que no vaya a "contaminar" el lugar quirúrgico durante el parto. No disminuye su vergüenza cuando se le pide que se quite la ropa y se ponga la del hospital o su desamparo cuando sus seres queridos son excluidos de la labor. La confianza de la mujer en su propio cuerpo y su capacidad para dar a luz normalmente es desalentada por continuos exámenes vaginales para asegurarse de su "progreso" durante la labor. La autoconfianza de una madre vacila cuando el recién nacido es retirado a la sala de cunas para ser atendido por profesionales "superiores médicamente".

El sistema norteamericano de maternidad envía un mensaje a la mujer que le dice que ella no es capaz de dar a luz sin la ayuda de un médico y un hospital. Empezando por las reglas de que no se puede comer ni beber durante la labor, el continuo monitoreo electrónico fetal y las consiguientes intervenciones por motivos de miedo o falta de práctica, la medicalización del parto se ha convertido en la norma. Con nuestra preocupación por el confort y nuestro sincero interés por proteger la vida de nuestros hijos hemos ayudado a crear los modernos mitos médicos concernientes al parto. La riqueza emocional, el poder de transformación y la asombrosa energía del parto se han ignorado. Los siglos del reinado femenino en cuanto al proceso del nacimiento se han perdido en la creación de esta nueva mitología médica. Estos mitos y la tecnocracia que les acompaña han alterado drásticamente la autopercepción de la mujer y han dado a la sociedad un punto de vista distorsionado acerca de la feminidad y el alumbramiento.

3

Desmantelamiento de los mitos médicos

Una buena información e investigación nos demuestra que la medicalización del parto ha ido en detrimento de otros valores de la madre, el bebé y la familia. Todavía existe la dicotomía entre la teoría y la práctica. El control médico del parto continúa, las mujeres confían en el control médico y del hospital, y han hecho muy pocos progresos para lograr los cambios que la investigación y el instinto nos dictan como necesarios. ¿Es posible ver el parto como un acto fisiológico normal manejado por la mujer o hay que verlo como una emergencia en potencia, "por si acaso"? ¿Cómo podemos cambiar nuestra actitud de que el parto es peligroso y empezar a defender el derecho de la mujer a dar a luz en privado y tranquila?

En todo el mundo los defensores del parto y los padres se cuestionan preguntas similares a éstas en busca de alternativas al modelo actual de parto médico. Cada vez se comprende más que el parto es un proceso natural y normal que ofrece una oportunidad única para el crecimiento emocional, espiritual y personal de la madre, el bebé y el resto de la familia. Los que proponemos el parto suave nos planteamos de nuevo el valor de los partos en hospital bajo la práctica obstetra. Cada una de esas prácticas han sido estudiadas e investigadas. Después de leer y evaluar todo el cúmulo de datos se llega a la misma conclusión. Estos descubrimientos, además de una mayor comprensión del mismo hecho de dar a luz indican

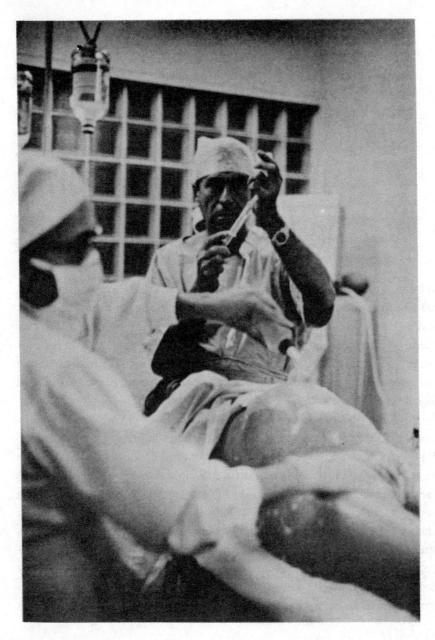

Los doctores preparan a la mujer para un parto quirúrgico. Mucha gente cree en el mito médico de "una cesárea, siempre cesáreas".

que las prácticas preponderantes y las creencias en las que están basadas son falsas, fuera de moda o presunciones no verificadas.

Los procedimientos innecesarios y las actitudes anticuadas concernientes a la mujer y al parto roban a la madre, al bebé y a su familia las oportunidades emocionales y espirituales inherentes a la experiencia más poderosa y creativa. Las percepciones del público en general sobre la práctica del parto están basadas desafortunadamente en mitos que apoyan la creencia de que cuantos más médicos puedan monitorear y controlar el proceso del parto mediante la tecnología más avanzada, mayores oportunidades hay para realizar un parto "exitoso". Sólo en los últimos años se empieza a reconocer a la mujer como el foco principal del proceso del alumbramiento y a los bebés como participantes conscientes.

En el pasado la mayoría de las mujeres aceptaban el mito de que su cuerpo es inadecuado para dar a luz a sus bebés sin la dirección e intervención de un médico. Las mujeres eran alentadas a dudar de la sabiduría de su cuerpo, su fortaleza física e intuición. Durante la labor y el parto la mujer espera a que el doctor le diga cuándo "pujar" y acepta que la episiotomía debe ser lo mejor o que el parto es insoportable sin una medicina para el dolor. El lenguaje del parto revela a quiénes vemos al mando del proceso del nacimiento. Es muy común decir que el doctor o la enfermera *sacaron* al bebé, cuando en realidad es la mujer la que hace que nazca. Cuando las mujeres acepten su papel principal en el proceso del parto y reconozcan la capacidad de su cuerpo para dar a luz a sus bebés, rechazarán esta ideología. Nuestro lenguaje reflejará entonces este regalo fundamental cuando hablemos del nacimiento. Nuestros hijos tendrán una comprensión diferente del parto.

En este capítulo vamos a analizar los considerados "mitos médicos" de nuestro tiempo. Estos mitos concernientes al parto incluyen los procedimientos obstétricos comunes que son innecesarios y que en realidad interfieren con la fisiología normal del proceso del alumbramiento. Usted pasará a ser un consumidor informado y decidirá por sí mismo lo que tiene sentido y lo que no respecto al parto.

Mito: el hospital es el lugar más seguro para tener un bebé

La imagen moderna del alumbramiento perpetuada por los medios de comunicación es una mujer que yace en una cama de un hospital esterilizado, cubierta de modestia, enganchada a varios monitores y equipamiento, con una enfermera o doctor "dirigiendo" o "capitaneando" el proceso como si se tratara de un evento deportivo. Cuando una mujer pide hoy a un doctor la posibilidad de dar a luz en casa o en un centro de alumbramiento es muy probable que sea desalentada por el doctor que establecerá que el hospital es el único lugar que garantizará seguridad en su parto. Es importante aclarar que la seguridad se mide por la mortalidad o enfermedad durante la labor, el parto y poco después. Estados Unidos tiene una tasa constante de mortalidad* y enfermedad maternal y perinatal muy alta en comparación con otros países industrializados. En 1990 Estados Unidos era el vigésimotercero, según la Oficina de Referencias sobre Población que publica las estadísticas de mortalidad y enfermedad. Esto quiere decir que hay otros veintidós países en donde es más seguro para la mujer dar a luz [1].

Los países con el menor índice de mortalidad y enfermedad son los que tienen la partería como parte integral del cuidado obstétrico y en donde el parto en casa se practica de forma normal (véase la tabla de la pág. 81). Los holandeses se han mantenido permanentemente en el nivel más alto entre los demás países desde 1970. En 1987 la mortalidad perinatal en Holanda era de 9.8 muertes por 1,000, mientras que en Estados Unidos era de 10.8. Esto no parece ser una diferencia significativa hasta que se llevan los números un poco más allá. El índice de mortalidad en partos atendidos por comadronas se reduce a 2.1 de muertes por 1,000 [2]. En Holanda las comadronas atienden más del 70 por ciento de los

---

* Hay varias formas diferentes de definir la mortalidad. La mortalidad infantil incluye las muertes en el nacimiento o en el primer año de vida. La mortalidad neonatal incluye las muertes infantiles en el parto o de menos de veintinueve días de nacido. La mortalidad perinatal se refiere a las muertes fetales desde las veintiocho semanas de gestación hasta la muerte de infantes de menos de siete días. En Estados Unidos la mortalidad perinatal se define como las muertes de fetos desde veinte semanas de gestación hasta muerte de infantes de menos de veintiocho días.

partos y el 40 por ciento de los partos se llevan a cabo en el hogar. Aunque existen factores adicionales, como la socialización de la medicina y el cuidado prenatal, a considerar cuando se compara Estados Unidos con Holanda, existe un alto rango de partos caseros y atendidos por parteras. El Dr. Michel Odent, en un informe de 1991 para la Organización Mundial de la Salud (OMS), establece que: "La prioridad debe ser desmentir la propaganda universal de que el parto en casa es peligroso... La mejor manera de realizar este desmantelamiento es mostrar las estadísticas sobre Holanda" [3].

Uno de los mayores estudios de comparación entre los partos en el hospital y fuera de él, que incluyen los caseros y los realizados en centros de alumbramiento, fue dirigido por el Centro Estadounidense para el Control de Enfermedades entre 1974 y 1976. El lugar del estudio fue Carolina del Norte, incluyendo 242,000 partos en hospitales y 2,200 fuera de ellos. En este estudio fue necesario diferenciar entre los partos fuera de hospital que fueron planeados por la mujer que recibió cuidados prenatales y los que sucedieron accidentalmente (por ejemplo, cuando se dirigían al hospital) o en los que no hubo ninguna persona preparada o cualificada para atenderlos. Los resultados de este estudio que duró dos años demostraron que la mortalidad infantil en los hospitales fue del 12 por 1,000, mientras que en los partos planeados y atendidos en casa fue del 4 por 1,000. El índice de mortalidad de los partos no planeados o desatendidos en casa alcanzó el

MORTALIDAD INFANTIL PARA 1989
(Número de muertes infantiles por 1,000)

1. Japón	4.9	9. Holanda	7.6	17. Australia	8.8
2. Suecia	5.7	10. Hong Kong	7.7	18. España	8.8
3. Finlandia	5.8	11. Noruega	7.8	19. Reino Unido	9.1
4. Suiza	6.8	12. Canadá	7.9	20. Bélgica	9.7
5. Taiwán	6.9	13. Alemania occidental	8.3	21. E.E.U.U.	9.9
6. Irlanda	7.4	14. Austria	8.3	22. Nueva Zelanda	10.0
7. Singapur	7.4	15. Dinamarca	8.4	23. Italia	10.1
8. Francia	7.6	16. Alemania oriental	8.7	24. Israel	10.7

Censo estadístico de la Organización Mundial de la Salud.

120 por 1,000 [4]. Este estudio demuestra que si el parto es planeado y atendido por un doctor o partera experimentados, el parto en casa es más seguro.

En 1976, el Dr. Lewis Mehl y un grupo de investigadores de la Universidad de Stanford dirigieron un amplio estudio centrado en las diferencias entre los partos planeados en casa y en el hospital. Estudiaron 2,092 partos, la mitad fueron en casa y la otra mitad en el hospital [5]. También se clasificaron a las mujeres por su edad, nivel socioeconómico y factores de riesgo. Los investigadores analizaron cada parto en cuanto a la duración de la labor, complicaciones y la salud del infante después de nacer, así como los procedimientos que se usaron durante el curso de la labor y el parto. En todo el estudio hubo sólo una muerte infantil y ésta ocurrió en el hospital. Los resultados de este estudio particular dieron resultados idénticos en las estadísticas de mortalidad para los partos de hospital y en casa. Además del índice de mortalidad entre el hospital y la casa, este estudio también reveló de forma dramática que las complicaciones de la intervención durante el parto eran mucho mayores en los partos que tenían lugar en el hospital. El cinco por ciento de las madres que dieron a luz en su casa recibieron alguna medicación, mientras que el 75 por ciento de las madres hospitalizadas recibieron medicación. Fueron, como máximo, tres las intervenciones cesáreas; esto mismo sucedió en los partos planeados en casa en los que hubo que llevar a las madres al hospital. Los bebés que nacieron en el hospital sufrieron de más angustia fetal, infecciones de recién nacido y daños de parto que los bebés que nacieron en casa. El índice de episiotomías fue diez veces mayor para las madres en el hospital y ellas mismas sufrieron el doble de severas heridas del perineo. El aumento del índice de episiotomías y heridas perineales severas fue probablemente resultado del uso de fórceps y de la posición litotómica para el parto. Otro interesante aspecto del estudio fue que los doctores atendieron el 66 por ciento de los partos caseros implicando que cuando el parto se puede sacar de un hospital, donde la madre es considerada como una "paciente" y colocada en un ambiente donde el parto es tratado como un evento natural, hay menos probabilidades de intervención.

Una de las alternativas más seguras para el parto de hospital es dar a luz en un centro de alumbramiento independiente. El Estudio sobre el Centro Nacional de Alumbramiento fue realizado entre 1985 y 1987, se estudiaron a 11,814 mujeres que dieron a luz en centros de alumbramiento independientes en Estados Unidos [6]. Los resultados demostraron que para una mujer básicamente sana sin ninguna complicación prenatal, los centros de alumbramiento son una alternativa segura y económica para dar a luz. La partera certificada Kitty Ernst, directora de la Asociación Nacional de los Centros de Alumbramiento, dirigió el estudio con el Centro para la Salud de la Población y la Familia y la Escuela de Salud Pública de la Universidad de Columbia. El estudio se emprendió como reacción a los estatutos del Colegio Americano de Obstetricia y Ginecología (ACOG) que rechazaba el uso de centros de alumbramiento a causa de la falta de datos que probaran su seguridad. El índice general de mortalidad infantil de los 84 centros del estudio era de 1.3 muertes por cada 1,000 partos. No hubo muertes maternales. El índice de cesáreas con el respaldo del hospital fue del 4.4 por ciento comparado con la proporción nacional en 1990 del 25 por ciento. Los centros de alumbramiento estudiados en el Estudio de Centros Nacionales de Alumbramiento usaban pocos procedimientos invasivos, desagradables o restrictivos. Muchos ofrecieron algunas medidas para proporcionar comodidad y apoyo para las mujeres durante la labor. Las parteras que atendieron a las mujeres durante la labor y el parto también proporcionaron cuidado prenatal a las mujeres durante su embarazo. Las mujeres que usaron los centros de alumbramiento expresaron gran satisfacción y el consenso general fue que usarían el centro otra vez.

Algunos doctores objetan la validez del Estudio de Centros Nacionales de Alumbramiento porque la población general que da a luz en centros de alumbramiento tiene un menor riesgo y no se puede comparar con la población general de los hospitales. Las mujeres que usan los centros de alumbramiento tienen un riesgo menor en el momento del parto porque tuvieron un buen cuidado prenatal y las mujeres que necesitan la atención de especialistas se enviaron al hospital. Ernst sugiere que este estudio demuestra la efectividad de los centros de alumbramiento dentro de la continuidad del cuidado en vez de poner en duda su seguridad. Aun cuando el estudio fue reseñado en *Lancet* en 1987, no fue hasta diciembre de 1989 que fue publicado en el *New England Journal of Medicine* [7]. Ernst cree que la demora en publicarlo en una revista médica de importancia fue debida a que los resultados amenazaban las creencias básicas que los médicos y los hospitales tienen como propias a fin de justificar su práctica obstétrica.

Otro informe importante sobre la seguridad de los centros de alumbramiento y el parto casero es el Estudio sobre los Métodos Alternativos de Alumbramiento, comisionado por la legislatura de California durante el mismo periodo que se realizó el Estudio sobre Centros Nacionales de Alumbramiento. Este estudio exploró las necesidades de los consumidores, la asequibilidad de los servicios alternativos de alumbramiento, las barreras que existen para obtener servicios de parto, opciones de seguros para los alumbramientos alternativos y la preparación educativa de los padres. El estudio concluía que el sistema de cuidado de maternidad en California tenía muchos problemas. Uno de los problemas principales era la mala disponibilidad del cuidado, tanto económica como geográficamente y tanto en las zonas urbanas como en las rurales. Otro problema fundamental era el énfasis que se ponía en el protocolo médico y los procedimientos para la mujeres que tienen un embarazo normal. Esto incluye la hospitalización forzosa.

Como resultado de este estudio, la legislatura de California hizo las siguientes recomendaciones:

1. Reunir datos específicos sobre la práctica de los CNM y los centros de alumbramientos libres.
2. Introducir una nueva legislación creando una categoría separada de parteras licenciadas no enfermeras a fin de cubrir las necesidades crecientes de las personas que quieren el parto casero.
3. Procurar fondos estatales para la educación de las parteras, más autonomía para los CNM, materiales educativos referentes a los servicios de parto para los consumidores y un seguro asequible para los que proporcionan servicios de parto [8].

Para los reformadores del alumbramiento en California el Estudio de los Métodos Alternativos para el Alumbramiento fue considerado de talla universal ya que podría transformar el actual sistema de alumbramiento basado en el hospital. Desafortunadamente la política de la legislatura de California cambió cuando fue elegido un gobernador más conservador y las sugerencias del estudio se dejaron de lado.

Este y otros estudios han demostrado de modo concluyente que el parto puede ser seguro fuera del ambiente del hospital si se cuida adecuadamente a la mujer en su estado prenatal y es apoyado por una comadrona o médico durante la labor y el parto. A fin de preparar el ambiente para un parto suave fuera de un hospital, es importante primero volver a examinar las creencias generales que sostienen que los hospitales son el lugar más seguro para dar a luz.

Mito: el cuidado de maternidad debe ser administrado sólo por un médico

Como la mayoría de los partos de Estados Unidos suceden en un hospital se supone que los médicos proporcionan el único cuidado de maternidad competente disponible para la mujer. Sin embargo, los estudios han demostrado que los CNM ofrecen un cuidado igual, si no mejor, para las mujeres embarazadas. Desde 1990 existen 130 centros de alumbramiento acreditados en Estados Unidos [9], y casi todos tienen empleados CNM y enfermeras para los cuidados de maternidad. Hay aproximadamente cuatro mil CNM empleados en hospitales y centros de alumbramiento en todo Estados Unidos [10].

La partería se practica en todo el mundo, aunque en Estados Unidos sólo el cinco por ciento de los partos son atendidos por parteras. Los países con el mayor índice de partos atendidos por parteras (Holanda, Países Escandinavos y Japón) también tienen el mejor rango estadístico de mortalidad maternal y perinatal. Hay 1 obstetra por cada 250 parteras en Japón [11]. Los cuidados de maternidad de estos países se basan en el modelo de la comadrona que hace énfasis en el competente cuidado prenatal y en la educación y responsabilización de la mujer que da a luz (véase el capítulo 4). El parto atendido por una partera cuenta con todas las circunstancias —físicas, emocionales y espiritua-les— que pueden influir el desenvolvimiento de una mujer embarazada. Las comadronas envían a sus pacientes al doctor sólo cuando existe un problema médico.

Uno de los argumentos comunes en contra de las parteras es que ellas tienen menos formación que los doctores. Aunque es verdad que la formación médica de los doctores es más extensa en el área de la obstetricia, no son necesariamente más experimentados que las parteras en el cuidado de una labor o parto normal. El Dr. Michael Rosenthal del centro de Alumbramiento Familiar de Upland, California, admite: "No aprendí nada sobre el alumbramiento en la escuela de medicina sino más bien observando a la mujer que da a luz de forma normal". Y añade: "Los doctores están entrenados para intervenir. Las parteras no están entrenadas para realizar cesáreas, ese no es su terreno. Como consecuencia utilizan otros métodos para guiar a las mujeres a través del parto vaginal."

Un estudio significativo que indica claramente la competencia de las parteras para atender la maternidad fue realizado en el condado de Madera, California, entre 1961 y 1966 [12]. En el momento de este estudio los CNM no podían practicar legalmente en California, así que la legislatura del Estado legalizó a las enfermeras comadronas a beneficio del estudio. El resultado del estudio demostró que el cuidado proporcionado por una CNM era mejor en el estadio prenatal y el índice de prematuridad descendió de un 11 a un 7 por ciento. La mortalidad neonatal también descendió de casi un 24 por 1,000 de muertes infantiles a cerca de un 10 por 1,000.

A pesar de estos resultados dramáticos la ley especial de California fue apelada más adelante y el uso de CNM fue considerado ilegal hasta 1975 cuando se promulgó una ley que legalizaba a las parteras-enfermeras en California. Después de que el estudio fuera concluido y las CNM descontinuaran su práctica, el índice de prematuridad se incrementó en casi un 50 por ciento y la muerte neonatal se triplicó, a pesar del hecho de que había más doctores dedicados al área de maternidad [13].

Además de la competencia médica de las comadronas, otro importante aspecto a considerar es el apoyo psicológico que proporcionan. La mayoría son mujeres y muchas de ellas son madres también. Su conocimiento directo del parto y el compartir la experiencia, de mujer a mujer, no se puede reemplazar con nada. Las

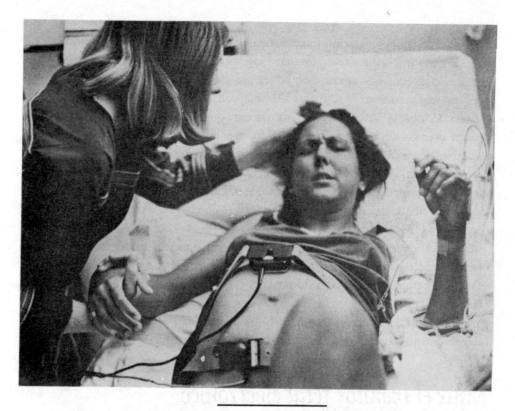

El monitor fetal electrónico mantiene a la mujer reprimida
y recostada sobre su espalda, la peor postura posible para la labor y el parto.

embarazadas son menos propensas a depender completamente de la partera, la cual proporciona ayuda a la mujer en lo que respecta a su educación acerca del parto y la alienta a confiar en su instinto. En comparación, es común que una mujer embarazada vea a su doctor como una figura de autoridad y para el doctor es normal asumir ese papel. Incluso el lenguaje de la mayoría de las parteras tiene un diferente punto de vista del parto que el de los médicos. Los médicos tienen pacientes, las parteras tienen clientes. Un médico "saca al bebé", lo cual implica tener el control, mientras que una partera ayuda a la mujer a "parir su bebé".

La OMS y la Confederación Internacional de Parteras (CIP) apoyan el uso de comadronas para el embarazo, parto, cuidado posnatal y el desarrollo del infante, así como el ofrecimiento de consejo y educación a la comunidad. En 1990 la CIP, que representa a parteras de 82 países, se reunió con la OMS para crear un estatuto establecido sobre la partería. Este estatuto declara que cuando se utiliza la partería durante el embarazo y el parto, los resultados para las madres y los bebés son más favorables. Estas dos organizaciones animan a todos los países a ofrecer educación partera, insistiendo en que la disponibilidad cada vez mayor de comadronas puede mejorar el desempeño de los partos en todo el mundo para el año 2000. La OMS y la CIP creen que el parto es más seguro para la madre y el bebé cuando se realiza con partera [14].

El modelo de comadrona para el cuidado maternal, opuesto al modelo médico, ofrece considerables ventajas, particularmente cuando se considera lograr un parto suave. Las parteras ofrecen cuidado prenatal personalizado, respeto por el parto como un proceso natural y empeño en tomar decisiones bien informadas. Las parteras cualificadas ofrecen un cuidado de maternidad competente para las mujeres que quieren conseguir un parto suave, normal y natural.

Mito: el monitor fetal electrónico salva la vida del bebé

El monitor fetal electrónico (MFE) es una de las tecnologías de intervención médica más usadas en la obstetricia moderna. El monitoreo fetal permite que el médico escuche y evalúe el ritmo del corazón del bebé durante la labor y el parto. Hay dos tipos de MFE. El monitor fetal externo consiste en dos tiras que se colocan alrededor del abdomen de la mujer en labor de parto, están equipados con dispositivos de ultrasonido que graban las contracciones uterinas así como el ritmo cardíaco del bebé mientras está dentro del vientre. El monitor fetal interno consiste en insertar un electrodo dentro de la piel de la superficie del cuero cabelludo del bebé mientras está en el vientre para trasmitir el ritmo cardíaco del mismo.

El primer avance en el monitoreo electrónico del pulso cardíaco del bebé fue en 1917, cuando se añadió una banda de cabecera al estetoscopio. La cabecera permitía al doctor escuchar el corazón del bebé mientras dejaba las manos libres para palpar el útero y determinar la intensidad de las contracciones uterinas. Muchas parteras todavía usan esta especie de estetoscopio mientras que monitorean a la mujer durante la labor. El estetoscopio de ultrasonido, o fetoscopio, se desarrolló en la década de 1960, y refinó el arte de lo que se llama "auscultación" o escuchar el sonido del corazón del bebé. La manera aceptada de evaluar al infante durante la labor era auscultar el latido del corazón del bebé periódicamente. Cuántas veces y durante cuánto tiempo dependía únicamente del doctor y su nivel de experiencia. Los estudios recientes sobre la efectividad de los MFE para disminuir el riesgo de lesiones o muerte del bebé durante su nacimiento demuestran que el MFE no es más efectivo que una enfermera bien entrenada que escucha y evalúa el ritmo del corazón del bebé mediante un fetoscopio.

El monitoreo fetal para determinar el bienestar del bebé durante la labor siempre ha sido una preocupación para comadronas y médicos. Las variaciones en el ritmo cardíaco fetal y un patrón coherente de estos cambios es difícil de detectar con un monitoreo ocasional. Los doctores piensan que el monitoreo y la evaluación constantes ayudan a detectar enseguida los signos de angustia fetal. Esto prevendría las posibles deformaciones y complicaciones relativas al parto de los bebés. El primer MFE estuvo disponible en 1968 y fue considerado el mayor avance en la obstetricia después de los fórceps. Los doctores creían que el MFE eliminaría el trabajo a ciegas en la labor. Podrían observar constantemente el feto con el MFE y monitorear más exactamente al infante cuya madre ha sido drogada. Los médicos también creían que el MFE reduciría el índice de cesáreas y mortalidad infantil.

La grande y estorbosa máquina que aloja el monitor fetal empezó a aparecer al lado de la mujer parturienta en los hospitales de todo Estados Unidos. En 1973 se realizaron estudios iniciales que apoyaban la existencia de una correlación entre los patrones de ritmo cardíaco fetal y los signos de hipoxia fetal, o falta de oxígeno. En la década de 1970 todavía se creía que la falta de oxígeno durante la labor podía causar epilepsia y parálisis cerebral, así como bastantes problemas que van desde desórdenes de aprendizaje leves hasta conducta criminal [15]. Los médicos pensaban que el MFE podía detectar tempranamente la angustia fetal debida a una falta de oxígeno. Una detección temprana daría el suficiente tiempo para intervenir, usualmente con una cesárea de emergencia, a fin de prevenir las lesiones o la muerte.

El 1978 cerca de dos terceras partes de los partos se hacían con monitoreo electrónico. Las enfermeras estaban entrenadas para leer las señales de la banda del MFE como una guía para la intervención. Las bandas del MFE se usaban (y todavía se usan) como protección legal contra un posible litigio. La literatura médica se vio invadida con investigaciones sobre patrones, variaciones y desaceleraciones del ritmo cardíaco fetal, que daban crédito al monitor fetal en la detección de problemas potenciales. La respuesta común de los médicos a los datos cuestionables del monitor fetal era realizar una cesárea. Con el uso del MFE los índices de cesáreas en todo Estados Unidos aumentaron gradualmente. Es muy interesante saber que no ha habido ningún cambio en el número de casos de parálisis cerebral, lesiones relativas al parto y mortalidad neonatal [16].

¿Podría haber algo equivocado en el razonamiento inicial? ¿Realmente el MFE elimina el trabajo a ciegas en el monitoreo del feto durante la labor y el parto? En la década de 1980 algunos obstetras se cuestionaron la exactitud de la lectura del MFE. Realizaban una cesárea de emergencia basándose en los datos de la lectura del monitor fetal electrónico que indicaba que había una probable angustia fetal. Cuando se acababa la cirugía se sorprendían al encontrar un bebé normal y saludable. El Dr. Michael Rosenthal afirmó: "No tenía sentido. Realizaba una cesárea por lo que parecía una buena razón y salía un bebé con un alto Apgar [sistema de evaluación visual para determinar la salud del bebé inmediatamente después de nacer] y sin tensión. Empecé a observar cuál era la causa de la variación en la banda [del monitor electrónico]." Lo que descubrió Rosenthal fue que muchas veces todo lo que se necesitaba para mejorar el estatus aparente del bebé era cambiar la posición de la madre durante la labor [17]. Muchos otros médicos y reformadores del parto experimentaron la misma inconfundible relación entre el índice ascendente de cesáreas y el uso generalizado del MFE. En 1980 los institutos nacionales para la salud previnieron acerca del uso del monitor en embarazos de alto riesgo, prediciendo que eso sólo contribuiría a tener más cesáreas [18].

En marzo de 1987 la Universidad de Columbia convocó a una conferencia médica titulada "Crisis en la obstetricia: el manejo de la labor". El Dr. Edward H. Hon, inventor del MFE, pidió a sus colegas que considerasen las causas del ascenso en el índice de cesáreas en Estados Unidos. Estableció que nunca se pretendió usar el MFE en el manejo rutinario de la obstetricia: "Si se revuelve en un proceso [parto] que funciona bien el 98 por ciento de las veces, existe un alto peligro de daño" [19]. Hon rechazó el hecho de que los médicos tuvieran poca paciencia con el proceso del parto y por ello usaran el monitor, que podía determinar erróneamente angustia fetal. Concluyó: "La sección cesárea se considera una misión de rescate del bebé, pero realmente es un asalto a la madre".

El Dr. Mortimer Rosen que estuvo de acuerdo en esta conferencia sobre las controversias en el uso de la tecnología obstétrica, estableció que el reciente progreso dramático de la tecnología estaba acompañado por un cambio en la expectativas de los pacientes [20]. Los pacientes de hoy *esperan* un resultado perfecto. Este cambio ha ocasionado que los médicos sean más precavidos y realicen cesáreas más bien antes que tarde. Desafortunadamente el miedo al litigio juega hoy día un papel central en las decisiones de intervención de los médicos.

Se pensaba que el MFE era un milagro de la tecnología que podría eliminar la parálisis cerebral porque alertaría al doctor de la angustia fetal temprana. En realidad se sabe que identifica equivocadamente la angustia fetal de un 15 a un 80 por ciento de los casos. Un estudio realizado en 1982 informó que el MFE tenía un índice de falso-positivo de un 74 por ciento [21]. Esto significa que en este estudio el 74 por ciento de las veces las señales del monitor indican tensión cuando no la hay. Los doctores también han descubierto que a veces el monitor no indica tensión cuando en realidad sí existe una falta grave de oxígeno o incluso sucede la muerte del bebé. Además de la incoherencia del MFE para monitorear con exactitud la angustia fetal, los investigadores encontraron que no existe ninguna relación entre la angustia fetal y ciertas enfermedades. El Dr. Karin Nelson y el Dr. Jonas Ellenberg han escrito varios libros sobre parálisis cerebral, en particular acerca de su relación con los eventos de la labor y el parto, y el origen de las enfermedades neurológicas crónicas. Esencialmente dejan de lado la falta de oxígeno fetal durante la labor y el parto como causa de enfermedades neurológicas.

Su investigación revela también un consistente índice de parálisis cerebral dentro de la población desde 1940. No ha habido descenso en el número de niños nacidos con parálisis cerebral desde la introducción y el uso generalizado del monitor fetal electrónico.

Las madres también se preocupan por el uso del MFE, especialmente aquellas que han sufrido cesáreas de emergencia a causa de una angustia fetal aparente. Una madre relata: "Pensaba que todo estaba bien. Tan sólo empecé a pujar, el doctor había venido sólo a checarme una vez cada seis horas. Entró, miró el monitor y ordenó a la enfermera que me llevara a la sala de operaciones para realizar una inmediata sección en C. Ni siquiera me dijo lo que estaba mal. Nadie lo hizo. Estaba feliz por mi bebé, pero me tardé un año en que se me pasara el enojo y el malestar por mi parto."

Durante la década de 1980 las mujeres organizaron grupos como el Movimiento para la Prevención de la Cesárea, ahora conocida como la Red Internacional para la Prevención y Educación para la Cesárea, Cesárea/ Preocupación y Apoyo, para ofrecer educación y apoyo a las mujeres que han sufrido cesáreas. Estos grupos patrocinan conferencias educativas, reúnen estadísticas y se comunican con las madres de todo Estados Unidos. Ambas organizaciones apoyan a la pareja en la búsqueda de información para hacer buenas elecciones en cuanto al parto. También alientan a las embarazadas a dar a luz vaginalmente después de una cesárea.

El Dr. Kenneth Leveno estableció en 1986 en el *New England Journal of Medicine*: "No todos los embarazos, y particularmente no aquellos considerados de bajo riesgo de complicación perinatal, necesitan de un monitoreo fetal continuo durante la labor." [22] En 1990 El Dr. Roger Freeman, el cual ha escrito libros de texto sobre la interpretación del monitor fetal, hizo una declaración aún más contundente en un editorial del *New England Journal of Medicine*, titulado "Intrapartum Fetal Monitoring: A Disapointing Story". En él revisa los estudios previamente publicados comparando los resultados de los partos que eran monitoreados continuamente y los monitoreados por enfermeras que escuchaban a intervalos regulares con fetoscopio. En todos los casos los resultados ¡fueron los mismos! La conclusión de Freeman fue que se adoptó el monitor electrónico para la supervisión antes de que se realizaran estudios concluyentes que indicaran que el monitor

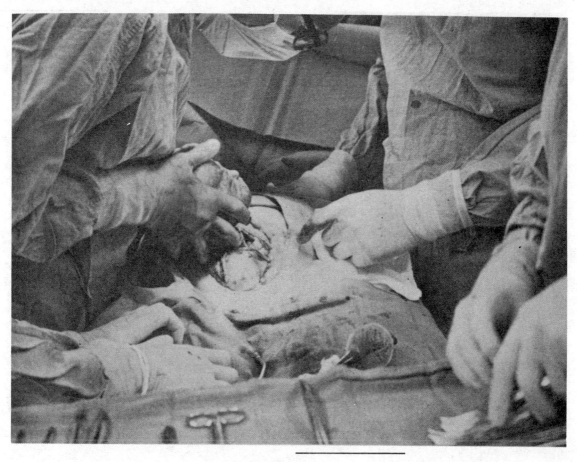

Se saca al bebé por las incisiones de la pared abdominal y el útero.

producía resultados dignos de creer. Freeman sugiere que antes de descartar el monitor fetal se debe realizar un estudio que compare el no monitorear en absoluto durante la labor y la auscultación o el MFE. Freeman asegura que sólo así se podría determinar si el monitoreo es necesario [23]. Los estudios recientes indican que en el mejor de los casos un MFE puede tan sólo detectar si un infante está bien o si en cambio está en un "posible" estado de tensión. Un ritmo cardíaco bajo puede

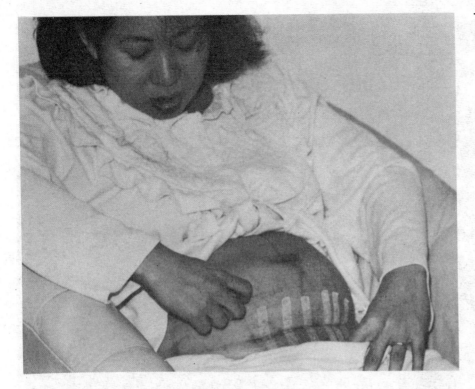

indicar que el bebé está dormido, mientras que uno rápido puede ser respuesta a un estímulo o droga o simplemente indicar que es un bebé activo.

Mito: *una cesárea, siempre cesáreas*

La cesárea ha sido la cirugía más común realizada en Estados Unidos desde 1983 superando la de amigdalitis y apendicitis. En 1970 sólo el 5 por ciento de los partos de Estados Unidos eran mediante cesárea. En 1978 aumentó al 15 por ciento; en 1986 el 25 por ciento de los bebés nacían por cesárea, la cual se considera como cirugía abdominal mayor. En 1990 el índice de cesáreas en Estados Unidos era todavía del 25 por ciento [24]. Sin embargo, un informe de 1987 referente a

94

hospitales particulares reveló una proporción de cesáreas que llegaba incluso al 53 por ciento en algunos hospitales [25].

En 1990 más de 900,000 mujeres de Estados Unidos sufrieron cesáreas por diversas razones. Algunas de las razones indicadas en los informes de médicos incluyen angustia fetal según lo detectado por el MFE, presentación atravesada del bebé, herpes genital de la madre, desproporción céfalo-pélvica (una condición en la cual la pelvis de la madre es demasiado pequeña para que el bebé pase) y distocia, un término usado para una labor que no progresa según los patrones "normales". Dentro de cada una de estas "razones" para intervenir mediante cesárea existe un área gris que se deja a la discreción del médico que atiende el caso. Aunque nadie pone en duda que algunas cesáreas son absolutamente necesarias, uno se pregunta qué habrá pasado entre 1970 y 1990 para que se haya incrementado la proporción de cesáreas en Estados Unidos de un 5 por ciento a un 25 por ciento.

La razón dada por los doctores de hoy para aproximadamente el 40 por ciento de las cesáreas es la *distocia*. Una mujer cuya labor no progresa dentro de los patrones "normales" puede ser aconsejada de realizar una cesárea, aunque la definición exacta de lo que significa un progreso normal varía muchísimo según cada doctor. Cuando el cérvix de una mujer en labor de parto no se expande ni dilata, o cuando el bebé no desciende durante un prescrito número de horas, muchos médicos diagnostican distocia y consideran que hay suficientes bases razonables para realizar una cesárea [26].

El procedimiento típico de un hospital durante una labor lenta es administrar la droga Pitocin, una versión sintética de la oxitocina, la cual se produce naturalmente. El Pitocin se administra a fin de acelerar e intensificar las contracciones. Por lo tanto, cuando se administra Pitocin también se ofrece un sedante. Aunque el Pitocin funciona para acelerar la labor, las drogas para aliviar el dolor tienen el efecto contrario. Además, la administración de Pitocin restringe efectivamente los movimientos de la mujer en labor porque se requiere de una inyección intravenosa y el monitor fetal interno. Estas restricciones pueden aminorar la labor aún más. Si el Pitocin no funciona en un determinado límite de tiempo la mujer parturienta oirá comentarios como: "Lo hemos intentado todo, ¿quiere esperar otras doce horas?" o "No pretenda tener este bebé vaginalmente".

En esta situación el médico ve la cesárea como una oportunidad de salvar a la madre de una labor "larga y difícil". Desafortunadamente la madre nunca sabrá qué resultado habría tenido si el tiempo no fuera un factor determinante para recurrir a la cesárea.

El mito de que siempre se debe hacer cesárea después de la primera se volvió regla para los médicos de principios de siglo debido a que su diagnóstico de distocia se solía aplicar a las mujeres que tenían polio, raquitismo o una pelvis pequeña o deforme. La razón dada por los médicos para cerca de 300,000 de las 900,000 cesáreas realizadas en Estados Unidos en 1990 era todavía distocia [27]. No obstante, el Dr. Michael Rosenthal del Centro de Alumbramiento Familiar de Upland, California ha observado: "Usualmente las mujeres hubieran podido dar a luz vaginalmente aunque hayan sufrido cesárea por un diagnóstico de despro-porción céfalo-pélvica, lo que significa que la cabeza del bebé es demasiado grande para pasar por la pelvis de la madre. Los bebés que han dado a luz en el centro esas mujeres ¡eran mayores que los que hubo que sacar por medio de operación! " [28]

Desde una perspectiva reformista del parto el término "fallo de progreso" es realmente un fallo del doctor por no tener paciencia. Es del conocimiento general que cuanto más larga es la labor de una mujer en el hospital mayor es la posibilidad de intervención médica. Además el temor al litigio suele motivar a los doctores a ser excesivamente cautos y realizar cesáreas en vez de esperar. Como un doctor estableció claramente: "La única cesárea por la cual me han demandado es por la que no he llegado a realizar".

En el pasado las mujeres eran fácilmente convencidas por sus doctores de elegir la cesárea para su siguiente parto debido a la dolorosa y frustante experiencia anterior con una labor larga que acabó en cesárea. A principios de 1980 los grupos de consumidores empezaron a alentar a la mujer a intentar el parto vaginal después de la cesárea. Las mujeres se organizaron en grupos de apoyo a la cesárea para trabajar sobre sus sentimientos acerca de su previa cesárea y para expresar su temor, ira, dolor o desacuerdo. Después de que las mujeres "digirieron" sus sentimientos se apoyaron unas a otras para prepararse para un parto vaginal y buscaron a los médicos adecuados para atenderlas.

Deborah relata lo siguiente: "Visité a cinco doctores antes y finalmente terminé

Nótese la cicatriz de cesárea en el vientre de esta mujer mientras da a luz vaginalmente. Su marido la sostiene desde atrás para que ella pueda ponerse cómodamente en semi-cuclillas y logre empujar al bebé hacia afuera.

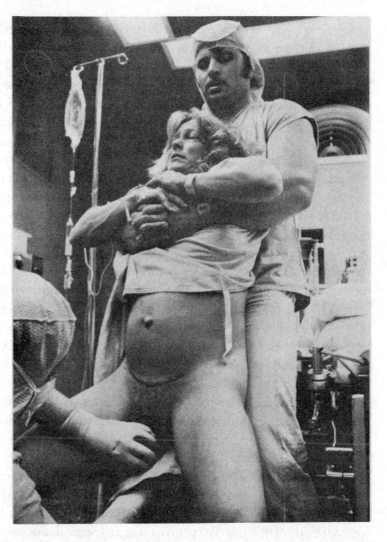

mi búsqueda cuando encontré a un doctor que me 'permitiría' dar a luz vaginalmente. Durante tres meses no recibí ningún cuidado prenatal. No tenía seguro de ninguna clase así que llamé a una partera del pueblo vecino. Me miró con desconfianza, pero en cuanto le expliqué las circunstancias de mi primera cesárea accedió a atender mi parto. Ves, tuve una cesárea porque mi bebé venía de pie y este [el segundo] bebé parecía estar cabeza abajo. El parto [vaginal] salió perfectamente. Mi hermana lo vio todo y sostuvo al bebé conmigo minutos después de nacer. Estoy muy contenta de haberme quedado en casa."

A principios de la década de 1980 las mujeres que perseguían el derecho al parto vaginal después de la cesárea encontraron bastante resistencia por parte de la comunidad médica. En aquel momento el ACOG había desarrollado normas muy estrictas para los partos posteriores a la cesárea. Estas normas permitían el parto vaginal sólo en caso de una labor corta y descartaban a cualquier mujer que hubiera tenido una cesárea previa debida a "fracaso en el progreso" de la labor. Los médicos temían que la intensidad de las contracciones podrían afectar a la incisión uterina y conducir a una ruptura repentina. Esta sería una situación peligrosa tanto para la madre como para el bebé y además muy difícil de detectar. El ACOG revisó sus normas en 1985 y sugirió que los médicos podían intentar un parto vaginal después de una cesárea casi como en cualquier parto normal con la excepción de ciertos requisitos: monitor fetal electrónico, inyección intravenosa y la presencia del anestesiólogo para un caso de cirugía de emergencia. En 1988 la ACOG hizo el dramático dictado de que "la rutina de repetir la cesárea debía ser eliminada" estableciendo el parto vaginal después de cesárea como la nueva norma, eliminando en potencia una tercera parte de las cesáreas totales [29] —una norma que muchos médicos de hoy día todavía no siguen. Este cambio se debió en parte a la presión de los consumidores así como a los estudios médicos que desaprobaban el supuesto de que una cesárea implicaba que las siguientes también lo fueran.

El Dr. Michael Rosenthal y la CNM Linda Church atendieron más de 250 partos vaginales después de cesárea en el Centro de Alumbramiento Familiar entre 1985 y 1990, más de 70 de los cuales fueron partos en el agua. Una de las mujeres, procedente de Alaska, tuvo una parto en el agua después de dos cesáreas. Después de su experiencia escribe: "Sabía que podía lograrlo. Una vez que me coloqué en la tina, sabía que ya no podía salir". Otra mujer, Mona, que había tenido dos cesáreas, dijo respecto al parto de su tercer hijo en el Centro de Alumbramiento Familiar: "¡Gracias por creer en mi capacidad de realizarlo! Los otros doctores literalmente destruyeron la confianza en mi capacidad para dar a luz de modo natural, vaginal".

Los partos vaginales después de cesárea han recibido bastante atención por parte de la comunidad médica. Los libros educativos como *Silent Knife* y *Open Season* de Nancy Wainer Cohen y Lois Estner, y *The Cesarean Myth,* de Mortimer Rosen y Lillian Thomas, han colaborado a que se preste atención a este tema. El Dr. Bruce Flamm ha dirigido el estudio más exhaustivo hasta la fecha sobre los partos vaginales después de cesárea, centrándose en diez hospitales de California del Sur. Flamm compara la experiencia de su propio consultorio obstétrico con los resultados del estudio en el libro *Birth after Cesarean: The Medical Facts.* Flamm afirma contundentemente: "La mayoría de las mujeres que intentan un parto natural después de una cesárea tienen éxito. Esto se ha demostrado sin ninguna sombra de duda."[30]. El Dr. Michael Rosenthal descubrió que el 86 por ciento de los casos de mujeres que habían tenido cesáreas anteriores y asistieron a su centro, dieron a luz vaginalmente [31].

Mito: el parto debe ser estéril

Durante los pasados cuarenta años de partos en Estados Unidos, las mujeres eran acostadas de forma rutinaria en las mesas obstétricas con las manos atadas a fin de mantener el ambiente estéril para el parto. El enema y afeitado del pubis de la mujer eran medidas ordenadas por los médicos para evitar la contaminación de lo que los médicos consideran el "área quirúrgica". En el proceso de crear un campo estéril, el modelo médico separaba a la mujer de su perineo. Los doctores trataban el área vaginal estéril desde un punto de vista desprovisto del elemento humano y de sus emociones inherentes.

Cuando se da a luz, el instinto de la mujer es normalmente inclinarse y sentir la cabeza de su bebé cuando va emergiendo. Qué pena que la mujer sea desprovista de esta experiencia en nombre de la esterilidad. La verdad es que el nacimiento no puede ser estéril y no existe ninguna indicación de que la naturaleza lo haya pretendido así nunca. Cuando un bebé sale por la vagina está recubierto con una película de bacterias vaginales maternas. El bebé es inmune a esas bacterias porque ha compartido el mismo ecosistema que la mamá durante nueve meses. Mientras, en el vientre, el bebé recibe los anticuerpos de la madre a través de la placenta y después del parto continúa recibiendo esos anticuerpos del calostro de la madre durante las primeras veinticuatro horas de alimentación al pecho. No hay necesidad de proteger a un bebé de unos padres saludables.

¿Cuál es el propósito de estos procedimientos hospitalarios? ¿A quién protegen de las infecciones si no es al bebé? No hay procedimientos estériles elaborados en un parto en casa o en un centro de alumbramiento. A veces las parteras no usan guantes porque consideran que el toque humano piel a piel es una parte importante del apoyo emocional que se le ofrece a la mujer. No obstante, debido al riesgo de SIDA o hepatitis, el uso de guantes es recomendado de forma general*.

La política de los hospitales usualmente requiere que todo el que atienda un parto use ropas, máscaras y botas especiales. Tal vez haya disminuido nuestra capacidad de emocionarnos durante un nacimiento debido al requerimiento de utilizar esas ropas en el hospital. Las cortinas separan a la mujer de su cuerpo, sensualidad y experiencia de alumbrar. La máscara quiere decir: "Me mantengo a distancia". La experiencia emocional de un parto se puede perder si se toma como una transacción de negocios entre la pareja y el doctor, formalizada mediante un código uniformado de trajes, máscaras y guantes verdes.

Cuando la mujer es libre de usar lo que quiera durante la labor y el parto, y la familia y amigos que están junto a ella no son obligados a usar la ropa del hospital, resulta una mejor comunicación y una mayor vulnerabilidad emocional. Una mujer que puede quitarse la ropa para meterse en la ducha o el baño normalmente siente que le resulta más fácil deshacerse de su inhibiciones y rendirse a la experiencia física de su alumbramiento. Parece estar más dispuesta a hacer ruidos,

---

*Un importante punto que se debe tener en consideración en cuanto al ambiente estéril para el parto es el riesgo de exposición al virus VIH. Casi todos los hospitales tienen instituidas "precauciones universales" que requieren que las parteras y médicos usen tapabocas así como otros accesorios protectores durante el parto. Este procedimiento está justificado, especialmente cuando se trabaja con personas en grupos de alto riesgo de VIH y hepatitis. Se realiza no para que el parto sea estéril, sino para proteger a las personas implicadas en su atención médica.

moverse y, en general, a no conformarse con las ideas de los demás acerca de cómo debe proceder. Los padres a menudo se reúnen más aprisa para estar cerca de su pareja y compartir la intensidad emotiva de la labor y el parto. En el Centro de Alumbramiento Familiar sucedió que un padre se quitó instintivamente la ropa y se metió en la tina junto a su mujer. Deseaba recoger al bebé en cuanto naciera en el agua. La comadrona nunca había pasado por nada igual, pero se dijo a sí misma que no era nadie para inmiscuirse en el parto de aquellas personas.

Mito: las drogas para el dolor no lastiman al bebé

La ciencia médica creía al principio que la placenta era un barrera protectora entre la madre y el bebé, un filtro que bloqueaba al feto protegiéndole de las sustancias dañinas que ingería la madre. Sin embargo, en 1961 los efectos dramáticos de la talidomina, un tranquilizante que tomaban las mujeres embarazadas en Europa y Australia, demostró que la teoría de la barrera era completamente falsa. Los bebés nacían sin miembros, en particular los brazos, una condición producida por el efecto de la talidomina en el desarrollo del feto [32]. El clamor público demandó consecuentemente exámenes más seguros acerca del efecto de las drogas prescritas por los doctores durante el embarazo y el parto. Los consumidores hicieron presión para que se advirtiera de las consecuencias de algunos medicamentos y por primera vez las mujeres embarazadas fueron prevenidas de modo rutinario de las consecuencias nefastas que podía tener el consumir las típicas medicinas de mostrador. Estas advertencias incluyeron el tabaco y el alcohol, así como muchos elementos ambientales como las microondas.

Los defensores del parto se cuestionan en la actualidad la seguridad de las drogas que se usan normalmente para aliviar el dolor así como los anestésicos que se administran durante el parto. Las mujeres necesitan ser advertidas totalmente y de forma rutinaria por las personas que las atienden acerca de los posibles efectos de las drogas en el bebé y en ellas mismas. Se necesita realizar estudios para comparar los efectos a largo plazo en los niños cuyas madres recibieron medicamentos durante el parto.

EL manual médico (*Physicians' Desk Reference*) de 1992 contiene una relación de todos los medicamentos fabricados en Estados Unidos y describe sus posibles efectos secundarios. Bajo cada anestésico usado normalmente para la inyección epidural en la mujer en labor de parto, el Manual Médico establece firmemente que no existen estudios a largo plazo sobre los efectos de estas drogas en el feto. Ni tampoco existen estudios a largo plazo sobre el impacto de estas drogas en la vida del niño.

El Dr. Bertil Jacobsen del Instituto Karolinska de Suecia está dirigiendo un estudio a largo plazo acerca de los efectos de la morfina, Demerol y fenobarbital en los niños cuyas madres los hayan ingerido durante la labor. Examina si los bebés de madres que han tomado barbitúricos nacen en un estado alterado. Jacobsen cree que cuando estos niños crecen y alcanzan la pubertad, sus hormonas cambian reestimulando las impresiones que tuvieron lugar en el momento de nacer. Los sujetos del estudio fueron adolescentes drogadictos cuya conducta suicida demuestra una alta correlación entre el abuso de las drogas y la cantidad y tiempo de administración de los sedantes que le dieron a la madre durante la labor [33].

El cerebro en desarrollo del bebé es más susceptible al daño por el uso de drogas ya que su desarrollo continúa por más de dos años después del nacimiento. Además las medicinas tienen un impacto mucho mayor en el bebé que en la madre por el tamaño corporal de este último y por la capacidad limitada del hígado del recién nacido para excretar las drogas. Todas las medicinas que se usan en obstetricia son tóxicas para los bebés. Los recientes estudios en bebés cuyas madres recibieron drogas obstétricas para aliviar el dolor demuestran una gama de efectos secundarios indeseables que incluyen daño en el sistema nervioso central, respuestas motoras y sensoriales debilitadas, menor capacidad de procesar o responder a los estímulos, interferencia en la respuesta de alimentación, amamanto y arraigo, resultados inferiores en los exámenes de desarrollo infantil y mayor irritabilidad. Es importante recalcar que también será relacionado con los niños que padecen de debilidad motora o sensorial o sufren de síndrome de abstinencia de drogas.

Existe una considerable evidencia, científica y empírica, de que los narcóticos atráviesan la placenta en suficientes cantidades como para ocasionar depresión neonatal. Por ejemplo, los estudios han revelado que grandes cantidades de demerol, una de las drogas más utilizadas para aliviar el dolor durante la labor, se pueden encontrar en el recién nacido si la madre lo recibió en las cinco horas precedentes al parto. El demerol también puede contribuir al sentimiento depresivo de la madre después de dar a luz, ya que los narcóticos causan depresión generalmente [34].

Los sedantes que contienen barbitúricos que se administran a la madre durante la labor han demostrado tener un efecto adverso en el reflejo de succión del bebé durante más de cinco días después del parto. El "síndrome de bebé flojo" es el término acostumbrado para describir a los bebés que exhiben una condición caracterizada por el bajo tono muscular, letargo y dificultades en la succión. Los síntomas de abstinencia de un recién nacido pueden durar hasta dos semanas y pueden incluir llanto irritable y temblores corporales cuando el cuerpo del bebé se dispone a metabolizar y excretar la droga [35].

Los estudios actuales están examinando los posibles efectos sobre los niños de madres que reciben bloqueo epidural o en la médula espinal, un procedimiento común en los partos de hospital. La inyección epidural consiste en una inyección de un anestésico, a veces acompañado con un narcótico, en la espina dorsal para dormir la mitad inferior del cuerpo. Algunos estudios sugieren que los efectos laterales de la epidural ocasionan que el bebé sea nervioso e intranquilo, mientras otros demuestran que el bebé es somnoliento después de nacer. Los resultados dependen de qué tipo de droga y en qué cantidad se haya usado.

Se ha investigado poco en relación con los efectos laterales de las drogas en los bebés durante el nacimiento y luego cuando el bebé crece. La investigación está suspendida por el momento, las drogas para el alivio del dolor necesitan administrarse con mucha precaución, particularmente pensando que todavía no se conocen los efectos a largo plazo. La mujer tiene derecho a elegir si quiere o no recibir medicamentos para aliviar el dolor, pero, el consenso general en Estados Unidos es que la mayoría de las mujeres *necesitan* drogas para soportar el dolor del parto. Lamentablemente muchas mujeres no han sido alentadas a pasar la experiencia de su parto sin drogas sino que al contrario, les han contado que los medicamentos para el dolor conseguirán que el parto sea soportable. No es raro escuchar a las mujeres embarazadas de unos pocos meses declarar que van a solicitar que les apliquen la epidural tan pronto como lleguen al hospital porque tienen miedo al dolor inmenso del parto. Y los doctores y enfermeras, con un sentido de amabilidad confundido, y creyendo genuinamente que los narcóticos reconfortan a la mujer durante la labor y alivian el dolor del parto, animan a la mujer a utilizar las drogas disponibles.

Si se aplican cinco medidas sencillas durante la labor —como caminar, cambiar de posición y no tumbarse de espaldas— se puede reducir bastante la necesidad de medicación. El apoyo emocional y aliento por parte de los seres queridos y asistentes también puede ser de gran ayuda. Cuando una mujer parturienta tiene una mano que agarrar, alguien que le acaricie la espalda o la opción de una tina de agua caliente, nunca considera tener que tomar drogas para aliviar el dolor. Cuando una mujer siente que está al mando de su labor y parto y confía en su capacidad para dar a luz, las drogas resultan una opción desusada.

Mito: la episiotomía se cura antes que una rasgadura

La episiotomía, es decir el corte del tejido perineal, se utiliza normalmente en el 90 por ciento de los partos de hospital de los Estados Unidos [36]. La episiotomía se realiza cuando la cabeza del bebé aparece justo antes de nacer. Los razonamientos que utilizan los obstetras para justificar el uso de la episiotomía son tales como prevenir a la madre de una rasgadura perineal, evitar que se lastime la cabeza del bebé, acelerar el parto y prevenir un daño grave en los músculos pélvicos de la mujer.

Muchas parteras y reformadores del parto se han dado cuenta de que la episiotomía no es necesaria en la mayoría de los casos. Cuando ésta se realiza se acarrean los riesgos de cualquier procedimiento quirúrgico: excesiva pérdida de sangre, formación de hematoma (un especie de magulladura o moretón), infección o absceso. Algunas veces el trauma de una episiotomía en el esfínter anal y la mucosa rectal conduce a la pérdida del tono rectal y en casos graves, a la creación de fístulas, o agujeros, entre la vagina y el recto. Una episiotomía puede complicar la recuperación postparto. No se han realizado estudios concluyentes que demuestren que una episiotomía evite que se estiren los músculos y pierdan el tono o que la vagina se vuelva más ancha de lo normal, la cual se ensancha naturalmente. Los defensores del parto suave abogan por que es importante abandonar la rutina de la episiotomía y sólo usarla cuando el parto resulte complicado debido al tamaño o presentación del bebé.

Varios factores importantes pueden prevenir las rasgaduras perineales y la consecuente necesidad de episiotomía. Una es la posición de la madre. Otra es la capacidad de cambiar de postura mientras se da a luz. La mayoría de los profesionales creen que es necesario sacar al bebé cuanto antes después de que el cérvix se haya dilatado por completo. Entonces piden que la mujer respire y sostenga la respiración y se vuelva boca abajo. Estas medidas pueden conducir a hipotensión maternal (baja presión de la sangre). Si los tejidos vaginales se distienden demasiado rápido, aumentan las posibilidades de ocasionar laceraciones y la episiotomía es lo más indicado para tales casos. La combinación del parto en la posición litotómica y la tensión en los pujidos ocasionarán que el perineo se rasgue. Si una mujer se pone en una posición vertical y de cuclillas o con los brazos y piernas apoyados en el suelo cuando va a dar a luz, el área pélvica se abre mucho más. Entonces estará trabajando a favor de la fuerza de la gravedad en vez de en su contra. Bajo estas condiciones no es usual que se necesite practicar la episiotomía. Cuando se permite que la mujer se mueva y cambie de posición, es ella la que está controlando su parto.

La mujer a la que se la deja sola para realizar su labor y parto suele llevarse la mano al perineo o a la cabeza del bebé cuando éste está coronando. Puede trabajar con las contracciones y lentamente expulsar al bebé sin rasgar el perineo. Si siente una fuerte necesidad de pujar puede retenerse cambiando la respiración aligerando el jadeo o vocalizando la energía, lo cual inhibirá la sensación de estar rendida. De este modo la cabeza del bebé puede dilatar poco a poco el perineo.

Muchas parteras aplican compresas y aceite caliente en el área perineal entre contracciones para mejorar la relajación. Sentarse en el agua caliente ayuda a la dilatación del perineo además de permitir que la mujer relaje la zona pélvica. Las parteras observan una fase "de descanso" hacia el final de la primera etapa de la labor. Ellas comentan que algunas mujeres suelen no tener urgencia de pujar en cuanto se completa la dilatación y que en realidad, las contracciones disminuyen un poco. Una partera de California describe su experiencia así: "La madre me pidió que la vigilara mientras estaba en la tina. Le dije que estaba completamente dilatada y dispuesta para escuchar cuándo le pedía el cuerpo la necesidad de pujar. Se quedó descansando y se movió lentamente durante casi una hora. En un momento determinado me preguntó si debía pujar y le contesté que sólo si sentía una fuerte urgencia. No era así y continuó descansando. De repente se le abrieron los ojos y exclamó mientras se agachaba: aquí está el bebé. A los cuatro minutos el bebé estaba en sus brazos. No pujó ni una sola vez. El bebé descendió lentamente y se deslizó en el agua." En tanto el bebé y la madre se comporten adecuadamente no hay necesidad de empujar hacia bajo en un esfuerzo de "soltar" el bebé.

El trabajo del Dr. Michel Odent y otros médicos ha demostrado que la segunda etapa de la labor normalmente no se alarga cuando se procede de manera completamente instintiva. En un parto suave la mujer no necesita ser dirigida en cuando pujar o no, sino sólo confiar en su instinto y abrirse al maravilloso proceso de dejar que el bebé se mueva en vez de empujarlo hacia afuera.

Mito: es mejor no comer ni beber durante la labor

Si la labor activa dura más de doce horas la mujer probablemente se sienta cansada y con hambre. Un informe de 1984 sobre hospitales británicos y de Estados Unidos reveló que ningún hospital permitía que la mujer comiera ni bebiera lo que quisiera mientras estaba en labor [37]. Alrededor del 50 por ciento permitían chupar cubos de hielo para la sed, algunos permitían tomar líquidos claros como agua o té helado. En todos los casos prácticamente se ignoraron las necesidades de calorías y elementos nutritivos de la mujer en labor de parto. El razonamiento que ampara estas restricciones es que si la mujer se viera en la necesidad de aplicar anestesia general o epidural sería susceptible al vómito. La anestesia reducirá el

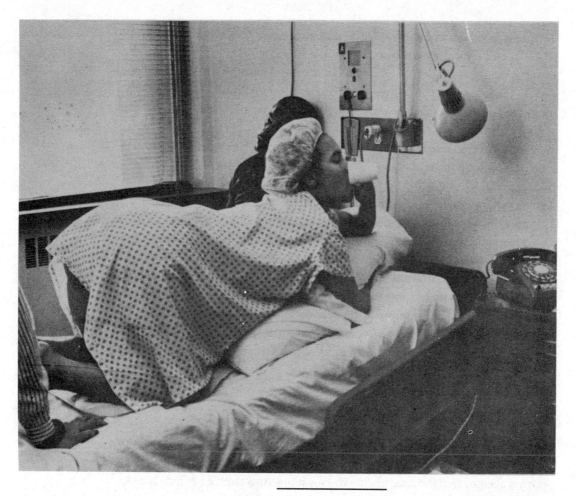

Comer y beber durante la labor previene la deshidratación y el agotamiento.

reflejo de respirar para el trabajo de parto incrementando el riego de neumonía por aspiración.

En realidad la práctica de eliminar la toma de alimentos o líquidos aumenta el riesgo de deshidratación y equilibrio negativo de nitrógeno en la mujer parturienta. No existen estudios científicos sobre las necesidades nutricionales de la mujer durante la labor, sin embargo, todas las mujeres que han experimentado la labor saben que es un suceso aeróbico importante que quema miles de calorías. Se requiere de gran cantidad de estamina física y emocionalmente. ¡Qué tiempos aquellos en que se decía a la mujer que "no se llevara nada a la boca"! Muchas mujeres no tienen necesidad de comer durante la labor, pero sí deben tener siempre la opción de hacerlo si así lo requieren.

En un intento de compensar esta falta de nutrición se suele insertar una inyección intravenosa en el brazo de la madre para asegurar la continua administración de fluidos. Aunque la dextrosa o sustancias de anillos lácteos proporcionan algunas calorías, son tanto insuficientes como inapropiadas para sus necesidades. La presencia de la inyección intravenosa complica la labor en muchas formas. Cualquier punción de la piel aumenta el riesgo de infección. También inmoviliza a la mujer limitando su libertad de movimientos. Puede caminar, pero alguien debe ayudarla a manejar la pila, el tubo y la bolsa o botella de la intravenosa. Esto es lo último que una mujer quiere resolver durante las contracciones. Estar colgada de una intravenosa también tiene la implicación psicológica de que el parto es un estado enfermizo. Muchas mujeres tan sólo se resignan a ser pacientes de una cama de hospital en vez de un activa mujer dando a luz. La intravenosa también hace mucho más fácil aceptar las drogas. Si una mujer se enfrenta a una punzada de dolor se piensa dos veces lo de tomar medicación para el dolor, pero si puede ser drogada a través de la intravenosa que ya está insertada le resulta más difícil negarse. Muchas mujeres llegan a un punto de la labor en el que sienten que no pueden más y están dispuestas a tirar la toalla. Es en esos momentos cuando los familiares, amigos o asistentes pueden ser de gran ayuda mediante palabras de apoyo o aliento. Desafortunadamente en esos momentos también es fácil acceder a la medicación a través de la intravenosa.

Si se tiene la opción de poder comer, especialmente al principio de la labor activa, las mujeres en casa y en los centros de alumbramiento eligen carbohidratos de fácil digestión como pan, galletas, pan tostado, fruta, arroz o pasta, así como proteínas ligeras como queso o yoghurt. A algunas mujeres les gustan las malteadas o los batidos de proteínas que les dan fuerzas. La deshidratación se muestra con sequedad en los labios, pulso acelerado y falta de micción. Una mujer que necesita proteínas suele desanimarse fácilmente durante la labor y tener una visible falta de energía. Incluso el útero se cansará, lo que se llama inercia uterina. Todas estas situaciones se pueden remediar diciéndole que coma o beba. Alentándola a tomar fluidos durante la labor e incluso ofreciéndole cucharadas de miel, las comadronas informan que las mujeres suelen reponer fuerzas y son capaces de completar el parto natural. Si las mujeres que van al hospital y están preparadas para un parto vaginal comen y beben lo que deseen, el problema de tener alimento en el estómago se puede solucionar insertando un tubo nasogástrico y succionando el contenido del estómago en caso de que ocurra una emergencia. La prohibición de tomar alimentos o líquidos durante la labor es un ejemplo de una práctica cultural instituida bajo buenas razones, pero las cuales han quedado obsoletas a la luz de los descubrimientos actuales.

Mito: la familia y amigos interfieren durante el parto

Algunos hospitales todavía llevan una política que restringe el número de personas que pueden presenciar el parto. La persona elegida como apoyo debe haber pasado el requisito de unas clases de atención maternal y presentar un certificado de cumplimiento para estar presente en el parto. Algunas enfermeras me han informado que ocasionalmente se falsifican estos certificados para que los padres puedan estar presentes en el nacimiento de sus hijos. La pareja o acompañante pueden llegar a ser separados de la madre porque no hay vestimentas disponibles apropiadas de su talla... ¿Se imaginan el disgusto para la mamá y el papá si en el último momento se les dice que el padre no puede pasar a la sala de partos porque no tiene ni el certificado que establece sus calificaciones ni el traje apropiado de su talla?

La separación forzosa de la mujer parturienta de sus seres queridos influye en su nivel de ansiedad y miedo. Las investigaciones actuales sobre las hormonas y su efecto en la mujer que da a luz apuntan hacia el hecho de que el miedo afecta de modo adverso en el flujo sanguíneo y en las contracciones uterinas. Durante un parto normal hay un incremento del flujo de catecolaminas, las cuales activan la respuesta activa de la madre y el bebé. La tensión causada por estar sola durante la labor, separada de los seres queridos y rodeada por extraños es suficiente para disparar un aumento del nivel de catecolamina en la mamá. Esto puede producir contracciones uterinas más débiles, una labor más prolongada, una disminución del flujo de sangre del útero a la placenta y el incremento en la cantidad de hormonas emitidas. El bebé interpreta estas respuestas de su madre como tensión, entonces aumenta la producción de hormonas, lo cual, a su vez, puede causar angustia, pulso cardíaco anormal e incluso colitis y la filtración de meconium dentro del fluido amniótico.

Los estudios demuestran que los bebés nacidos por cesárea electiva sin labor activa no tienen ninguna, o muy baja, producción de catecolaminas que indiquen la estimulación a la labor para seguir su curso. Para el bebé la producción de catecolaminas es vital porque estas hormonas le ayudan a regular la respiración después de nacer. Si éstas no están presentes, como sucede en los bebés que nacen por cesárea, la cual no está precedida por la labor, el niño puede sufrir angustia respiratoria. Niles Newton, miembro fundador de la Asociación Internacional para la Educación y Preparación al Parto, dirigió un interesante estudio sobre ratas que parían dentro de diversos artilugios. Sus resultados fueron muy significativos. Las ratas cuyas labores se interrumpían a causa de factores ambientales tenían labores mucho más largas, en algunas condiciones hasta en un 72 por ciento y daban a luz un 52 por ciento más de bebés muertos que las ratas que dieron a luz dentro del grupo experimental pero en un ambiente natural. Newton presentó sus datos a los colegas en el Congreso Nacional sobre la Calidad de la Vida de 1974 en una conferencia de la Asociación Americana de Medicina (AMA). Newton recalcó que la mamá humana que ha desarrollado más su sistema nervioso que la rata puede ser igual de sensible a las perturbaciones ambientales a su labor [38].

Marshall Klaus y John Kennell, pediatras, han escrito sobre la relación materno/filial y publicaron un estudio en el *British Medical Journal* en 1986. El estudio compara a más de 400 madres en labor de parto que recibían o bien el trato rutinario del hospital, con un mínimo de apoyo moral, o un continuo apoyo social que incluía masaje en la espalda y aliento verbal. Entre las mujeres que recibieron el cuidado rutinario del hospital con un apoyo moral mínimo la proporción de cesáreas era más del doble que en el grupo con apoyo moral. Las mujeres que tuvieron compañeros de labor y recibieron masaje, aliento emocional y apoyo, experimentaron de manera consistente una labor mucho más corta. La diferencia fue de unas siete horas en comparación con las quince horas que tardaron las que no recibieron ninguna ayuda [39].

Unas cuantas medidas sencillas pueden ayudar a la mujer en labor de parto y además reducir su tensión. Por ejemplo, nunca dejarla sola y proporcionarle un fuerte apoyo moral, que tal como indica el estudio de Klaus, ha demostrado lograr la disminución del tiempo de labor y prevenir la angustia fetal. La relación con el recién nacido también se ve mejorada cuando la mujer recibe apoyo durante este proceso [40]. Si se siente querida y nutrida es más capaz de nutrir a su bebé. Es muy importante para ella poder elegir a la persona de la cual va a depender para su apoyo emocional. Muchas mujeres quieren que su esposo o pareja esté presente y además eligen a otra persona para que las ayude durante el trabajo de parto. Los hospitales necesitan reconocer que algunos procedimientos, las rutinas sin sentido e intervenciones innecesarias que acompañan al parto en el hospital son las que crean las complicaciones que en realidad están tratando de evitar.

Mito: el bebé necesita estar en observación en la sala de cunas

Algunos hospitales de la actualidad permiten que el bebé permanezca en la habitación de la madre. Pero el procedimiento de rutina es separar a los bebés de las madres durante un cierto periodo de tiempo inmediatamente después de nacer, reuniéndolos después sólo unas tres o cuatro veces específicas al día. El razonamiento que está detrás de esta separación forzosa es prevenir que el recién nacido se exponga a infecciones y que la madre descanse. Las mamás que reciben drogas o anestesia durante el parto no necesitan en absoluto tiempo para "reponerse" antes

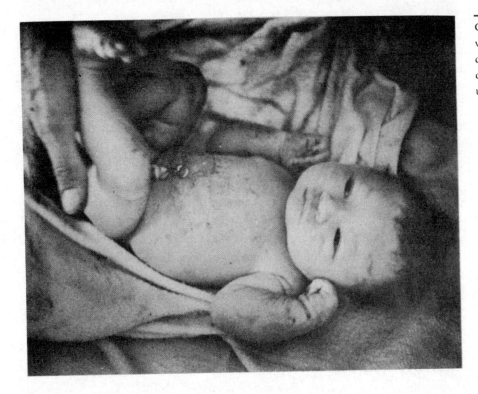

de poder atender a su recién nacido, y los bebés necesitan tiempo para dejar que el efecto de las drogas se extinga. La mayoría de los bebés experimentan cierto grado de depresión respiratoria cuando se usaron narcóticos durante la labor y el parto y por lo tanto necesitan más atención especializada. Pero en los partos normales sin medicación, la separación interfiere ciertas funciones vitales.

En 1989 el Dr. Marsden Wagner, pediatra norteamericano que actualmente es consultor de la división de salud materno/infantil de la OMS, hizo un lectura frente a un grupo reunido en Jerusalén para un simposio internacional sobre psicología pre y perinatal. Wagner estableció con énfasis: "Estoy convencido de que el procedimiento de poner a todos los recién nacidos en una sala es el error más grande de la medicina moderna". Más adelante se refiere a la sala de cunas como "un nido de gérmenes, que separa a los bebés de su mamá en el momento más sensible de su relación" [41]. El Dr. Wagner también citó varios estudios que relacionan la separación después del parto con el subsecuente abuso infantil. La importancia de la relación materno/filial en las primeras horas después del nacimiento ha sido tema de muchos libros de la última década. El más destacado en este campo es el trabajo del Dr. Marshall Klaus. La relación no es una ciencia, pero existen características identificables asociadas con este proceso de atadura emocional.

Las primeras horas después de nacer son identificadas como el periodo sensible maternal [42]. La mamá se siente profundamente ligada, en un nivel emocional, con el recién nacido. La primera hora después del parto es también el momento de una atención serena para el recién nacido. Más adelante el bebé pasa a un estado de profundo descanso que dura varias horas, durante las cuales es difícil despertarlo. La madre que carga y se comunica con su bebé inmediatamente después de nacer recibe un sentimiento de plenitud y gratificación. Toca suavemente al bebé con los dedos y gradualmente va dándole un masaje en todo el cuerpo. Su voz se va tornando más melodiosa y ambos se miran fijamente a los ojos. En el momento de nacer el bebé puede ver claramente a una distancia de unos 6 a 9 centímetros, justo la distancia de la cara de la mamá a la del bebé cuando ésta lo sostiene en brazos. Este periodo no está limitado a las madres, pues los papás y demás parientes también se sienten ligados emocionalmente durante este periodo sensible. Los padres de bebés nacidos en casa comentan muchas veces el hecho de haber asistido al nacimiento de su hijo y haberlo cargado poco después. La mayoría siente que esta experiencia ha profundizado la relación con su pareja. Cuando los parientes están reunidos en el momento del parto o poco tiempo después exhiben menos rivalidad. Desafortunadamente todavía es poco común que los hospitales acepten la entrada de los niños pequeños a presenciar el parto de su hermanito o hermanita.

Los procedimientos que se siguen en la maternidad del hospital se pueden seguir fácilmente al lado de la cama y toda la familia puede participar. El pulso cardiaco, el sonido pulmonar, tono muscular, reflejos y color de la piel pueden ser analizados mientras el bebé permanece en los brazos de su madre. En los recién nacidos sanos con una buena función respiratoria estos procedimientos no necesitan ser llevados a cabo inmediatamente. Todo puede ser demorado por lo menos una hora. Este rato tranquilo puede dar la oportunidad al padre y a la madre de estar en la intimidad, iniciar la alimentación al pecho y sentir las nuevas responsabilidades que acarrea esa nueva criatura.

La mayoría de los padres adoran participar en el examen general que tiene lugar poco después del parto. A los parientes les gusta contar los dedos de las manos y los pies. Se comparten conocimientos e información sobre la nueva personita incluyendo a los padres. Se puede acercar a la cama una balanza portátil para pesar al bebé. A muchos padres primerizos les gusta observar la pesa y pronunciar el peso del recién nacido. A menudo no es necesario lavar al bebé, especialmente si nació en el agua. El baño Leboyer también puede ser una opción, ya sea en la sala de partos o en casa al lado de la cama. Cuanta más responsabilidad se les otorgue a los padres, mayor será la confianza que experimenten. La enfermera o partera es una ayudante para los padres que ofrece una instrucción amablemente sólo cuando se la necesita. Para la mujer que verdaderamente necesita descansar y dormir sin interrupciones, la enfermería proporciona una alternativa, pero esto debe quedar como una opción para aquellas que así lo eligen y no como algo forzoso para todas las madres.

Llevarse el bebé a la sala de cunas incrementa el riesgo de infección. Todos los hospitales se aterrorizan ante las infecciones de estafilococos de la sección de maternidad. Los recién nacidos que se infectan corren el riesgo de ser sujetos de toda clase de cosas desde ciertos antibióticos agresivos, hasta, en algunos casos, morir. ¿Dónde contraen las infecciones los bebés? Simplemente de las manos y narices del personal hospitalario. Cuando la mamá mantiene a su bebé cerca de ella, ella le apapacha, le besa, le da masajes y le cubre todo el cuerpo con una película bacterial. Esto es importante porque al bebé esta bacteria le resulta familiar, y esta misma le protege de otros gérmenes extraños.

Separar al bebé de sus padres también hace que los mismos evadan sus responsabilidades. El cuidado del bebé comienza acto seguido de su nacimiento. Para la mujer que quiere asumir esta responsabilidad, el separarla de su bebé es un insulto a su capacidad. Pierde la confianza y empieza a preguntarse si realmente es capaz de cuidar a su recién nacido. Tal vez las enfermeras experimentadas saben algo que ellas no, después de todo, mientras que para ellas puede ser su primera experiencia con un recién nacido, las enfermeras tratan con ellos todo el tiempo.

Nada hace tambalear más la autoconfianza de una madre que ver a una enfermera como "Pedro por su casa", bañando y cambiando el pañal a su bebé. Esta duda acerca de su capacidad como madre influye en la relación con su hijo.

Una de las emociones más fuertes que afectan a una mujer en el momento del parto es la pérdida. El paso físico de tener el bebé dentro o fuera del útero significa una pérdida a muchos niveles. La mayoría de las mujeres disfruta el hecho de estar embarazadas, sintiendo a su bebé en su interior y regocijándose en su cada vez mayor autoconciencia y sensibilidad. Se concentra toda la atención en la mujer cuando está embarazada. Tan pronto como nace el bebé todo y todos se concentran en las necesidades del mismo. Muchas mujeres también sienten una pérdida cuando el parto real no concuerda con sus expectativas, especialmente si habían planeado un parto suave y terminaron necesitando una cesárea. Los sentimientos relacionados con el momento de dar a luz son muchos y a veces es difícil para una madre primeriza saber qué está pasando en realidad. Puede estar atolondrada por el parto y presentar conductas tales como negación o rechazo al miedo, ansiedad, culpa, hostilidad, llanto y falta de concentración. Físicamente pueden exteriorizar suspiros, debilidad, respiración entrecortada, fatiga o dolor en el pecho. Todos estos signos y síntomas están directamente relacionados con su dolor por la pérdida, ya sea real o imaginaria. En un hospital estas manifestaciones se complican con la pérdida real que supone la separación del bebé que es llevado a la sala de cunas. La manera más fácil de llenar su vacío es el contacto inmediato y continuo con su bebé. La cercanía física le ayuda a mitigar la sensación de pérdida. Si recibe apoyo emocional también es más capaz de digerir sus sensaciones.

Una mujer sola que tuvo un parto en casa relativamente fácil retuvo la placenta durante un lapso que la mayoría de los doctores consideraron fuera de lo normal. En vez de hacerla sentir pánico, la partera apoyó a la madre durante dichos momentos tal como lo hizo durante el parto. Cuando platicaron, la comadrona le preguntó por qué no estaba dispuesta a abandonar su embarazo. La mamá lloró y admitió que durante el tiempo que estuvo embarazada se sintió amada y atendida. Tenía miedo de que como simple mujer no hallaría el apoyo necesario para ser una buena madre. La partera le pidió que cargase a su bebé y le dijera lo buena madre que era. Cuando tuvo el bebé entre sus brazos, llorando, sintió una

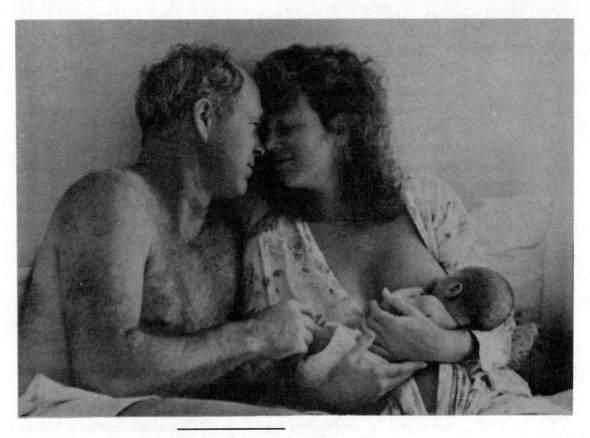

Una pareja "mayor" sintiendo la intimidad de una experiencia
de parto maravillosa, en un centro de alumbramiento.

fuerte contracción, se levantó y se dirigió al baño. La placenta literalmente se le
resbaló. Este es un ejemplo de cómo una persona especializada en partos puede
ayudar a una madre a exteriorizar sus sentimientos. Al reconocer y enfrentar dichas
emociones, teniendo un contacto total con el bebé, y estando apoyada por toda la
familia durante e inmediatamente después del parto, se puede prevenir lo que los
expertos médicos han denominado depresión postparto.

Mito: si se tienen más de treinta y cinco años el parto será más difícil

Hoy día muchas mujeres demoran su maternidad hasta pasados los veinticinco, treinta o incluso cuarenta años. Las necesidades de la carrera profesional, la dilación en el matrimonio y el deseo de autorrealización son algunas de las razones por las que muchas mujeres tienen a su primer bebé a una edad avanzada. Las estadísticas del Centro Nacional para la Salud informan que entre 1975 y 1982 las mujeres que están entre treinta y treinta y cuatro años han experimentado un incremento en su fertilidad [43]. Durante el mismo periodo hubo un incremento del 83 por ciento en las mujeres que tienen su primer bebé a la edad de treinta y cinco años. Estas cifras parecen dramáticas comparadas con los primeros partos de mujeres veinteañeras, el cual disminuyó durante ese mismo lapso.

La medicina ha ocasionado un gran estigma para las mujeres "mayores" que tienen hijos. La terminología común es que esas mujeres se consideran con un alto riesgo de tener complicaciones en la gestación y el parto. Existe un número infinito de variables a considerar cuando se analiza la salud general de una mujer embarazada. El modelo médico de embarazo requiere que cada mujer se adapte a ciertas normas arbitrarias a fin de considerarla con un bajo riesgo: la mujer debe tener veintidós o veinticuatro años, debe ser Rh positivo sin ninguna historia de aborto previo natural o voluntario, debe estar libre de manchas anormales o enfermedades infantiles aparte de la varicela y debe haber dado a luz un bebé sano en los últimos tres años que haya pesado entre 3.200 y 4 kilos. La mayoría de las mujeres embarazadas no reúnen estas exigencias. Cualquier factor que no encaje con la definición del modelo médico de un embarazo normal puede resultar en que a la mujer se la considere con alto riesgo. Si tiene treinta y cinco o más es considerada mayor desde el punto de vista obstétrico.

Aunque sea perfectamente sana y tenga una actitud positiva acerca de su embarazo, la mujer será sujeto de exámenes, precauciones y monitoreos en pantalla durante su embarazo, labor y parto. Su historia y exámenes físicos deben poner "Primípara mayor con ninguna complicación o anormalidad aparentes. Alto riesgo. Se recomienda AFP con la siguiente amniocentesis". En la actualidad las mujeres que son demasiado mayores, o demasiado jóvenes, demasiado gordas, pobres o que han tenido muchos embarazos anteriores —o ninguno en absoluto— se consideran de alto riesgo.

Las mujeres que consultan con el médico antes de preparar un parto en casa se evalúan de la misma manera. No se consideran sanas y capaces de realizar el parto en casa si no cumplen con los requisitos de bajo riesgo de posibles complicaciones. El riesgo es un asunto espinoso. Todos caminamos con cierto grado de riesgo de accidentes, enfermedades o la misma muerte. ¿Le dice usted a sus amigos que se considera con un bajo riesgo de accidentes de automóvil? Simplemente la terminología sugiere un proceso irregular, no un estado normal. El modelo médico sólo asocia el embarazo con la posibilidad de complicaciones, sea alta o baja.

¿Cuáles son los factores que hacen que una mujer mayor sea de alto riesgo? La idea de que las mujeres mayores, especialmente las primerizas, sufren más complicaciones en el embarazo se ha perpetuado durante los últimos cien años. Los textos de medicina han establecido incluso que cualquier persona que esté entre los veintiocho y los cuarenta años sobrepasa el límite de salud óptima. Varios estudios, igualmente concluyentes, indican que la edad materna avanzada incrementa su posibilidad de muerte, la del bebé, la mortalidad perinatal, las complicaciones en el embarazo y la labor y una variedad de defectos de nacimiento incluyendo el síndrome de Down. Es posible que muchos estudios estén escritos a fin de apoyar el punto de vista de que el parto es un estado anormal, enfermizo. En la definición de lo que es normal la medicina ha mantenido el mayor control. Estos estudios han sido aceptados y manejados durante las dos generaciones pasadas como medida de normalidad.

Hay riesgos genéticos reales asociados con la edad tanto de la madre como del padre. Para la mujer de más de treinta y cinco y el hombre de más de cincuenta y cinco el riesgo de tener un bebé con síndrome de Down aumenta cada año. A los veinte años el riesgo es de 1 entre 2,000, a los treinta y cinco de 1 entre 365 y a los cuarenta y cinco de 1 entre 32. Parece perfectamente lógico que las imperfecciones genéticas relacionadas con la edad se reflejen en las estadísticas de los nacimientos. En realidad el 80 por ciento de los bebés con síndrome de Down nacidos en 1986 fueron de mujeres con menos de treinta y cinco años. Esto podría significar que muchos bebés con este síndrome fueron abortados reduciendo así el número de bebés genéticamente imperfectos nacidos de mujeres de más de treinta y cinco años, o podría significar que el síndrome de Down no está siempre relacionado con las mujeres mayores obstétricamente [44].

Con el incremento en el promedio de vida las mujeres de hoy no son tan viejas a los treinta y cinco años como lo fueron sus abuelas. Las mujeres mayores son generalmente más saludables y más conscientes de su salud hoy día. Lo que normalmente se consideraban complicaciones relacionadas con la edad como la diabetes, la obesidad, problemas de corazón y presión sanguínea alta se experimentan más en casos individuales que como norma general de una población femenina de cierta edad. Las mujeres que eligen conscientemente demorar su embarazo tienden a ser más adecuadas física y emocionalmente para la maternidad.

La actitud positiva en cuanto al embarazo, el parto y el llegar a ser madre son cada vez más importantes para toda mujer, pero especialmente para las mujeres mayores. Es importante para ellas saber que van a tener un cuidado prenatal excelente, que serán apoyadas emocionalmente y que tendrán la ayuda adecuada después de dar a luz. Estas mujeres deben considerar todos los aspectos de su vida familiar incluyendo su relación, las posibles obligaciones de su profesión y las demandas del nuevo bebé.

Mito: los bebés varones deben ser circuncidados

Durante muchos años la circuncisión, o excisión quirúrgica del prepucio en la parte superior del pene, ha sido una convención aceptada médica y socialmente en Estados Unidos. Casi todos los recién nacidos varones eran circuncidados antes de abandonar el hospital. Las razones médicas para realizar la circuncisión incluían una creencia no demostrada de que la misma ofrecía cierta protección contra el cáncer o infección del pene y el cáncer cervical en las futuras parejas femeninas.

Tal vez fuera una influencia la percepción, callada a menudo, de que un pene no circuncidado es de alguna manera poco higiénico. Ninguna de estas razones "médicas" ha sido validada por investigaciones y además en 1975 la Academia Americana de pediatría anunció que no existe ninguna indicación médica para la realización rutinaria de la circuncisión.

Desafortunadamente este hecho no ha precipitado la caída del número de circuncisiones que se realizan cada año. Normalmente no se informa a los padres de la normalidad de una piel externa intacta o de los riesgos de la operación. Algunos padres se deciden a circuncidar a sus hijos con amor y honor como parte de su ritual religioso y tienen fuertes sentimientos acerca del tema. (Los padres judíos deberían saber que existe un creciente movimiento a favor de eliminar este ritual. Una organización norteamericana, Judíos Contra la Circuncisión, aconseja a las familias a tomar esta importante decisión.) Pero muchos padres, quizás la mayoría, toman la decisión de circuncidar a su hijo por razones sociales en vez de religiosas. Los padres que planean circuncidar a su· hijo porque su padre o hermanos mayores lo han sido también o porque no quieren que parezcan diferentes de los demás chicos, deben estar advertidos del dolor y trauma potencial —físico y emocional— que implica tal procedimiento.

Durante la década de 1980 la literatura médica empezó poco a poco a refutar algunas de las previas creencias sostenidas acerca de la capacidad y sensibilidad del feto y el recién nacido. Durante años se creyó que la percepción del dolor de un recién nacido era mucho menor que la de un adulto [45]. Los bebés siempre han respondido a los estímulos dolorosos, pero se creía que su respuesta era un mero reflejo y que no se daban cuenta de dónde provenía el dolor y no tenían pensamiento consciente referente a ello. También se aceptaba generalmente que los recién nacidos no tenían la capacidad de recordar las experiencias dolorosas. Algunas teorías actuales sostienen que el bebé está protegido del dolor debido a un innato mecanismo de adaptación que les aporta un umbral al dolor especialmente alto, principalmente destinado al proceso del parto. Como consecuencia de estas teorías los bebés han sufrido procedimientos extremadamente dolorosos, el más común es la circuncisión. En 1991 fueron circuncidados 1.25 millones de bebés, la mayoría sin anestesia [46].

La circuncisión acarrea una serie de riesgos inherentes a los recién nacidos. Normalmente se conocen los riesgos relacionados con el uso de anestesia, pero la hemorragia, infección y mutilación son preocupaciones adicionales que los nuevos padres deben conocer antes de consentir a retirar el prepucio, tan sensible, de su nuevo hijo. El futuro sexual de su hijo debe ser considerado también. John Taylor, patólogo canadiense, ha estudiado la estructura y función del prepucio, el cual describe como la extensión sensorial del pene. El escribió lo siguiente: "El prepucio es algo mucho más complejo que el 'simple doblez de la piel' que se describe en los libros de texto. Su superficie mucosa interior contiene una zona herméticamente plegada cerca de la punta, rica en terminaciones nerviosas... con una función sensorial especial" [47].

En 1987 el *New England Journal of Medicine* publicó un artículo de investigación bastante extenso, titulado "El dolor y su efecto en el neonato y el feto". Los autores, ambos pertenecientes al departamento de anestesia de la Escuela de Medicina de Harvard y el Hospital Infantil de Boston, escribieron acerca de que los riesgos de la anestesia, tanto local como general, deben ser considerados con mucho cuidado cuando se deba proceder en neonatos o infantes prematuros. Creen, basándose en su experiencia, que la experiencia del dolor puede ser más devastadora que los riesgos asociados con la anestesia [48]. Todas las investigaciones actuales indican que los bebés no sólo son conscientes en el momento del parto sino también antes de nacer. Se han presentado mecanismos para interpretar el dolor tan pronto como a las veinte o treinta semanas de gestación.

Incluso con cierta clase de anestesia, la circuncisión es dolorosa y puede producir un trauma psicológico muy profundo. Renombrados psiquiatras creen ahora que la experiencia del nacimiento, ya sea dolorosa o placentera, influye profundamente en la conducta del resto de la vida. El psiquiatra Stanislav Grof afirma: "La forma en que uno nace parece estar directamente relacionada con la actitud general ante la vida, la proporción de optimismo y pesimismo, la manera de relacionarnos con los demás y la capacidad para enfrentarnos a los retos de la existencia" [49]. El bebé experimenta el procedimiento como un ataque y puede conceptualizar que su madre, la única persona con la que mantiene un lazo afectivo, le ha abandonado y está dispuesta a permitir que le hagan daño. Esta percepción de falta de protección por parte de la madre puede interrumpir la formación de la confianza del bebé, un ingrediente necesario para establecer vinculación saludable [50].

Tristemente la rutina de la circuncisión es también una práctica lucrativa para hospitales y doctores. En 1992 se gastaron 250 millones de dólares en circuncisiones. En 1949, cuando el Servicio Nacional para la Salud del Reino Unido decidió no pagar las circuncisiones, el índice de las mismas disminuyó inmediatamente a menos de la mitad del 1 por ciento. El sistema de salud canadiense ya no reembolsa los gastos de circuncisión y también ha disminuido notablemente su número. Los doctores y enfermeras pueden influir mucho. En 1992 un grupo de 22 enfermeras de un hospital de Santa Fe hicieron una proclamación de que no querían participar por más tiempo en la circuncisiones. Se consideraban objetoras conscientes. Esta acción concreta es un paso que pueden dar muchos médicos para defender los derechos de los recién nacidos. [51]

En la sesión de apertura de la conferencia de la Asociación Norteamericana de Psicología Pre y Perinatal, presentada en 1989 en la Universidad de Massachusetts, el Dr. Lee Salk, pediatra respetado de la Universidad de Columbia, imploró a la audiencia que considerara los sentimientos de los recién nacidos al momento de cuidarlos o atenderlos. Citó estudios acerca de la influencia de la experiencia del parto y el periodo neonatal sobre la conducta posterior de la persona.

El Dr. Salk también señaló los descubrimientos de su propia investigación sobre bebés prematuros y los que pasan mucho tiempo en unidades de cuidado intensivo neonatal. Su trabajo se centra en la conducta subsecuente de los individuos que experimentan procedimientos múltiples invasivos y dolorosos y soportan la continua privación del roce humano. Lo que descubrió fue un extremadamente alto índice de problemas de conducta dentro de estos grupos en comparación con un grupo similar de niños nacidos en el mismo hospital durante el mismo periodo de tiempo. Hubo un índice incluso mayor de niños de cinco a diez años con una conducta psicótica grave [52]. Concluyó que debemos pensar detenidamente la manera en que tratamos a los recién nacidos. Este nuevo conocimiento sugiere que se deben aplicar las consideraciones humanas en el cuidado de los bebés y niños pequeños que todavía no hablan al igual que lo hacemos con los niños y adultos en similares situaciones dolorosas y estresantes.

Una revolución pacífica

Cada vez más personas en todo el mundo intentan reunir a los padres y médicos que están dispuestos a introducir ciertos cambios en el tratamiento de la maternidad. Siempre han existido quejas individuales contra la creciente medicalización del parto. Desde hace cincuenta años se han elevado voces de protesta sobre el tema. Cada madre, educador, médico o partera que se ha expresado a favor de la normalidad del parto o ha escrito acerca de la necesidad de cambios ha contribuido a lo que se ha llamado la revolución del parto suave.

La conciencia social de la mujer ha tenido un efecto señalado en la revolución del parto suave. Las mujeres demandan el control de su cuerpo y reclaman el derecho a participar plenamente en el proceso del alumbramiento. Este cambio es paralelo al habido en el nivel laboral o del hogar. Las necesidades económicas obligan a muchas madres a trabajar incluso cuando tienen que cuidar de niños pequeños. En 1950 las mujeres eran el 30 por ciento de la población trabajadora. En 1980 el 43 por ciento de las mujeres norteamericanas trabajaban fuera de casa. En 1990 casi el 50 por ciento de las mujeres con hijos menores de seis años trabajaban tiempo completo. En 1992 ocurrió un cambio interesante, por primera vez desde 1948, en que la Oficina de Estadísticas Laborales empezó a recopilar datos, y el porcentaje de mujeres trabajadoras se redujo bastante a causa de que

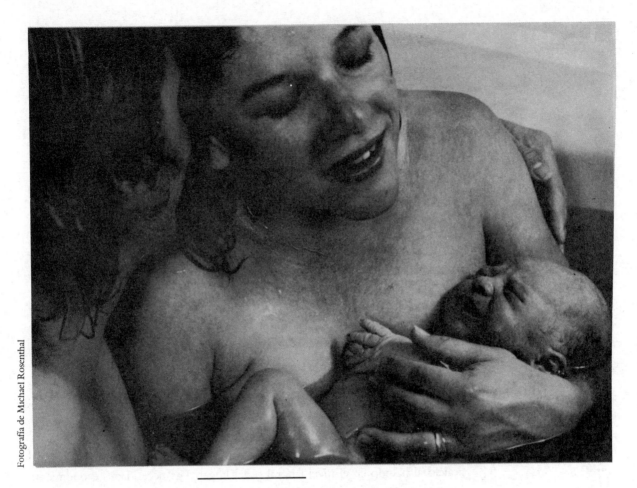

Fotografía de Michael Rosenthal

Una mujer que eligió dar a luz a su bebé en el agua junto a su marido.

un mayor número de madres prefirieron quedarse en casa para atender a sus hijos. Tan sólo el 18 por ciento de madres que tienen dos o más hijos menores de siete años trabaja hoy día a tiempo completo [1].

La mujer ha empezado a decidir *cuándo* está preparada para dedicarse a sus hijos, y de ello se deduciría que estaría dispuesta a elegir también *cómo* dar a luz.

Sin embargo, esta decisión es un fenómeno de la clase media principalmente. Muchos segmentos de la sociedad no han tenido nunca la oportunidad de elegir cuándo, dónde o cómo tener a sus bebés. Condiciones tales como pobreza, mala nutrición, barreras lingüísticas, maternidad en jóvenes o solteras y falta de servicios crean las circunstancias que ocasionan que la mujer piense que no tiene alternativa.

Alicia tenía diecisiete años cuando quedó embarazada de su primer bebé. Ni su madre ni el padre del bebé le podían proporcionar el apoyo financiero que necesitaba, así que se dispuso a dirigirse a la asistencia social. De unos veinte obstetras de su ciudad natal sólo uno atendía casos del seguro social. Su cuidado prenatal fue de término medio, no tuvo queja hasta que empezó a leer sobre el parto natural. Su médico se negó rotundamente a acceder a ninguno de los deseos de Alicia diciéndole que tenía bastante suerte de que algún doctor la atendiese.

La labor de parto de Alicia empezó una mañana, tres semanas antes de lo debido. Inmediatamente llamó a su doctor para que le diera un informe de su progreso y después continuó con sus actividades normales. Se quedó confiada de que todo marchaba bien y sabía por lo que había leído que su labor era todavía demasiado leve y no requería que estuviera en el hospital. Más tarde recibió una llamada de la enfermera del hospital. Le dijo en términos bastante claros que debía ir al hospital para su admisión o de lo contrario el comisario iría a recogerla para llevarla hasta allí. Desde ese momento en adelante Alicia se sintió como si sólo fuera un "cuerpo embarazado". Nadie le consultó, ni informó ni respetó sus sentimientos durante el curso de su trabajo de parto. Ella quería tener un parto completamente natural pero le administraron medicamentos para estimular el parto y drogas para el dolor, nunca la animaron a llevar el control. Dijo así: "Era como si me estuvieran castigando por estar embarazada. Actuaban como si yo no estuviera y tuvieran la obligación de sacar el bebé lo más rápidamente posible". Alicia y su hijo fueron separados enseguida debido al bajo peso del pequeño, aunque estaba sano.

La falta de opciones de Alicia la animó a buscar un cuidado alternativo tan sólo quince meses después. Entonces contactó con parteras, asistió a clases de formación para el parto e hizo los arreglos para dar a luz en el agua. Tuvo a su segundo bebé en casa en agua caliente con pleno control sobre el proceso. Dijo lo siguiente: "No podía creer la diferencia tan grande que había entre los dos partos, con tan sólo dos años de diferencia. En el hospital me sentí como si no fuera mi parto o mi bebé, era de ellos. No tuvo comparación, ¡para nada!"

Cuando la mayoría de los médicos y parteras abracen la perspectiva de ver el parto como un proceso natural, la experiencia del parto suave se volverá una opción factible para toda mujer. El parto puede ser una experiencia natural y sencilla en la cual la mujer puede expresar su poder, emociones y sexualidad, y estar apoyada por la gente que ama. Sus hijos pueden venir al mundo de forma calmada, serena y alegre, e inmediatamente pueden formar parte de la familia dentro de la cual han nacido, estando con sus padres momentos después de nacer y durante el periodo posterior donde se produce la mayor vinculación entre ambos. El alumbramiento puede estar enfocado en el hijo, la mamá, la familia, pero por encima de todo puede ser apacible además de seguro.

Algunos de los reformadores más influyentes sobre la maternidad durante los pasados cincuenta años han sido médicos que han demostrado la validez y seguridad de la práctica del parto suave. Los consumidores que demandan cambios en la política de los hospitales han visto que la cooperación de los doctores ha sido el ingrediente principal para la consecución de estos cambios.

Parto sin miedo

Uno de los primeros que propuso el "parto natural" fue el obstetra inglés Grantly Dick-Read. Él se expresó sin remilgos sobre la capacidad de la mujer de dar a luz normalmente y sin dolor. En su libro *Childbirth without Fear: The Principles and Practices of Natural Childbirth*, Dick-Read propone que el miedo produce tensión y la tensión produce dolor. Esta fue una teoría radical en la década de 1930, cuando la anestesia y los analgésicos se administraban de forma rutinaria en todos los partos normales en hospital. El libro de Read encontró una fuerte oposición en Inglaterra. Hasta fue acusado por algunos de sus colegas de abusar de las mujeres al negarse a darles medicación. Aunque escrito en la década de 1930, el libro no fue publicado en Estados Unidos hasta 1944.

Las ideas "radicales" de Dick-Read le piden a la mujer que dé por sentado que su cuerpo está sano y que vea el embarazo y el parto como un proceso natural. Desarrolló su teoría del parto sin dolor mediante la observación de las mujeres que dan a luz normalmente, sin asistencia de ninguna clase. Después analizó las situaciones y se dio cuenta de lo que había ayudado a cada mujer durante su labor. Al principio de su carrera Dick-Read atendía partos en casa donde las mujeres rechazaban el cloroformo que les ofrecía. Sorprendido por ello, les preguntaba por qué eran tan estoicas. Ellas le contestaban, casi apologéticamente: "No duele doctor. No lo dijo en serio, ¿verdad?"

Esta cita, ahora famosa, se convirtió en la norma de Dick-Read y fue usada por las mujeres que empezaron el "movimiento para el parto natural" en Estados Unidos. Dick-Read puso mucho énfasis en el papel de los que asisten en el parto como apoyo para la mujer. Pensaba que una mujer podía educarse en el proceso del parto y participar plenamente en el suyo propio, y de ese modo se dedicó a instruir a las mujeres con una serie de ejercicios de respiración que estaban destinados a relajarlas y evitar el estrés y el miedo.

Dick-Read hacía mucho hincapié en que aunque una mujer tiene la capacidad de dar a luz de modo normal, su doctor sabe a fin de cuentas la mejor manera de dirigir su labor y parto. Las enseñanzas de Dick-Read nunca tuvieron la oportunidad de ser demostradas a gran escala debido a que los obstetras se opusieron firmemente al parto "natural", tan dilatado en tiempo. Los hospitales y partos en Estados Unidos las décadas de 1940 y 1950 hicieron más difícil, si no imposible, que la mujer lograra tener un parto puramente "natural". Cuando las mujeres norte-americanas eran descubiertas en la sala de labor con el libro de Dick-Read, los doctores y enfermeras las ridiculizaban por querer participar en el parto de sus hijos.

En esos tiempos, sin embargo, unos cuantos educadores, como la pionera Margaret Gamper, de Chicago, empezaron a impartir clases utilizando el libro de Dick-Read como guía para el parto natural. Gamper combinaba los métodos de relajación de Dick-Read con sus propias técnicas de masaje. Empezó a enseñar a las parejas que residían en la zona de Chicago en 1947, dando clases de maternidad durante casi treinta años. Ella ejerció su influencia en muchos médicos, incluyendo al Dr. Robert Bradley de Denver, el cual, junto con su enfermera Rhodda

Hartman, desarrolló el método Bradley de "parto conducido por el marido" [2]. Aunque las enseñanzas de Gamper, basadas en el libro de Dick-Read, tuvieron éxito, las reglas y regulaciones del confinamiento en el hospital interrumpían a las mujeres que querían conseguir un "parto natural".

Parto sin dolor

En 1950 surgió un nuevo método para el parto. Ferdinand Lamaze y Pierre Vellay, dos obstetras franceses, viajaron a Rusia en 1951 para observar los métodos de parto que utilizaban la concentración y el control mental. El método Lamaze de técnicas de condicionamiento fue desarrollado originalmente basado en la investigación conductista de Ivan Petrovich Pavlov. El gobierno soviético había adoptado ciertas técnicas fundamentadas en los principios de Pavlov como método oficial de parto. Los rusos creían que el miedo y el dolor que experimentaban las mujeres durante la labor eran una respuesta aprendida. Las técnicas de condicionamiento reemplazaron la respuesta de miedo con técnicas de respiración activa para "recondicionar" a la mujer durante la labor. Cuando se presenta una contracción, en vez de temblar de miedo, la mujer está entrenada para respirar, aplicarse masajes ligeros en el abdomen y concentrarse en un punto exterior de la habitación. Los dos médicos franceses se regresaron con esta información a París, donde empezaron a entrenar a la mujer en estas técnicas dentro del parto de hospital [3].

Una mujer norteamericana, Marjorie Karmel, que había llegado a Francia en busca de apoyo para experimentar el parto natural, conoció al Dr. Lamaze por casualidad. Le comentó que el método de Dick-Read podía lograr un parto sin miedo y Lamaze le respondió que le aseguraba que podía ayudarla a tener un parto sin dolor. Karmel se entrenó con Lamaze y su enfermera y dio a luz a su primer hijo en un hospital de Francia en 1956. Aquel mismo año el Papa sancionó las técnicas para el parto de Lamaze, o psicoprofilácticas. Instruida por su experiencia, Karmel empezó a escribir acerca del tema tan pronto como regresó a Estados Unidos. Su artículo no pudo publicarse por razones demasiado controvertidas, tal vez porque la técnica procedía de más allá de la Cortina de Acero. El *Harper's*

Bazaar publicó finalmente el artículo de Karmel en 1957. En 1959, después de dar a luz por segunda vez usando las técnicas de Lamaze, Karmel publicó relatos sobre sus propias experiencias en el conocido libro *Thank You, Dr. Lamaze* [4].

La reformadora del parto Elizabeth Bing se unió a Karmel y al obstetra Benjamin Segal para comenzar la Sociedad Americana de Psicoprofilaxis en Obstetricia en 1960. Empezaron a introducir las ideas de Lamaze entrenando a grupos pequeños de doctores y enfermeras. Las dos mujeres pensaban que hubiera sido un trabajo mucho más efectivo si se hubiera realizado dentro del sistema hospitalario a fin de conseguir introducir el método. La organización alentaba a las parejas a trabajar de acuerdo con su médico, pero nunca a cuestionar la última autoridad del médico. En el libro de Bing *Six Practical Lessons for an Easier Childbirth*, publicado en 1967, afirma: "Si él mismo [el doctor] sugiere que tome medicamentos, acéptelos de buen grado, aun cuando no sienta la necesidad. Él tiene sin duda buenas razones para tomar esta decisión". *Six Practical Lessons* se convirtió en la Biblia para padres y profesionales relacionados con el estudio y enseñanza de Lamaze. El libro ha tenido veinte ediciones y se ha publicado en diversos idiomas [5].

En ningún momento, en el primer desarrollo de las técnicas de Lamaze, las mujeres eran alentadas a trabajar con su cuerpo, sentimientos o emociones. Muchas mujeres que estudiaron estas técnicas sentían que en realidad el método las separaba de su cuerpo. Concentrándose en algo exterior, la madre en parto reemplazaba las drogas con las técnicas de control mental, las cuales limitaban su participación consciente. El parto todavía era dirigido de la manera que el doctor consideraba apropiada. El juicio del doctor se tenía por infalible y la madre rara vez era incluida en las decisiones acerca de su propio trabajo de parto. La mayoría de los hospitales ofrecen todavía hoy cursos con el nombre de Lamaze pero que en realidad preparan a la mujer más para la experiencia del parto en aquel hospital en particular que el método original francés de control del dolor. Cuando Marjorie Karmel escribió la primera edición de su libro, la psicoprofilaxis era la única opción sin drogas a la narcosis completa. Hoy día estos cursos enseñan a menudo a las mujeres otros métodos de control del dolor, incluyendo el solicitar en el momento apropiado una epidural u otra medicación. Las reglas del hospital acerca del monitoreo fetal y otros procedimientos también son estresantes. El contenido de los cursos está cambiando, pero los médicos y hospitales mantienen el control sobre la experiencia del parto.

Una de las claves en la preparación de Lamaze era el entrenamiento de la persona que apoya y que sería el "capitán" de la madre durante su labor y parto. En Francia esta persona era normalmente la comadrona. En Estados Unidos la comadrona fue reemplazada por el marido por varias razones. El número de personal hospitalario necesario para instruir y apoyar a las madres de una en una sería demasiado alto para que el hospital lo pudiera justificar. Así que el marido, que quería estar presente junto a su mujer la mayoría de la veces, se convirtió en el asistente dentro de la sala de labor. Desafortunadamente este nuevo papel cambió al marido de ser un compañero de apoyo emocional amoroso a un activo miembro del "equipo" de personal obstétrico. El doctor dependía entonces del marido para mantener a la "mujercita" bajo control durante su labor y parto.

Para convertirse en un instructor Lamaze uno debía tener una base médica como enfermera, doctor, fisioterapeuta o, más recientemente, "profesional de salud allegado". No era necesario tener experiencia en partos. Cuando la enfermera-partera titulada (CNM) Linda Church, madre de seis hijos, empezó a enseñar la preparación de Lamaze para el parto, vertió en ello sus propias experiencias, incluyendo las frustraciones que había encontrado como paciente en un hospital. Church alentaba a las mujeres a tomar el control sobre sus partos y a solicitar todo aquello que les pareciera oportuno. Algunos doctores llamaron a Church para quejarse de que sus pacientes tenían que ser "reinstruidas" sobre la manera adecuada de dar a luz después de haber asistido a sus clases, otros admiraban la fuerza y coraje que sobresalían en las parejas que ella había educado.

Para la mayoría de las parejas, el método Lamaze se convirtió en un compromiso entre padres y doctores. Los maridos eran los capitanes, los que medían el tiempo entre contracciones, "participando" en el parto, las mamás podían estar despiertas y los doctores manejaban el monitor, la epidural, realizaban la episiotomía y usaban los fórceps si era necesario. El nuevo educador de parto en hospital había hecho su trabajo para "preparar" a la pareja para la experiencia, aunque algo se estaba pasando por alto. ¿Y el bebé?

Parto sin violencia

Con la introducción de las intervenciones médicas en el parto, el bagaje de conocimiento de las parteras, basado en miles de años de tradición, o se perdía, o se reducía a nada más que cuentos de la abuelita. El médico francés Frederick Leboyer fue el primer doctor que expresó lo que muchas mujeres sabían por instinto. Un recién nacido es un ser completo, con sentimientos, que posee la capacidad de percibir su ambiente e interactuar con él. Leboyer había atendido el parto de más de nueve mil bebés cuando escribió *Birth without Violence*, publicado en 1975. Sospechaba que el parto tradicional en hospital realmente estaba ocasionando daño en los niños recién nacidos. Leboyer se dio cuenta de que en Francia, una nación de cincuenta millones de habitantes, había más de un millón de niños con disfunciones. Leboyer quiso saber si esto estaba relacionado en cierta forma con la manera en que se trataba a los bebés en el momento de nacer [6]. Como parte de su investigación Leboyer se retiró de su actividad obstétrica y estudió las llamadas técnicas de parto primitivas en una lejana zona de la India durante varios años [7].

La premisa de Leboyer del parto sin violencia fue considerada revolucionaria en aquel momento. Él consideró el proceso del parto desde el punto de vista del bebé y sugirió ciertas medidas que reducirían mucho el trauma del nacimiento. Leboyer instituyó prácticas que reducían el ruido y la luz de la sala de partos y animaban a la relajación de la mujer. Tan pronto como fuera posible, después de dar a luz el bebé se sumergía en una bacinica llena de agua caliente que se aproximaba mucho a las condiciones en que vivía dentro de la placenta. Leboyer pensaba que esto ayudaba al bebé a recuperarse del estrés de su nacimiento.

Las parejas que leyeron y creyeron en el trabajo de Leboyer solían encontrar resistencia por parte de su médico cuando le solicitaban un parto al estilo Leboyer. Las luces tenues y los baños de agua caliente no eran bienvenidos en la rutina de los doctores y hospitales. Muchas parejas empezaron a ver el parto desde el punto de vista del bebé, aunque las teorías de Leboyer todavía ignoraban prácticamente la participación de la madre en el nacimiento de su hijo. Ellos consideraban que

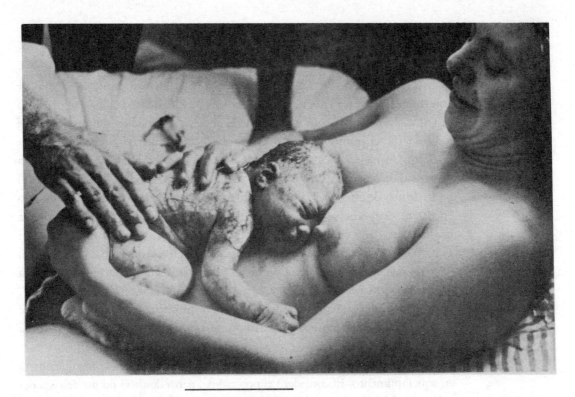

La importancia del contacto inmediato piel a piel entre madre e hijo,
recalcada por el Dr. Leboyer.

el bebé era una víctima, el superviviente de los efectos "aplastantes" de las contracciones uterinas de la mamá. La mujer se afanaba por tener el mejor parto posible en relación al bebé, pero si el parto no caminaba tal como ellas lo habían planeado o era necesaria alguna intervención, la pareja se mortificaba con sentimientos de vergüenza y culpabilidad.

A pesar de este inconveniente, el impacto del método de Leboyer fue bastante beneficioso. Muchas comadronas y parejas utilizaron el libro de Leboyer como la base para crear alternativas para dar a luz fuera del hospital. *Birth without Violence* se convirtió en un best-seller en Francia, Estados Unidos, Inglaterra, Alemania,

Suecia, Brasil, Italia, Holanda y otros países, indicando que el mundo estaba listo para profundizar en la comprensión del proceso del parto.

El renacimiento del parto

En 1962 el Dr. Michel Odent fue a Pithiviers, un pequeño pueblo cerca de París, para hacerse cargo del puesto de cirujano en el hospital público. Sus responsabilidades quirúrgicas incluían la supervisión de la pequeña clínica de maternidad del hospital, la cual atendía a las mujeres de Pithiviers y otros pueblos vecinos. Odent tenía una ventaja especial al ser cirujano y no obstetra, porque no estaba condicionado a usar el ritual obstétrico del momento. Odent dependía de seis parteras que trabajaban con él y aprendían la obstetricia mediante su experiencia práctica. También platicó con las mujeres y observó cómo daban a luz. Odent y las parteras leían y discutían libros como el de Frederick Leboyer, *Birth without Violence* y el del médico y antropólogo Ivan Illich *Medical Nemesis,* que examinaba lo que Illich describía como la "enfermedad del progreso médico". Illich acuñó el término iatrogénico para las enfermedades "de origen médico" asegurando que la medicina se había convertido en una gran amenaza para la salud de todo el mundo [8].

Las aseveraciones de Illich sobre la práctica de la medicina contestaron a la cuestión que Odent y las parteras de Pithiviers se estaban preguntando sobre el parto: ¿son necesarios los procedimientos e intervenciones médicas en una labor y parto normal? Más adelante se inspiraron en su propio sentido común al trabajar y observar a las mujeres durante su labor de parto. Odent desarrolló gradualmente prácticas para el parto basadas en la simplificación o eliminación de los procedimientos médicos innecesarios como el rasurado, los enemas, los guantes, vestiduras y cortinas, y la posición litotómica. Empezaron a ver el parto no como un suceso controlado por el médico, sino como parte integral de la vida sexual y emocional de la madre y el bebé. Odent y las comadronas se veían a sí mismos como "facilitadores", cuya tarea era intervenir lo *menos* posible en el proceso natural, permitiendo que el nacimiento de un niño ocurriera de una forma instintiva y apacible. En 1976, después de que se instauraron las técnicas del parto

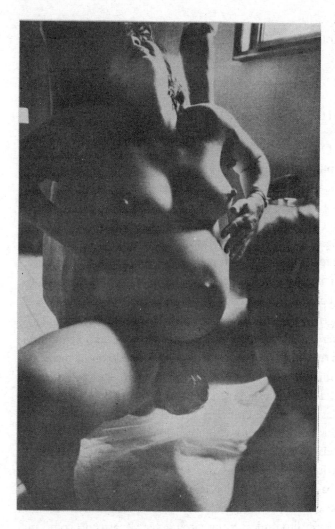

El Dr. Odent sujeta a una mujer suspendida en cuclillas. Mientras, la partera está sentada esperando que nazca el bebé.

suave en Pithiviers, Odent observó que el índice de mortalidad perinatal en el hospital había disminuido al 10 por mil. El índice de mortalidad perinatal general en Francia en esos tiempos era del 20 por mil [9].

En 1984 Odent escribió *Birth Reborn*, que recopila sus experiencias en la clínica de Pithiviers. Doris Haire, presidenta de la Fundación Americana para la Salud

Maternal e Infantil, afirma en el prólogo: "Ha habido muy pocos progresos en el movimiento mundial para la reforma y humanización de la experiencia del alumbramiento. *Birth Reborn* es uno de ellos. Cada vida tiene nada más un sólo inicio". Cuando el libro *Birth without Violence* alcanzó a llegar a la opinión pública sobre el tema del parto suave para el bebé, el de Odent, *Birth Reborn,* aportaba una nueva perspectiva para lograr un parto suave para la mamá.

Odent abandonó Francia en 1985 y empezó a ejercer privadamente en Londres, donde está en la actualidad reuniendo estadísticas e investigando el parto en casa para la Organización Mundial de la Salud (OMS). Odent ha logrado ser el catalizador entre parteras y médicos en todo el mundo para quienes han oído hablar acerca de Pithiviers y el éxito habido allí. Las parteras se regocijan de que finalmente un médico estuviera proclamando lo que ellas habían sabido durante años: el parto no es un evento médico y cuanta menos intervención haya, mejor. Muchos doctores han incorporado la filosofía prevaleciente en Pithiviers en su propia práctica. Entre ellos, pero no limitado a ellos, están el Dr. Wolf Jaskulsky en Austria, el Dr. Josie Muscat en Malta, el Dr. Robert Doughton en Oregon, el Dr. Jan-Erik Strole en el Estado de Washington, el Dr. Gustav Katz en Argentina, el Dr. Bruce Sutherland en Australia y el Dr. Michael Rosenthal en California.

Parto sin reglas

Ha habido un redescubrimiento por parte de muchas comadronas y un puñado de médicos sobre cuál ha sido el precio que han tenido que pagar las madres e hijos que han tenido que pasar por un parto controlado por médicos. Ni los doctores ni las mujeres han sido capaces de distinguir entre las enfermedades iatrogénicas y las complicaciones que se hayan desarrollado sin ninguna intervención médica. El aumento de enfermedades da la impresión a la mujer de que su cuerpo no es de confianza, así que necesitan más control dirigido por un médico. Los que practican el parto suave defienden la idea de que la medicina confía en la mujer que va a dar a luz, que se van a quedar a un lado y respetar lo que es natural, y que sólo se aplicará la tecnología cuando sea absolutamente necesario.

El Dr. Michael Rosenthal, obstetra y ginecólogo, es uno de ellos. Inauguró su propio centro de alumbramiento libre en la pequeña y tranquila ciudad de clase media de Upland, California. El Centro de Alumbramiento Familiar se abrió en enero de 1985, está localizado en una calle sombreada por una hilera de árboles, junto al Hospital de San Antonio, que asoma por detrás. Rosenthal pensó que su centro de alumbramiento necesitaba estar cerca de un centro médico importante porque eso haría sentirse seguras a las mujeres que asistieran al mismo.

El tratamiento del parto es muy diferente en los dos edificios. Rosenthal proporciona cuidados maternales según unas cuantas reglas básicas. El hospital vecino posee un manual de procedimientos igual de grueso que un directorio telefónico, en el que se establecen las órdenes usuales para que los doctores traten a las mujeres en labor de parto. Llegan mujeres embarazadas de todo Estados Unidos para poder ser atendidas en el Centro de Alumbramiento Familiar. Durante el primer año en que el centro estuvo abierto, Rosenthal dio a sus clientes la opción de usar el hospital o el centro de alumbramiento, más adelante, les dijo que ya que le habían elegido a él para que les asistiera en el parto, como obstetra, debían utilizar el centro de alumbramiento.

Un gran patio soleado con una fuente de azulejos saluda a los visitantes y clientes al entrar al centro de alumbramiento. Al recorrer todo el centro, en una visita dirigida por el Dr. Rosenthal en una ajetreada mañana de sábado, se observa una decoración acogedora que incluye tres salas de parto con camas dobles, aseo y ducha privada. Hay dos baños separados, cada uno con una tina de fibra de vidrio. El aula está llena de embarazadas, con sus esposos respectivos, viendo una película sobre el parto. Cuando pasábamos por allí Rosenthal echó un vistazo rápido y bromeó: "No puedo ver la parte que trata de las cesáreas, me hace sentir mal".

La cocina está repleta de jugos, frutas, pasteles y otras golosinas; la sala de espera tiene múltiples sofás y sillas confortables. La parte principal de estas instalaciones se localiza detrás de tres paredes de vidrio donde difícilmente se escucha el teléfono y el movimiento de los empleados. Todo está inmaculado y fresco, con tonos de color armónicos, cálidos y relajantes. Las paredes están decoradas con fotografías a todo color de madres, padres y recién nacidos en el agua. Estas fotografías fueron tomadas por el fotógrafo residente de Rosenthal.

En el área de recepción están una pareja de edad madura ansiosos por entrar en una de las habitaciones del centro. Su hija, que resultó ser pediatra, acababa de tener a su segundo nieto en el agua. El primero había nacido por cesárea. Los sonidos de un bebé recién nacido y los felices murmullos de su amorosa familia se oyen claramente. En otro de los sofás de la recepción una pareja sostiene a un pequeño y pacífico bebé que había nacido en el centro justo el día anterior.

Rosenthal trabajó duro al principio para convencer a las mujeres de tener a sus bebés sin la ayuda de la tecnología ni las drogas. Muchas de ellas temían no ser capaces de dar a luz sin una epidural para el dolor. Al principio les daban la opción de asistir a unas clases educativas sobre el parto impartidas en el centro. Después de unos cuantos años Rosenthal se dio cuenta de que las mujeres que participaban activamente en las clases, especialmente en su primer embarazo, tenían un parto mucho más fácil que las que sólo asistían a sus visitas de control prenatal rutinarias. Ahora insiste en que todas las mujeres participen en la educación prenatal.

Rosenthal cree que las clases que se imparten en el centro sobre el parto son algo más que una enseñanza de cómo dar a luz, además refuerzan la idea de que el parto es algo completamente normal. Las clases proporcionan una experiencia de apoyo que permite que las parejas se sientan a gusto en el ambiente que rodea al parto. Las mujeres embarazadas a menudo se dan una vuelta por el centro para comentar sus preocupaciones tomando una taza de té. No se debe subestimar la importancia de una relación informal entre el lugar de alumbramiento y las personas que lo atienden. Cada vez que una mujer llega de visita o se da una vuelta por allí, el centro de alumbramiento se vuelve más familiar. Cuando finalmente llega a tener a su bebé no tiene que pasar por el acoplamiento a un lugar extraño.

Durante una clase prenatal suele ocurrir un parto al otro lado del pasillo. Puede que alguna mamá empezará a tener las contracciones durante una clase. Rosenthal contesta personalmente a una llamada de una mujer en la primera etapa de la labor. Se le puede escuchar diciéndole que coma, descanse si se encuentra cansada y que vuelva a llamar cuando las contracciones sean más largas, más intensas y más seguidas. Finaliza diciendo: "Probablemente la vea esta noche".

Cuando la mujer en trabajo de parto llega al centro, ella y su pareja, y cualquier otro acompañante son conducidos a una habitación. Se le permite usar su propia

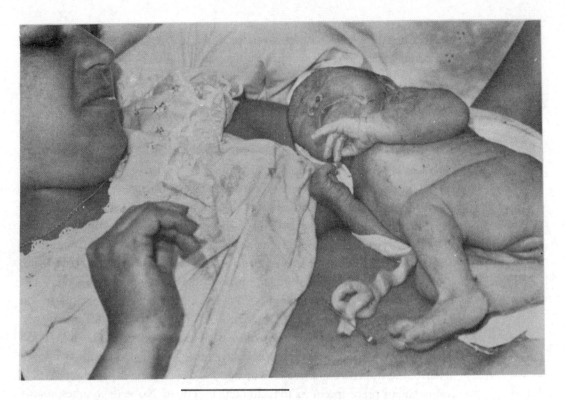

Madre e hijo relajados después de un parto en un centro de alumbramiento.

ropa y puede decorar la habitación con objetos personales. También se la anima a comer algo ligero y enseguida se le sirven bebidas. Las mujeres se pueden mover libremente durante todas las etapas de la labor y pueden dar a luz en la posición que prefieran. Los bebés no son separados de su madre después del parto excepto en caso de razones médicas válidas. Rosenthal cree que estas opciones permiten a la mujer centrarse en el *proceso* de dar a luz. Una de las únicas "reglas" obligadas en el centro es el requisito de que la madre y el bebé deben permanecer en el centro por seis horas después del parto. Si se desarrolla alguna complicación con el bebé, ésta suele ocurrir dentro de las primeras horas después del nacimiento.

Rosenthal piensa que los centros de alumbramiento como el suyo jugarán un papel primordial en el futuro de los partos suaves. Reconoce que el parto en casa es el más adecuado para algunas mujeres. Desgraciadamente los doctores tienen prohibido atender el parto en casa por reglamentos obstétricos y por el hecho de que un médico puede dar atención solamente de ocho a diez mujeres al mes. Cada mes, entre quince y veinticinco mujeres usan el centro de alumbramiento para dar a luz a sus hijos.

Rosenthal defiende la idea de un número de centros de alumbramiento localizados en el centro de la comunidad, en donde la mujer en edad de dar a luz pueda recibir una amplio espectro de servicios, incluyendo clases, apoyo moral y compañía de otras mujeres embarazadas. El centro de alumbramiento de Rosenthal funciona porque toma un papel pasivo y utiliza parteras y enfermeras tituladas para dirigir la mayoría de los cuidados. Una mujer no se deja sola durante la labor a menos que ella quiera tener privacidad. La misma enfermera o partera está junto a la madre desde que entra por la puerta hasta que sale con su hijo.

La comadrona titulada Linda Church trabajó con Rosenthal desde que se abrió el centro en febrero de 1985 hasta 1991. Sintió que su práctica en el centro de alumbramiento significaba que ya no tendría que pelear más con nadie sobre los derechos del paciente. Church daba clases de su propia marca de preparación para el parto basada en Lamaze y trabajaba en la labor y parto en varios hospitales antes de afiliarse al centro de Rosenthal. Fue testigo de un creciente número de pacientes de hospital que reclamaban cierta forma de manejar su parto. Estas pacientes se consideraban peleoneras o locas. Los partos de hospital a veces se reducían a una batalla de voluntades entre la pareja y el doctor o la enfermera. Church piensa que su experiencia como madre ha influido en el cuidado de las mujeres tanto como su preparación como partera. La comadrona o enfermera que ha compartido la experiencia de la labor es muchas veces más comprensiva y reconfortante que una joven que nunca ha dado a luz.

Rosenthal establece que: "un centro de alumbramiento es un lugar en donde se practica la partería". Toda comunidad debe tener un centro de alumbramiento para que todo el mundo pueda acceder a un lugar en donde dar a luz y aprender sobre el embarazo, la contracepción y la maternidad. Muchas culturas a través de la historia han tenido la tradición de tener centros neurálgicos para los alumbramientos. Rosenthal dice con énfasis: "Debemos sacar el parto normal fuera del hospital. El parto necesita permanecer como una cuestión personal " [10].

Voces de protesta: los consumidores quieren cambios

Desde principios de la década de 1950, los consumidores, receptores de los cuidados de maternidad, han elevado su voz para hacer ver la necesidad de un sistema de labor y parto más apacible y humano. Han surgido organizaciones para tratar los resultados del sistema hospitalario. En 1958 una enfermera anónima escribió una carta al *Ladies' Home Journal* detallando la crueldad que vio en los cuidados de maternidad. Durante más de un año llegaron a la revista cartas escritas por madres que confirmaban estas aseveraciones. Abundaban las historias de mujeres que habían quedado solas, atadas a la mesa de parto, manipuladas con drogas para acelerar o retardar la labor (dependiendo de las necesidades del horario del doctor) y rechazadas para el parto porque su doctor no había llegado todavía. Las madres escribieron que sus hijos habían sido dañados en el cerebro como resultado directo del tratamiento violento del personal del hospital, e incluso del abuso infringido a las mujeres durante la labor o el parto. En aquellos tiempos la educación de los padres estaba desarrollándose en todo el territorio de Estados Unidos esforzándose por eliminar ciertos temores relacionados con el proceso del alumbramiento y por mejorar el tratamiento del parto en los hospitales locales.

Uno de tales grupos estaba dirigido por Lester Hazel y su marido Bill, de Washington, D.C. Se dirigieron a la Asociación de Centros de Maternidad de Nueva York, que fue fundada en 1915, para aprender acerca de la educación maternal y el método de parto de Dick-Read. Al igual que otros grupos de padres ellos intentaban mejorar el tratamiento obstétrico médico mediante la adición de servicios como educación para el parto, instrucción para el amamantamiento, participación y compartición de la habitación por parte de la familia sin tener que desplazar a nadie dentro del existente sistema médico.

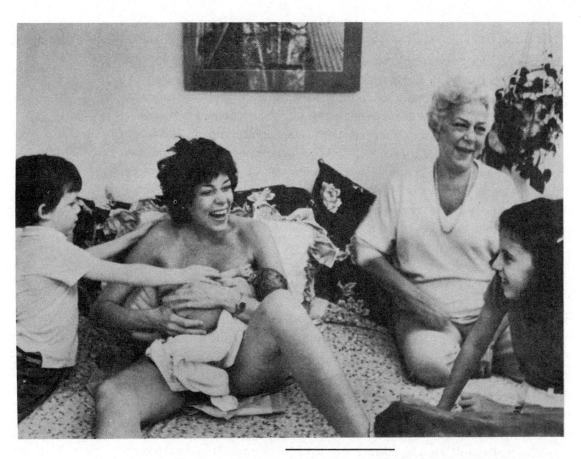

Tres generaciones de esta familia, incluyendo a dos hermanos de 4 y 10 años,
comparten la emoción del parto en un centro de alumbramiento de California.

En 1959 la MCA patrocinó una reunión de todas las personas que estaban
interesadas en la reforma del parto. Asistieron muchos de los grupos de educación
para el parto de Estados Unidos. De esta reunión surgió la Asociación Internacional para la Educación para el Parto (ICEA), la cual reunió a treinta grupos de
padres en su primer mitin nacional en 1960 [11]. Las creencias sostenidas por esta
organización no son radicales ni revolucionarias sino que mantienen que el parto

es propiedad de los padres y no del hospital. Los miembros de la organización piensan que cada pareja tiene derecho a elegir el tipo de experiencia de parto que les parece oportuna para ellos y segura para su bebé. La ICEA reunió a padres y profesionales que desean un cambio. Entre los asesores del grupo de padres se encontraron antropólogos como Margaret Mead y Ashley Montagu, los cuales hablaron abiertamente sobre la necesidad de una revisión del sistema de cuidado de maternidad en Estados Unidos. La ICEA, que ha permanecido principalmente como una asociación de consumidores, tiene hoy más de 11,000 miembros de todo el mundo y publica una serie de libros, cintas y videos educativos. Estos continúan apoyando su creencia original de que el parto pertenece a cada familia individual y que los padres tienen el derecho a tomar las decisiones debidamente informados previamente.

En 1956 un grupo de mujeres de Chicago fundó La Liga de la Leche Internacional (LLLI) que es un ejemplo destacado de la coalición liderada por los consumidores. Las siete mujeres cofundadoras habían alimentado a sus bebés con el pecho sin el apoyo de sus doctores o enfermeras en el hospital. Una de las fundadoras, Marian Tompson, pensó que era muy extraño que las madres que alimentaban a sus bebés con biberón recibieran mucho más apoyo, y sin embargo se desalentaba de manera consistente a las que querían dar el pecho. El plan de las fundadoras fue ofrecer aliento e información acerca del amamantamiento a sus amigas y vecinas mediante unas clases de grupos reducidos.

Los doctores inicialmente rechazaron a estas mujeres negándoles "información médica profesional", pero las miembros de la LLLI incrementaron sus esfuerzos en busca de los efectos secundarios de la fórmula y los sólidos demasiado tempranos para los bebés, así como los aspectos emocionales de dar el pecho. Las integrantes de la Liga resolvieron que, después de todo, ellas eran las que alimentaban con el pecho y no los doctores. Hoy día la LLLI imprime materiales, patrocina seminarios y apoya a grupos, facilita entrenamiento y alienta la alimentación con leche materna en todo el mundo.

La LLLI, aunque es singular en su enfoque sobre la alimentación al pecho, ha proporcionado una red tangible de apoyo para las mujeres que buscan una alternativa a las opciones del parto. En las reuniones de la LLLI se facilitan referencias de doctores y parteras que son afines con sus ideales. Las mujeres cuentan sus experiencias respecto a su encuentro con médicos que las apoyan, y también comparten sus historias referentes al parto y el amamanto. La LLLI ha logrado la desmedicalización de la alimentación al pecho y continúa teniendo gran influencia en la humanización del parto.

El movimiento de mujeres entre 1960 y 1970 creó una atmósfera en la cual las mujeres se cuestionaron la práctica médica referente a su propio cuerpo. Muchas feministas pensaron que el derecho a elegir el parto es el derecho último a controlar el propio cuerpo. En 1971 el Colectivo para la Salud de la Mujer de Boston produjo un libro titulado *Our Bodies, Ourselves,* que recalcaba la importancia de que la mujer reclame la responsabilidad referente a su cuerpo. Las autoras pensaban que era de vital importancia para la mujer saber cómo funciona su cuerpo, especialmente durante el embarazo, la labor y el parto. El libro contenía fotografías de partos en casa, dentro del área de Boston, y trataba el tema de quién iba aceptar la responsabilidad de los adelantos respecto al parto. El Colectivo para la Salud de la Mujer de Boston introdujo a la mujer en la idea del poder transformador del parto y abogaba por que las asistiera una comadrona, que las ayudaría, en vez de un doctor, que intentaría controlar la fisiología de todo el proceso del alumbramiento.

Durante la década de 1970 surgieron muchos grupos contraculturales que empezaron a utilizar el libro *Our Bodies, Ourselves* como guía para el cuidado de la salud de la mujer. Estos grupos eran más influyentes en la Costa Oeste, pero existieron otros diseminados por todo Estados Unidos. Uno de estos grupos inició La Granja de Tennessee, una comunidad voluntaria compuesta originalmente por trescientos vegetarianos que debían ser granjeros. A principios de la década de 1970 los fundadores Ina May Gaskin y su esposo Stephen atendían el parto de las mujeres de su sociedad alternativa y empezaron a enseñar lo que Ina May llamó "partería espiritual" en un libro publicado en 1975 con el mismo nombre. Esta pareja se sentía tradicionalista al mismo tiempo que pensaba firmemente que la mujer tenía el derecho a elegir dónde y cómo dar a luz. En palabras de Ina May: "Pensamos que darle otra vez la responsabilidad principal de los partos normales a las parteras bien entrenadas en vez de restársela mediante un sistema de medicina predominantemente masculino, y orientados a generar utilidades es un avance importante en la autodeterminación de la mujer" [12].

El ascenso del activismo pro parto casero de los 70, alimentado por la libertad de expresión, hizo estallar la vuelta a la partería en todo el territorio de Estados Unidos. La revolución del parto suave se ha diseminado por lugares que van desde La Granja hasta el centro de Norteamérica. Se han formado otras organizaciones (dedicadas a tratar problemas comunes del pueblo) para educar a los profesionales y consumidores. La Asociación Internacional de Padres y Profesionales en busca de Alternativas Seguras para el Parto (NAPSAC) ha estado trabajando en la reforma del tratamiento de la maternidad desde 1975. Fundada por Lee y David Stewart después de tener a sus cinco hijos, todos nacidos en casa en manos de su padre, la NAPSAC trabajó durante 1970 y 1980 apoyando a las parejas proporcionándoles ayuda legal a las parteras y doctores que luchaban en contra del sistema. Algunas veces las parejas debían litigar para lograr su derecho a tener un parto fuera del hospital, apoyándose en organizaciones como la NAPSAC. La NAPSAC continúa activa hasta estos días en su movimiento de reforma.

Se han perfilado las líneas divisorias que marcan la barrera de una actividad revolucionaria o subversiva. El consumidor es el último en ser consultado cuando se toman decisiones concernientes al cuidado de la maternidad. La mujer parturienta tiene el poder —ya que es una consumidora— de cambiar el sistema actual. Durante las reuniones en pos de la reforma de la salud pública de 1993 llegaron a la Casa Blanca miles de cartas en apoyo del parto asistido por partera.

El pionero en la reforma de la atención a la maternidad, el Dr. Michel Odent, cree que llegaremos más rápidamente a una "era del parto postelectrónico" cuando la mujer tome el control de nuevo del parto y la tecnología tome su lugar debido como herramienta para circunstancias especiales [13].

5

La partería en América: una tradición que vuelve

El término de partera se usa muy a menudo para designar a cualquiera, que no sea el doctor, que ayude a la mujer durante su embarazo, labor y parto. Tal como vimos en el capítulo 3, tradicionalmente las mujeres ayudan a otras mujeres en el parto, basándose en la fuerza de sus propias experiencias en dar a luz, apoyándolas y dándoles toda la autoridad. Los conocimientos respecto al parto se pasaban de generación en generación. Esta continuidad de la tradición fue interrumpida por el desarrollo de la obstetricia como profesión y la institucionalización del parto. Las tradiciones sobre el parto se están restaurando gracias a las mujeres que educan a las demás y las ayudan a reclamar su maestría sobre el cuerpo y su capacidad para dar a luz. La tradición de la prevención en lugar de la cura, así como el respeto a la intimidad, privacidad, integridad familiar, responsabilidad, paciencia y comprensión de la misma femineidad es la "herramienta" que la partera usa durante el parto y la labor. Es la consumidora, la mujer parturienta y su familia, la que dirige este resurgimiento, al fin y al cabo, ella es la que da a luz, pues la partera u obstetra simplemente están para atenderla. Gracias a estas mujeres la profesión de la partería, casi eliminada por la Asociación de Medicina Americana (AMA) en 1920 y 1930, está volviendo a resurgir en Estados Unidos.

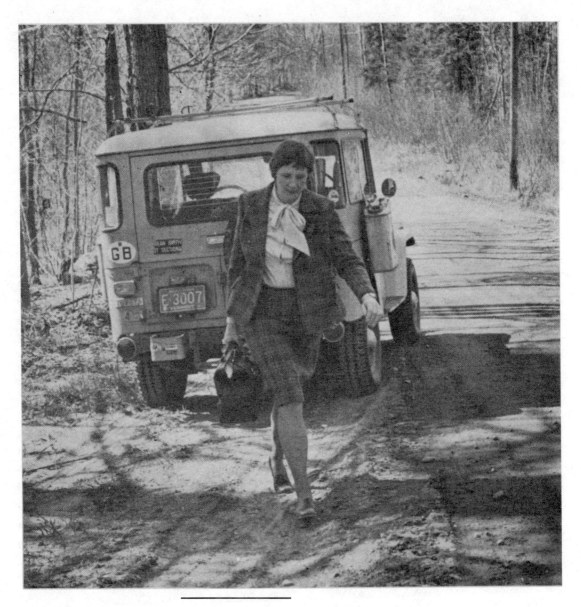

Una partera haciendo una visita a domicilio en Vermont.

El tipo de cuidado maternal de la partera

La comadrona reconoce que el embarazo y el parto son estados naturales. Se enfoca en la relación cercana y natural entre la madre y el bebé, y durante el embarazo y el parto ve las necesidades de cada uno como parte de un sistema delicadamente diseñado e integral. Alienta a la mujer a que se haga cargo de su vida y su experiencia. Cuando una madre coopera con su ambiente y se establece un equilibrio entre ella y sus relaciones, comparte este equilibrio con su hijo. Todos los organismos de la Tierra buscan el equilibrio constantemente. La partería reconoce la dinámica de la conexión de la mente y el cuerpo. Las parteras suelen hacer ver a la mujer que el embarazo puede ser la oportunidad de sanar sus desequilibrios en sí misma y en sus relaciones.

Por otro lado, el médico ve el embarazo y el parto como algo meramente fisiológico. Los doctores ven el potencial de los problemas físicos que le pueden suceder a la madre y al bebé, y los trata de una manera tecnológica. La partera ve el embarazo como parte de un *continuum* que incorpora todas la experiencias de la vida, incluyendo el nacimiento. También reconoce la influencia de muchos factores en la resolución del parto o el embarazo.

Los médicos y parteras que siguen el tipo de asistencia que utilizan las comadronas están de acuerdo en una aproximación al parto no intervencionista que permite que la naturaleza siga su curso durante la labor o el parto. Cuando se retiran de la dirección activa del parto los médicos experimentan el trabajo de parto y el alumbramiento desde una punto de vista que tiene una ventaja especial. Pueden observar, escuchar y mirar a cada mujer cuando da a luz en una manera llena de poder y gozo, en apoyo de la vida. Se vuelven más conscientes de la conexión entre la actitud y el resultado, entre el miedo y el fracaso, entre la confianza y el rendimiento. Muchas parteras tradicionales y con certificado de enfermera-partera se han vuelto muy adeptas a reconocer los bloqueos de energía que pueden influir en el resultado de un parto. Cuando una comadrona reconoce un bloqueo de energía puede usar sus habilidades para facilitar la eliminación de la necesidad de intervención técnica, simplemente manejando los aspectos emocionales del parto y la labor.

147

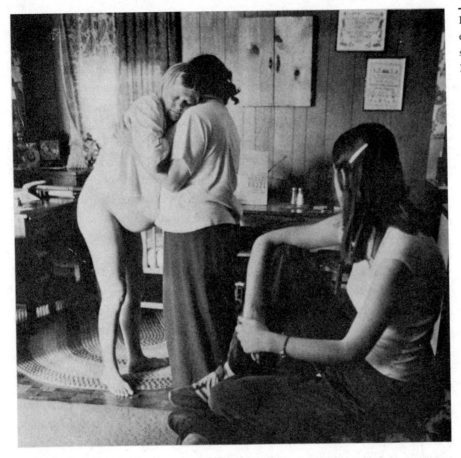

La partera tradicional Mary Jackson relata la historia de una mujer que estaba dando a luz en su casa. Su labor progresó bien hasta que alcanzó los cinco centímetros de dilatación. Esta mujer continuó teniendo contracciones, pero no eran tan efectivas para dilatar. Jackson decidió llevarla a dar un paseo por la playa. Mientras caminaban Jackson le preguntó con tacto que si había algo que le impidiese abrirse del todo. Finalmente encontraron algo que podría estar reteniéndola: nunca le había dicho a su esposo que había tenido un aborto cuando era joven. Tenía miedo de que pensara mal de ella por haberlo hecho. Jackson la animó a compartir su secreto con su esposo cuando regresaran. Dejó a los dos solos y la mujer fue capaz de comentar sus temores con su marido. Ambos se desahogaron llorando y enseguida llamaron a la partera. Las contracciones se habían intensificado y en el plazo de una hora nació su bebé. Sin conocer la causa del problema Jackson tuvo la sensibilidad de reconocer el bloqueo de energía y ayudó a la mujer a entrar en contacto con él interiorizándolo. La comadrona se centró en la mujer y en sus necesidades interiores en vez de proporcionarle intervención médica para una labor estancada.

COMPLICACIONES DE UN PARTO EN CASA

Las parteras tienen experiencia en identificar, y están preparadas para manejar, las complicaciones menores que ocurren a veces durante el parto. Cuando las parteras se reúnen, ya sea en grupos de apoyo o reuniones locales, o en las convenciones nacionales de comadronas, comparten sus mejores o espeluznantes historias de partos. Utilizan estas sesiones para educarse y recibir apoyo de otras parteras participantes. Realmente, siempre que se reúnen dos o más parteras abundan los relatos espontáneos sobre partos. He tenido muchas experiencias en estas sesiones y he escuchado cientos de relatos de primera mano de comadronas que han resuelto con éxito los partos problemáticos.

Una preocupación normal de las parejas que consideran el parto en casa es la forma en que la comadrona pueda manejar una emergencia o complicación durante el parto o la labor. Recuérdese que la parteras asisten a las mujeres sanas y examinan los problemas durante el embarazo. Una partera que atienda a una mujer con problemas relativos al embarazo como presión alta, problemas de corazón, altos niveles de azúcar en la sangre o anemia inmediatamente la remitirá a un obstetra. Continuamente la revisa y observa el estado físico y emocional de la mujer durante las visitas prenatales regulares. Las parteras no dudan en negarse a atender un parto en casa si tienen la más mínima sospecha de complicaciones de importancia que puedan necesitar de hospitalización.

Tradicionalmente, las parteras "usan todos los trucos del libro" cuando ocurre una labor o parto difíciles antes de llamar a un médico o transportar a una mujer en trabajo de parto al hospital. Los "trucos" que las comadronas suelen utilizar son sencillas técnicas de relajación y respiración, pero también puede ser el uso de trabajo corporal, masajes, hierbas, homeopatía y acupuntura. Estas técnicas se utilizan con la premisa de que el parto es un proceso físico, mental, emocional y espiritual que necesita suceder de modo equilibrado y armonioso.

La partera que atiende en casa llevará todos los instrumentos a la mano y el tanque de oxígeno abierto, así que lo que pudiera ser una emergencia se convierte en cuestión rutinaria. Muchas parejas se preocupan por si el cordón umbilical del bebé estuviera enrollado alrededor del cuello del bebé, un suceso muy común que la partera puede manejar fácilmente en casa. Casi el 25 por ciento de los bebés tienen el cordón umbilical enrollado en el cuello. Una partera palpa la rigidez del cordón y lo desliza sobre la cabeza del bebé o por debajo del hombro. Si está demasiado tirante para moverlo la comadrona lo agarra y lo corta sabiendo que el bebé está por nacer. Estos bebés también necesitan un poco de ayuda para empezar a respirar.

Algunos bebés se quedan "pegados", una situación llamada distocia. Se sacan suavemente mediante cambios de postura de la madre, manipulación del bebé y a veces episiotomías de emergencia.

Mi propio tercer parto ocurrió asombrosamente rápido. Pasé la labor caminando por una calle tranquila, colgándome de un árbol cuando venía una contracción fuerte. Después de sólo dos horas me dirigí a nuestro *spa*. Allí continué en labor durante otras dos horas y empecé a pujar. La partera se metió dentro de la tina conmigo y mi compañero y justo cuando empezó a asomar la cabeza del bebé revisó si el cordón umbilical estaba enrollado en el cuello del bebé. No fue así pero se dio cuenta de que el mismo se había salido parcialmente junto con la cabeza y estaba pellizcado entre el hombro del bebé y mi hueso púbico. Además el bebé estaba estancado. Su ritmo cardíaco decrecía rápidamente. La partera actuó con rapidez rotando el hombro del bebé y sacándolo a través del agua hasta traerlo a mis brazos. Abraham estaba lánguido y azul, pero en el plazo de tres minutos se tornó rosado y empezó a alimentarse del pecho.

Una comadrona del sur de California contó su experiencia con un parto de gemelos en casa. Finalizó sacando al segundo bebé, y al revisar la placenta encontró un tercer bebé. Como nunca había atendido un parto de trillizos preguntó al

Las parteras observan y esperan mientras la mujer se relaja entre contracciones. Ella prefiere dar a luz en un taburete de parto portátil al estilo holandés.

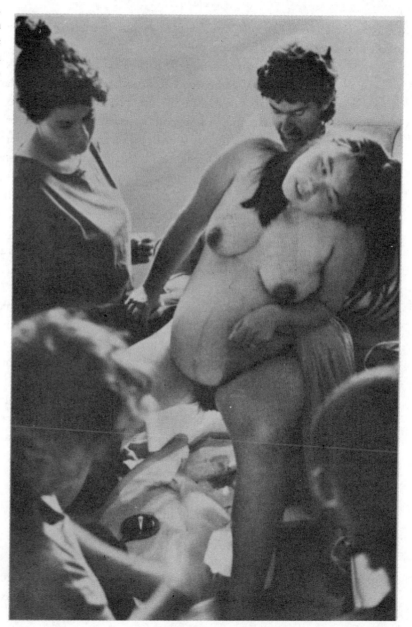

marido si prefería que fueran al hospital. Él le aseguró que tenía confianza en sus habilidades y trajo el tercer bebé al mundo.

Cuando se presenta una situación que la partera no puede resolver, se debe trasladar a la madre al hospital. Las parteras transportan a las mujeres en labor de parto al hospital por diversas razones. La mayoría por labores demasiado lentas. Las mujeres que progresan muy lentamente se suelen cansar y necesitan la asistencia de administración de fluidos y una posible aceleración del parto con oxitocina sintética. Si la comadrona tiene una buena relación con el doctor del hospital el parto puede seguir su curso como si la partera y la madre estuvieran en casa. Cuando Jill Cohen, una partera de Oregon, se lleva a una cliente al hospital su médico consejero la escucha con detenimiento, le consulta su opinión, le hace sugerencias y a veces permite que ella misma "agarre" al bebé.

Otros hospitales y doctores son hostiles a las parteras y a las clientes adeptas al parto en casa. Una comadrona de Texas llamó al 911 y pidió asistencia inmediata en cuanto detectó que el cordón umbilical salió antes de que el bebé hubiera nacido. Le dijo a la madre que se pusiera a cuatro patas y ella entonces metió la mano enguantada dentro de la vagina y sacó la cabeza del bebé para que no se quedara sin oxígeno. Lo mantuvo así mientras la transportaron al hospital y le hicieron una cesárea de emergencia. En vez de darle las gracias por haber salvado al bebé, la ridiculizaron por haber practicado el parto en casa y sufrió una investigación estatal.

La caída del cordón y la falta de respuesta del bebé a los esfuerzos de resucitación son dos de las situaciones de emergencia más dramáticas que pueden suceder en un parto en casa. En este caso los conocimientos y experiencia de la partera la ayudaron a resolver el problema rápida y correctamente.

Preparación para la partería: educación versus experiencia

Las parteras entrenadas empíricamente en todo el mundo, especialmente en los países del Tercer Mundo, atienden las tres cuartas partes de los partos. Estas mujeres no suelen tener educación formal y son simplemente mujeres que ya han dado a luz por sí solas. Su familiaridad con el parto surge de la experiencia y sus clientes saben que el parto es algo normal. Estas comadronas se suelen llamar *profanas*. Las parteras profanas de Estados Unidos suelen ser mujeres que empezaron por tener una mala experiencia del parto en hospital.

Las parteras profanas que responden al movimiento del parto en casa de la década de 1970 son normalmente madres jóvenes que tienen conciencia de la necesidad de una alternativa para el sistema del parto. Muchas parejas que no pueden encontrar médicos o comadronas tituladas dentro de su zona se dirigen a enfermeras, educadoras de maternidad o vecinas para recibir asistencia y apoyo. Una gran cantidad de parejas ignoran el temor y las advertencias que les da la medicina establecida y dan a luz en casa sin ayuda de nadie.

Hay mujeres que llegan más allá y ayudan a las parejas a aprender cosas sobre el parto simplemente realizándolo y desarrollan su propio estilo, que es similar al de las parteras tituladas, pero sin las limitaciones legales y hospitalarias. Estas personas reciben inmediatamente el título de "partera". Otras parejas se dirigen a ellas porque se corrió la voz por toda la comunidad. El movimiento para la salud holística de principios de los 80 hizo hincapié en la relación intrínseca entre los aspectos emocionales, sociales, psicológicos y espirituales de la salud y esto dio como resultado el incremento de las parejas que buscaron un sistema alternativo de atención al parto. Las comadronas se tienen como protectoras de la mujer y el bebé y del parto normal. Muchas veces la partera era una amiga de la mujer parturienta y no era tomada como figura de autoridad. Las parteras no traen al mundo a los bebés, enseñan a la mujer a cuidarse durante el embarazo, a conocer su capacidad de dar a luz y a cuidar a su bebé después de nacer.

Las parteras profanas, según dicen, han proliferado. Después de atender varios cientos de partos algunas mujeres asisten a escuelas acreditadas para tener un aprendizaje más largo y difícil o programas de escolaridad abierta. Estas comadronas suelen ser líderes en su Estado que luchan por una educación estandarizada, licencias y el reembolso de la tercera parte. Algunas incluso comenzaron a ir a la escuela de partería para entrenar y dar el certificado a las demás. Cada vez más las parteras se tienen como verdaderas profesionales. Una partera profana también

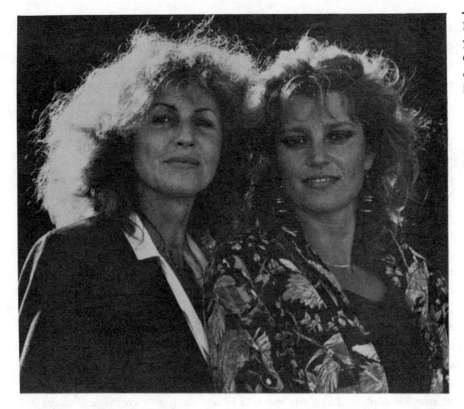

Las parteras alemanas Beatrijs Smulder y Astrid Limberg, autoras de *Women Giving Birth*, han sido defensoras activas del movimiento del parto en casa desde hace bastante tiempo.

puede identificarse como asistente de parto empírica, espiritual o tradicional.

La mayoría de los países industrializados tienen programas especialmente diseñados para enseñar la partería. Estados Unidos tiene varios programas acreditados. El entrenamiento incluye estudios de anatomía, fisiología, biología, química, psicología y nutrición, cuidado del embarazo, labor, parto y postparto, y los cuidados del recién nacido. Una partera aprende a diferenciar entre lo que es normal y lo que no lo es. Estas profesionales son conocidas como parteras *acceso-directo*. Deben pasar un examen después de completar el programa a fin de recibir la licencia para poder practicar. La licencia para practicar en un Estado no las capacita para trabajar en otro debido a la falta de una legislación común que gobierne la práctica de la partería. Estados Unidos no tiene legislación federal que defina los requerimientos educativos para la licencia, ni parámetros en los cuales deban trabajar las comadronas.

Este estatus legal de parteras de acceso-directo depende de las leyes de su Estado en particular. En algunos Estados del sur una mujer que quiera practicar la partería o que ya la haya practicado sólo necesita registrarse en la Corte del Condado. California y Colorado no tiene leyes uniformes relativas a la práctica de la partería. En Colorado, varias veces, y durante veinte años en California se votó en contra en el comité para legalizar la partería de acceso directo debido al fuerte cabildeo por parte de las asociaciones médicas de cada Estado [1].

Incluso en los Estados que emiten licencia de partera hay muchas de ellas que se rehusan a seguir sus dictados. En Florida hace algunos años se impuso la licencia y enseguida docenas de parteras se registraron y recibieron su licencia; a continuación el gobierno del Estado empezó a investigarlas una por una revocándoles la licencia a la mínima infracción de las reglas y regulaciones. Esto redujo rápidamente el número de parteras; otras simplemente practicaban dentro de la ilegalidad. Por un lado es bueno para las comadronas el tener licencia, estar reconocidas y reguladas: esto asegura un nivel de educación y proporciona revisiones por parte de sus colegas. Por otro lado la licencia limita el rango de actuación de la partera a lo que el comité estatal juzga que es "normal".

Los siguientes Estados y territorios no proporcionan licencia para parteras de acceso directo y tienen leyes que prohiben la práctica de la partería. Es ilegal practicar la partería en estas zonas y las parteras que deciden practicar corren un gran riesgo.

Illinois	Maryland	Pennsylvania
Iowa	Nueva York	Virginia del oeste
Kansas	Carolina del norte	Islas Vírgenes
Kentucky		

Los siguientes Estados, distritos federales y repúblicas no tienen ninguna determinación concerniente a la práctica de la partería de acceso directo. Estas áreas se designan como "alegales". Las parteras que ejercen en estas zonas están sujetas a repentinas persecuciones selectivas por práctica de la medicina o partería sin licencia.

Alabama	Maine	Dakota del norte	Vermont
Connecticut	Massachusetts	Ohio	Virginia
Delaware	Michigan	Oklahoma	Wisconsin
Georgia	Minnesota	Dakota del sur	Wyoming
Hawaii	Missouri	Tennessee	Washington, D.C.
Idaho	Nebraska	Utah	Puerto Rico
Indiana	Nevada		

Los siguientes Estados han establecido una legislación que regula la práctica de la partería de acceso directo. Cada Estado tiene sus propios requerimientos para obtener y mantener la licencia para practicar la partería. Está en manos de cada una el decidir si sigue o no los mandatos de su Estado para obtener la licencia y trabajar dentro de las normas de la práctica. Algunas parteras obtienen la licencia y otras no.

Alaska	Colorado	Montana	Oregon
Arizona	Florida	New Hampshire	Rhode Island
Arkansas	Louisiana	New Jersey	Carolina del sur
California	Mississippi	Nuevo México	Texas

El último grupo de comadronas, llamadas *enfermeras-parteras* (CNM) son las que tienen educación médica formal. En Estados Unidos una persona que desee convertirse en enfermera-partera debe asistir a una escuela acreditada de enfermeras y recibir una graduación o un grado de bachillerato en enfermería. Estas personas (hombres o mujeres) deben pasar el examen de licencia en su propio Estado y a menudo deben cumplir con un año de trabajo en un hospital en el área de labor o parto antes de ser admitidas en uno de los veintinueve programas de entrenamiento de enfermeras-parteras del país. Las CNM constituyen una adición relativamente reciente al cuidado obstétrico.

Los cincuenta Estados dan licencias de CNM. Casi todos regulan la enfermería-partería mediante la Junta de Enfermeras Registradas de cada Estado. Para

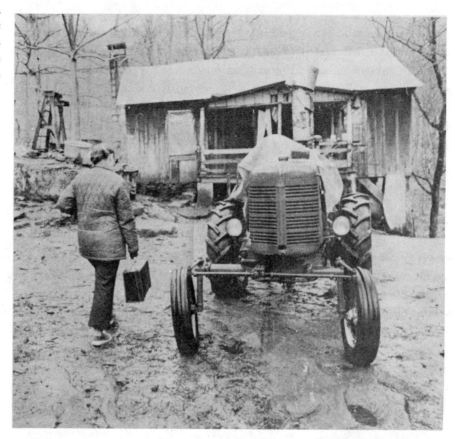

averiguar si una practicante particular está licenciada o registrada basta con llamar a las oficinas estatales que gobiernan la práctica médica. También se puede hablar al Colegio Norteamericano de Enfermeras-parteras (ACNM) o a la Alianza de Parteras de Norteamérica (MANA). (Para mayor información véase el apéndice F).

El primer programa de entrenamiento de CNM fue el Servicio de Enfermería de la Frontera, fundado en 1925 por Mary Breckenridge en el Condado de Leslie, Kentucky. El segundo colegio de enfermeras parteras fue inaugurado en 1932 a través de la asociación de Centros de Maternidad (MCA) de Nueva York. Ambos programas comenzaron siendo un esfuerzo para proporcionar cuidados de calidad para los pobres y no privilegiados de Norteamérica. La MCA dio prioridad de entrada a las enfermeras públicas o a las parteras practicantes procedentes de Estados con altos índices de mortalidad infantil. Se esperaba que estas CNM regresarían a su Estado para establecer programas de salud pública para el entrenamiento y supervisión de parteras profanas. La ACNM, fundada en 1955, fue creada para la seguridad y calidad de la educación de las enfermeras parteras. La acreditación nacional de los programas educativos no se empezó hasta 1970 [2].

Las CNM juegan un papel especial en la salud porque no pueden trabajar dentro del sistema establecido por los obstetras ni ser directamente contratadas por un hospital. Las CNM son sólo parteras que tienen permitido atender partos en los hospitales. Al trabajar allí la CNM no se considera como una competidora, como sucede con las demás parteras. No obstante, aunque parezca que es un miembro respetado del equipo, casi siempre se encuentra en el medio. Es adepta y a menudo promueve el tipo de cuidado centrado en la familia que algunas parejas empezaron a reclamar en la década de 1970, y aunque continúa buscando el cambio, la comadrona suele ser criticada por los médicos del hospital que la contrata. Los doctores a veces se rehusan a apoyar los privilegios que dan los hospitales a la independencia de las CNM. En Estados Unidos algunas parteras profanas han acusado a las CNM de ser servidoras de los doctores, hacer que los mismos se conviertan en artesanos o que ellas mismas son como mini-doctores. Las CNM suelen ser el blanco de la animadversión por donde van.

Las parteras se enfrentan al sistema

La primera toma de conciencia del movimiento pro parto en casa de los 70 llegó a través de un caso legal muy publicitado en el Condado de Santa Cruz en 1974. La partera profana Raven Lang, que ha impartido clases de educación maternal y atendido a mujeres en trabajo de parto en el hospital empezó a ayudar a dar a luz en casa. En 1971 Lang y otras siete parteras profanas abrieron el Centro de Alumbramiento de Santa Cruz a fin de proporcionar atención prenatal adecuada para las mujeres que querían dar a luz en casa. Los doctores del condado se habían reunido anteriormente para votar en contra de dar atención a las mujeres que pretendieran dar a luz en casa. Las mujeres que asistían al Centro de Alumbramiento se reunían regularmente y compartían los conocimientos de los médicos de la zona. Aprendieron a valorar la condición fetal, tomar la presión sanguínea, manejar hemorragias y curar heridas. Aprendieron sobre la importancia de la nutrición y los procedimientos de resucitación. El Centro de Alumbramiento tuvo éxito y cada vez más mujeres del área de Santa Cruz empezaron a solicitar los servicios de una comadrona.

En 1974 una pareja utilizó el Centro de Alumbramiento para el cuidado prenatal. Lo que esta pareja no le comunicó a las parteras, las cuales se sintieron incómodas por la manera en que la pareja actuó, fue que eran agentes secretos del Estado de California. Cuando las dos parteras fueron citadas en la casa del agente secreto para una labor supuestamente prematura, lo primero que hicieron fue ponerles dinero en las manos y a continuación arrestarlas. Raven Lang, que ya no vivía por allí, pero que dio la casualidad que en aquel día estaba de visita fue notificada acerca del hecho por otra de las comadronas. Lang llegó al Centro de Alumbramiento después de notificar a la prensa. Llegó a tiempo de ver cómo la policía sacaba todo de la casa como evidencia del "círculo de parteras" [3].

Se acusó a tres parteras de tratar enfermedades y practicar la medicina sin licencia. El caso duró varios años y terminó en la Corte Suprema de California. El fiscal del distrito de Santa Cruz delegó finalmente el caso porque el Centro de Alumbramiento se cerró y las parteras dejaron de ejercer. Aunque la Corte Suprema falló al final en contra de las comadronas por practicar la medicina sin licencia, las parteras sintieron que habían ganado una pequeña victoria. La publicidad ayudó a la causa del parto casero al exponer la injusticia del monopolio de los médicos en cuanto al parto [4]. Sin embargo, el arresto y persecución de parteras por practicar el parto en casa no finalizó en 1978 con este caso.

Desde 1974 han habido cuarenta y cinco investigaciones y/o casos en la Corte relacionados con parteras de acceso directo tan solo en California. Un abogado de California, Stephen Keller, que ha defendido a muchas de estas parteras, ha comparado estas investigaciones con una moderna caza de brujas. Muchas parteras practican en secreto o han abandonado el Estado por miedo a la persecución. Otras son activistas de la Asociación de Parteras de California (CAM), que lucha por enmendar las leyes del Estado. Han sido veinte años de presentaciones de proyectos de ley, revisiones, derrotas y nuevas presentaciones antes de conseguir que el primer proyecto de ley que reconocía a las parteras se aprobara en 1993. Aunque esta primera ley es muy conservadora y restringe el ámbito de la práctica, las parteras que pertenecen a la CAM tienen la esperanza de enmendarla. Muchas parteras de acceso directo de hoy día son obligadas a practicar fuera del ámbito legal. En 1993, la partería de acceso directo era abiertamente *legal* en sólo dieciséis Estados, *claramente ilegal* en diez Estados y en una zona ambigua de legalidad en los restantes veinticuatro Estados, donde la libertad de la práctica dependía de la política de la Corte del Estado y las juntas reguladoras. Arkansas es un Estado que en 1979 hizo ilegal que las parteras profanas atendieran partos, dejando a muchas comadronas con una larguísima experiencia fuera del campo laboral y a muchas familias pobres rurales sin acceso a la atención maternal. Después de diez años de litigios y legislaciones vagas y confusas, Bill Clinton, entonces gobernador de Arkansas, aprobó finalmente una ley uniforme para la partería [5].

Las parteras son discriminadas de muchas formas, incluso en Estados donde tienen autorización para practicar. Por ejemplo, si un bebé muere o se malogra en un hospital se considera voluntad de Dios. Si un bebé muere o se malogra en casa se acusa a la partera de asesinato no premeditado con felonía, que está sujeto a pena de muerte en algunos Estados y a cadena perpetua en otros. Mientras muchos de estos casos se van a juicio, afortunadamente no se ha encarcelado a ninguna partera por asesinato. No obstante, las parteras deben soportar la tensión de verse en los tribunales, pagar los honorarios de los abogados y la pérdida de utilidades, todo lo cual supone cientos de miles de dólares.

Estadísticamente, las parteras de acceso libre tienen un excelente récord de seguridad y sanidad en la práctica del parto en casa. En Nuevo México, las parteras de acceso directo fueron reconocidas desde 1980. Se han seguido recogiendo estadísticas de los resultados de partos en casa en Nuevo México. No es de sorprender que las estadísticas de los partos asistidos por comadronas son mucho mejores que las de los atendidos por médicos en cuanto a mortalidad infantil y maternal, transporte, episiotomía y cesárea.

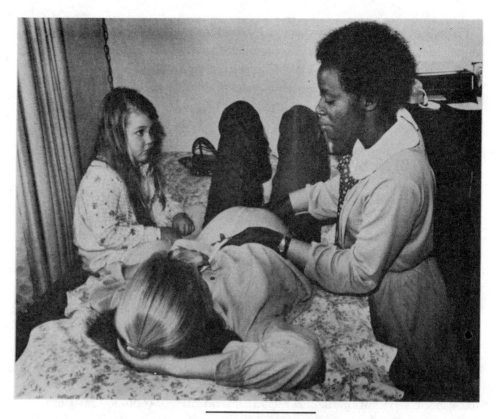

Las parteras-enfermeras certificadas ofrecen un excelente cuidado y educación prenatal dentro de diferentes ambientes.

Muchos opositores de la partería argumentan que las estadísticas reflejan el hecho de que las parteras sólo tratan los partos normales o de bajo riesgo. Sin embargo, las estadísticas del Hospital Central del Norte del Bronx en Nueva York desmintieron este argumento. En este hospital del interior de la ciudad, donde del 60 al 80 por ciento de las mujeres embarazadas se consideran de alto riesgo y a veces alrededor del 30 por ciento son adictas, el índice de cesáreas es sólo del 14 por ciento —el más bajo de toda la ciudad de Nueva York. Esto es debido al servicio de enfermeras parteras, que comenzó en este hospital como proyecto del MCA [6].

La pediatra Marsden Wagner, antigua directora europea de la Organización Mundial de la Salud (OMS), en la división de salud infantil y maternal, ha afirmado ante comités legislativos que la OMS ha mantenido una política durante treinta años que establece que : "el cuidado durante el embarazo normal, parto y postparto debe estar en manos de las parteras de profesión"[7].

La partería en el futuro

Las CNM profesionales continúan luchando por el derecho de proporcionar un sistema diferente de atención a un creciente número de parejas que están buscando alternativas. En 1985 la Asociación de CNM creó un comité para la práctica del parto en casa para ayudar a las CNM a establecerse. Algunas de ellas habían trabajado durante varios años hasta obtener los privilegios del hospital. Hoy día el 85 por ciento de las cuatro mil CNM de Estados Unidos trabaja en hospitales. Las CNM le han presentado batalla al gobierno federal y a los tribunales para obtener su derecho legal a ejercer. La Comisión del Comercio Federal ha intervenido a favor de las comadronas en por lo menos dos intentos de negarles sus privilegios de hospital [8]. Muchas CNM no pueden practicar en ciertos Estados porque necesitan tener un certificado de maestría. La Asociación de CNM está trabajando con la legislatura de cada Estado para remediar esta confusión en cuanto a las licencias. Cada vez más, tanto los médicos como los consumidores, ven a las parteras como asistentes de maternidad del todo fiables y seguras. Este concepto crea un problema posterior: la falta de suficientes parteras CNM en Estados Unidos.

Kitty Ernst, CNM y directora de la Asociación Nacional de Centros para la Infancia (NACC), afirma que no existen suficientes parteras para cubrir la demanda de las parejas que pretenden encontrar una alternativa en cuanto a la atención del parto. Ella, junto con el comité de educadores de todo Estados Unidos, han creado el Programa de Educación de Enfermeras Parteras basado en la Comunidad (CNEP), el cual permite que las enfermeras cualificadas y registradas puedan estudiar bajo la guía y la experiencia de una consejera CNM. La estudiante de partera puede permanecer dentro de su propia comunidad, mantener su vida familiar y obtener su graduación de maestría en partería en menos de cuatro años. Una vez cumplido el programa cada estudiante está conforme en ser consejera y así el número de estudiantes se va multiplicando. Si el programa actual funciona de la manera que Ernst y sus colegas lo han pretendido habrá cerca de diez mil CNM en Estados Unidos en el año 2001. Actualmente existen 4,000 CNM en Estados Unidos [9].

En 1981 la hermana Ángela Murdough, presidente de la Asociación de CNM, convocó una reunión de médicos alternativos para el parto, parteras profanas, de acceso y CNM. El propósito de la reunión era lograr un mayor apoyo para la partería en general y el dirigir la causa y las preocupaciones comunes de cada comadrona individual. La Asociación de Parteras de Norteamérica (MANA) surgió de esta reunión. La MANA posteriormente cambió su nombre en Alianza de Parteras de Norteamérica e incluyó a grupos de diferentes posturas filosóficas con respecto a la partería. Las tradicionalistas que se preocupaban por la preservación de la integridad de la familia se unieron a las feministas que defendían el derecho de la mujer a controlar su capacidad reproductora. Ambas dieron la bienvenida a diversos grupos culturales que habían permanecido ocultos al conocimiento del público: mujeres méxico-americanas, mormonas, judías, musulmanas y asiáticas se unieron como parteras en una muestra de solidaridad. Era y es la esperanza de la MANA que esta unión de parteras no sólo apoye los esfuerzos laborales de un grupo de mujeres dedicadas, sino que también demuestre que el sistema de cuidado maternal de las comadronas está centrado en la madre y por lo tanto se enfoca en las necesidades humanas.

Las CNM y las parteras de libre acceso han aprendido a poner a un lado las diferencias, a respetar los diferentes procesos educativos y a trabajar juntas para que cada vez más mujeres y familias se puedan beneficiar de sus servicios. Las CNM y las parteras de acceso directo, que participan en por lo menos dos comités nacionales en Estados Unidos están trabajando para la creación de estándares educativos que ayuden a incrementar rápidamente el número de parteras disponibles.

Por encima de todo las parteras reconocen que el parto es un evento de la vida en donde las mujeres se unen, especialmente cuando dicho suceso no es invadido por el uso de la tecnología y los rituales tecnológicos. Las parteras ven a toda mujer desde un punto de vista humano sin importar su religión, raza o nacionalidad. La comadrona y escritora Elizabeth Davis dice: "Un motivo de peso para llegar a ser partera es el deseo de toda mujer de estar cerca de las demás, no sólo desde el punto de vista afectivo como amigas, sino en el sentido de poder trabajar juntas para establecer sistemas de apoyo entre todas " [10].

6

Parto en el agua

El pensar en dar a luz en el agua resulta estremecedor para muchas personas hasta que entienden las razones que existen detrás de esa forma de dar a luz tan interesante. La gente suele escuchar con curiosidad, reconociendo que la mayoría de las mujeres se sienten a gusto dentro del agua, especialmente cuando están embarazadas. Casi todas llegan a la misma conclusión: "El parto en el agua tiene sentido".

La mayoría se sienten relajadas y a gusto en el agua. Tal vez porque nuestra vida comienza en el vientre rodeados por líquido esta familiaridad permanece con uno toda la vida. El ser humano se compone principalmente de agua, y muchas de sus características están ligadas a los mamíferos acuáticos, quizás se mantiene en la memoria el tiempo en que la especie humana estaba en una etapa de "interludio acuático". Un feto de tres días es un 97 por ciento de agua a los ocho meses y es un 81 por ciento. En el momento que el ser humano se convierte en adulto el cuerpo consta de un 50 a un 70 por ciento de agua, dependiendo de la cantidad de tejido graso [1].

La alianza natural del ser humano con el agua se observa mejor al ver que los bebés pueden nadar natural y fácilmente mucho antes de que puedan sentarse o gatear. Durante su primer año de vida los bebés chapotean en el agua con calma

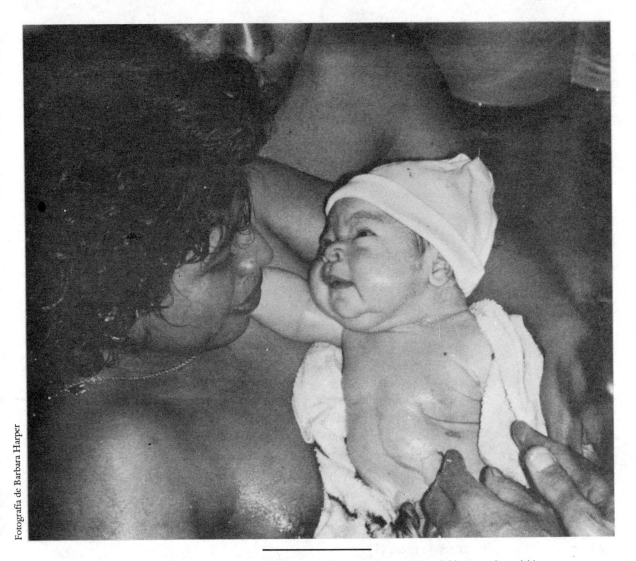

Kelly Vanessa fue una niña muy grande. El agua ayudó a su madre a cambiar rápidamente de posición para que la partera pudiera ayudar a la bebé en su salida.

y felicidad mirando a todos lados con los ojos muy abiertos. Los bebés saben por instinto que no deben respirar cuando tienen la cabeza en el agua.

¿Por qué parto en el agua?

Durante miles de años las mujeres han utilizado agua para facilitar la labor y el parto. Siempre que ha habido acceso a agua ligeramente templada las mujeres se han bañado con ella usándola de modo ritual al encontrar gran alivio dentro de ella, especialmente en la labor. Sumergirse en una tina de agua para facilitar la labor suena bien a casi todas las mujeres. Si el agua está en el lugar que la mujer quiere y no existen complicaciones allí se encontrará mejor que en ningún otro lado. Cuando llega el momento de dar a luz al bebé no hay razón para invitar a la mujer a salir del agua.

Cuando una mujer en trabajo de parto se relaja en agua templada, libre del peso de la fuerza de la gravedad, con la estimulación sensorial reducida, su cuerpo está menos propenso a emitir las hormonas relacionadas con la tensión. Esto permite que su cuerpo produzca inhibidores del dolor —endorfinas— para complementar la labor. La noradrenalina y las catecolaminas, hormonas segregadas por el estrés, aumentan la presión sanguínea y pueden inhibir o aminorar la labor. En la conferencia de 1987 de la Asociación de Psicología Pre y Perinatal de Norteamérica el Dr. Serge Weisel presentó un estudio de mujeres que pasaron la labor sumergidas en agua caliente en Bélgica[2]. estableció que las mujeres con hipertensión (alta presión sanguínea) experimentaron un descenso en la presión sanguínea después de diez o quince minutos de entrar al agua caliente. Una mujer en trabajo de parto es capaz de relajarse físicamente y es capaz de tranquilizarse mentalmente también. Muchas mujeres, parteras y doctores reconocen el efecto analgésico del agua. Una enfermera obstétrica que tuvo un parto en el agua describió que el estar sentada en una tina de agua caliente durante la labor es "similar a recibir una dosis de Demerol, pero sin los efectos secundarios".

La mujer logra un nivel de comodidad en el agua que además reduce sus niveles de miedo y tensión. La percepción del dolor se ve influida por su nivel de ansiedad.

Cuando una labor se vuelve más fácil físicamente la capacidad de concentración de la mujer se mejora y es posible enfocarse en el proceso interior de dar a luz. El agua ayuda a algunas mujeres a lograr un estado de conciencia en el cual su temor y resistencia se disminuyen o desaparecen completamente, su cuerpo se relaja y los bebés nacen de la forma más fácil.

Muchas mujeres informan que fueron más capaces de concentrarse después de meterse en el agua. Los doctores y parteras que atienden partos en el agua piensan que simplemente el sonido del chorro del agua ayuda a ciertas mujeres a relajar cualquier inhibición que pudiera aminorar el ritmo del parto, a veces el parto es tan rápido que no da tiempo a que la bañera se llene totalmente. La mayoría de las veces las mujeres se meten en la tina durante la labor y dan a luz antes de que puedan salir.

Otro beneficio del parto en el agua es la elasticidad que el agua proporciona a los tejidos del perineo reduciendo la incidencia y severidad de la rasgadura y la necesidad de episiotomía. El Dr. Michel Odent afirmó que de cien partos en el agua que él había atendido no se realizó ninguna episiotomía y sólo hubo veintinueve casos de rasgadura, todas las cuales fueron meramente superficiales [3]. Un informe publicado en 1989 en todo el ámbito de Estados Unidos en el *Journal of Nurse-Midwifery* emitió unas estadísticas que indicaban que el uso del agua para la labor y el parto da como resultado muy pocos incidentes de rasgadura perineal y de poca gravedad [4].

Las respuestas corporales de la madre y el bebé están ligadas intrínsecamente. La comodidad de la madre que da a luz en el agua es transferida al bebé que nace del mismo modo. Las emociones de la madre también las siente el bebé gracias a que las hormonas que segrega el cuerpo de ella en respuesta a sus emociones son absorbidas por el niño. En un parto controlado por un médico, las drogas o las hormonas sintéticas que la madre recibe también son recibidas por el bebé. Si el parto es suave y fácil para la mamá, también lo será para el bebé. Este último pasa menos tiempo en el canal del nacimiento y no tiene miedo, frustración ni ninguna de las emociones penosas que pueden suscitarse en una labor difícil para la mamá.

El bebé sale directamente al agua y es "recogido" por la mamá, el papá o el asistente del parto. Mientras está en el agua el niño tiene libertad de movimientos en un ambiente líquido que le es totalmente familiar. Los miembros del bebé también tienen más facilidad de desplegarse durante estos primeros momentos en que abandona el cuerpo de la madre y entra en el agua. El agua le resulta gratamente familiar después de haber sufrido el trauma del nacimiento ayudando a su sentimiento de seguridad y dando tiempo a que su sistema corporal se reorganice. Durante el parto los bebés suelen abrir los ojos, moverse en todas direcciones y usar sus miembros. El agua mitiga el shock y la sobrecarga sensorial que tan a menudo forma parte intrínseca del nacimiento. Las luces y sonidos son más tenues debajo del agua e incluso el contacto de la piel de la madre con la suya propia es más suave por la presencia del agua. El mismo elemento, familiar y seguro para el bebé, es reconfortante y relajante para la madre. Ambos, la madre y el bebé, se ven profundamente afectados por la apacibilidad de este tipo de parto.

Historia del parto en el agua

En el siglo VI a.C., Aristóteles concluyó que el agua era el principio de la vida. Observó que todas las semillas tenían una "naturaleza húmeda". Sin embargo no fue antes de 1700 que los científicos empezaron a comprender e identificar las propiedades del agua, incluyendo su valor como método terapéutico. Un oscuro libro llamado *Water Cures*, impreso en Londres en 1723 describe los beneficios del agua usada en todo tipo de enfermedades, incluyendo el baño durante el embarazo y la labor[5]. Intuitivamente los seres humanos siempre se han sentido atraídos por la comodidad que proporciona el agua.

A lo largo de la historia existen muy pocas pruebas concretas de que las culturas antiguas practicaran el parto en el agua a cualquier escala, pero se sabe que se ha usado en todas las culturas del mundo. Hay leyendas que dicen que los antiguos egipcios daban a luz en el agua a ciertos bebés selectos. Estos bebés se convertían en sacerdotes y sacerdotisas. Se dice que los antiguos súbditos del rey Minos en la isla de Creta usaban un templo sagrado para partos en el agua. El arte de los frescos en la ruinas de Minos representa delfines y su especial conexión con los humanos y el agua. Sólo se puede especular acerca de la conexión entre estas pinturas y sus creadores. Los indios chumash de la costa central de California cuentan historias acerca de sus mujeres que pasan el trabajo de parto en los remansos de las mareas y ensenadas poco profundas a lo largo de la playa mientras los hombres de la tribu tocaban los tambores y cantaban. El más anciano de los chumash, Semu, tiene ahora más de ochenta años y recuerda que cuando era un muchacho, las mujeres solían ir a la playa para hacer su trabajo de parto en aguas poco profundas. También recuerda que en muchas de estas ocasiones aparecían delfines que permanecían cerca de las mujeres hasta que el bebé nacía [6]. Otras tribus indias del norte, centro y sur de América, así como los maoris de Nueva Zelanda y los samoanos del Pacífico daban a luz dentro de zonas poco profundas del mar o de algún río. Las tradiciones de las islas Hawaii mantienen que ciertas familias de las islas han nacido en el agua durante miles de generaciones.

Muchas comadronas sospechan que el parto en el agua tenía lugar antes de la llegada de los médicos y hospitales, aunque no existe documentación que lo compruebe. Cualquier lugar en donde hubiera agua, especialmente agua caliente, las mujeres lo han usado para aliviar los dolores del trabajo de parto. El primer parto en el agua *gregistrado* en la modernidad tuvo lugar en Francia en 1803. El caso, que fue detallado en un periódico de la sociedad médica francesa, argumenta que una mujer que había estado en labor durante cuarenta y ocho horas encontró un alivio en su lento progreso sumergiéndose en agua caliente. Después de estar breves instantes en el agua el bebé salió tan rápidamente que no tuvo tiempo de salir del agua para dar a luz a su bebé [7]. Se han recogido informes posteriores sobre el parto en el agua hasta 1960, cuando comenzó a haber documentación sobre el mismo en la Unión Soviética.

En ese entonces surgieron historias muy interesantes en la Unión Soviética sobre el trabajo de Igor Charcovsky, científico y curandero ruso primordialmente autodidacta, el cual dirigió una investigación sobre animales pariendo en el agua. También observó la conducta de los bebés en el agua, incluyendo la de su hija Veta, que nació prematuramente en 1963. Charcovsky puso a su recién nacida en una tina de agua caliente durante varias semanas, arguyendo que no tendría que luchar contra la gravedad y por lo tanto no gastaría tanta energía en sobrevivir como la que requeriría en la incubadora del hospital. La hija de Charcovsky sobrevivió y él continuó experimentando con agua, recién nacidos y los efectos de la gravedad en todos los aspectos de la labor humana.[8].

Más allá del baño de Leboyer

Durante la misma época de estos descubrimientos en Rusia, el Dr. Frederick Leboyer introdujo el concepto del baño caliente para el bebé después del parto. A través de su investigación sobre métodos de dar a luz con menos violencia, Leboyer descubrió los efectos benéficos del agua caliente en los recién nacidos.

El baño de Leboyer consistía simplemente en poner al bebé, justo después de nacer, en una bacinica de agua caliente a la temperatura corporal. El bebé podía experimentar entonces el agradable retorno al placer del mundo fluido que acababa de dejar. Durante los baños de Leboyer los bebés solían abrir los ojos y sonreír con atención y serenidad mientras movían los brazos y piernas en el agua con alegría. Hasta incluso podían nadar e impulsarse en el agua.

Leboyer practicó en un hospital a las afueras de París en el pequeño suburbio de Les Lilas. Tuve la oportunidad de visitar el hospital de maternidad en 1984. En una habitación separada adyacente a la tradicional sala de partos hay una gran tina redonda; cuando pregunté que si las mujeres daban a luz en esta tina la partera tan solo se rió echando la cabeza para atrás: "Por supuesto los bebés nacían en el agua. Las mujeres no querían salir después de sentirse tan a gusto allí dentro".

Cuando pregunté cómo era que aquella tina se había convertido en parte integrante del hospital de maternidad, me contaron que Leboyer se hizo amigo del Dr. Michel Odent en Pithiviers a principios de la década de 1970. Odent fue el primer médico que reconoció los efectos benéficos del agua caliente para la labor y el parto. Leboyer está de acuerdo con la filosofía de Odent y ha incorporado la opción de usar tinas de parto dentro de la práctica del hospital.

Las parteras del hospital de Les Lilas me hablaron sobre las diferencias que observaron entre los bebés nacidos en el agua: "Podemos saber qué bebés han nacido en el agua. Son como pequeños adultos. Uno sabe que entienden todo. Son seres muy especiales".

A través de sus poéticos escritos y la recopilación de fotografías, Leboyer presentó el mundo de los recién nacidos como nunca antes había sido visto. Su contribución fue un paso de gigante hacia la concienciación del mundo sobre la experiencia del nacimiento desde la perspectiva del bebé. El punto de vista de Leboyer, que era eliminar la violencia y el trauma del parto ha tenido más influencia que cualquier otro en la adopción de las técnicas de parto apacible en todo el mundo. Leboyer ha demostrado de modo convincente los efectos espectaculares de la inmersión de los recién nacidos en el agua caliente [9].

Tinas para la labor en Francia

Uno de los primeros que propusieron abiertamente en público el parto en el agua fue el médico francés Michel Odent, antiguo director de cirugía del hospital estatal de Pithiviers, Francia. Proporcionando una tina con agua caliente para la labor y el parto, Odent ofrecía más comodidad y libertad de las que nunca había gozado la mujer parturienta. "Mi preocupación era ver de qué forma no interrumpir el proceso fisiológico del nacimiento, y con esta manera de pensar, claro, las cosas cambian: una sala de partos muy diferente, el agua para darles mayor comodidad, luz tenue, etc." [10].

El foco principal del trabajo de Odent fue asistir a cada mujer que daba a luz a *su* propio modo y bajo sus propios instintos. Según Odent, teniendo en cuenta este principio, el proceso del parto se transforma completamente, convirtiéndose en una experiencia emocional y física intensamente gratificante. Los baños de agua caliente para descansar durante la labor —y algunas veces para dar a luz— son una opción más para las mujeres de Pithiviers. Aunque nunca ha promovido los partos en el agua, Odent simplemente comunica a las mujeres, con una sonrisa: "existe la posibilidad de dar a luz en el agua". Esto acentúa la idea de que el parto en el agua no debe ser una cosa preconcebida sino que simplemente se deben seguir los instintos durante la labor y el parto.

Muchas de las mujeres que llegaban a Pithiviers para dar a luz no habían oído hablar del parto en el agua, pero cuando veían la gran tina circular llena de agua caliente, se sentían atraídas por la idea. En su libro *Birth Reborn*, Odent escribe: "Algunas mujeres que se sienten atraídas por el agua durante el embarazo, se sienten aún más atraídas durante la labor. Otras nos dijeron que no les gustaba el agua o no sabían nadar. En cuanto empieza la labor, estas mismas mujeres de repente se van hacia la piscina, entran con apremio y ya no se quieren salir" [11]. La alberca, de aproximadamente 2 metros de diámetro y unos 75 centímetros de profundidad es lo suficientemente grande como para que se acomoden fácilmente dos personas. Está llena de agua corriente a 36.5°C y no contiene ninguna sal o productos químicos.

Odent descubrió que cuando las contracciones de la mujer se vuelven más dolorosas y menos eficaces, el descansar en el agua caliente suele proporcionarles alivio, especialmente para las mujeres cuya dilatación no progresa más de los cinco centímetros. En la alberca la labor se hace más fácil y eficaz casi inmediatamente. En una situación similar los doctores habrían resuelto sin dudar en intervenir, incluso usando drogas.

Las mujeres que eligen salir del agua antes del parto descubren lo que Odent llama "respuesta de expulsión fetal". Estas mujeres sienten de repente una necesidad abrumadora de salir del agua. En cuanto entran en contacto con la temperatura ambiente se dispara una secreción de adrenalina y el bebé nace rápidamente. Odent cree que una mujer que no tiene prejuicios acerca de cómo *debería* ser su parto sabrá si es apropiado permanecer en el agua para el parto o si es mejor que el bebé nazca fuera de la alberca.

Mientras en Pithiviers yo vi a una mujer salir de la alberca y ponerse de cuclillas apoyándose en su marido y permaneciendo así cerca del suelo en donde habían extendido una sábana blanca. La partera Dominique Pourré, se sentó enfrente de ella en completo silencio. Ella me pidió que yo también guardara silencio y así podría "sentir" mejor el nacimiento desde dentro de mi alma. Los únicos sonidos que se escuchaban en aquella habitación en penumbras eran los hermosos ruidos primarios que emanaban de la madre mientras daba a luz a su bebé. Aquella experiencia de parto normal llegó a influir y cambiar por completo mi vida.

En la ocasión de su centésimo parto en el agua, Odent publicó un artículo resumiendo sus experiencias en el periódico médico británico *Lancet*. En dicho artículo afirma: "No encontramos ningún peligro relacionado ni con la labor ni con el parto bajo el agua. El uso de agua caliente durante la labor requiere una mayor investigación, pero esperamos que otras experiencias confirmen que la inmersión en agua caliente es una forma eficiente, fácil y económica de reducir el uso de fármacos y el índice de intervención en los alumbramientos" [12].

Odent vive ahora en Londres y está muy involucrado con la investigación y la literatura relacionada con lo que él llama "salud primaria". La salud primaria depende del funcionamiento interconectado de muchos sistemas orgánicos del cuerpo, que juntos forman lo que él llama el sistema de adaptación primario. Odent cree que las condiciones para una óptima maduración y funcionamiento del sistema de adaptación primario son dependientes directamente de las condiciones de antes, durante y después del nacimiento. Según Odent la medicina necesita reconocer la profunda influencia que ejercen las condiciones pre y perinatales sobre la salud de toda la vida de un individuo. Recalca que se debe llevar a cabo más investigación para llegar a fundamentar esta hipótesis.

Para Odent el parto en el agua en sí no es la meta. A través de su trabajo en Pithiviers, Odent pretendía dar a toda mujer la posibilidad de dar a luz con confianza en la postura que ella creyese conveniente. Esta nueva libertad guiada por la naturaleza le llevó a usar agua durante la labor o el parto como otra opción más. No mucho después de que Odent dijese aquello su trabajo se extendió al conocimiento de los padres de mentalidad abierta, médicos y parteras de todo el mundo.

El parto en el agua llega a América

A principios de la década de 1970 la práctica de la partería profana resurgió en Estados Unidos, particularmente en el norte de California, Boston y Massachusetts. Este cambio llegó en respuesta a la inconformidad cada vez mayor que las mujeres experimentaban respecto al cuidado que recibían en los hospitales y por parte de los obstetras. En 1981 un pequeño grupo de parteras ya había tenido conocimiento del éxito del Dr. Odent y de las investigaciones vanguardistas de Igor Charcovsky en la Unión Soviética.

Muchos padres querían dar a sus hijos una entrada en el mundo bastante diferente, que no fuera como la que ellos mismos pasaron en la época del "sueño crepuscular" o la fuerte anestesia. Muchas de estas parejas preocupadas habían experimentado el renacimiento, una técnica desarrollada en 1970 para conseguir sacar a relucir las emociones y recuerdos reprimidos, incluyendo el recuerdo del propio nacimiento. Una sesión de renacimiento se logra mediante una respiración profunda y constante, a menudo dentro de una tina de agua y puede dar como resultado la expresión espontánea de los más profundos y enterrados sentimientos. La comunidad del renacimiento cree que los recuerdos de nuestro propio nacimiento afectan a la vida presente y a los partos de nuestros hijos. Los "renacedores" empezaron a proclamar que el parto en el agua era la única forma de tener un bebé porque no era traumático ni violento para él mismo.

Durante los primeros años de la década de 1980, cuando estas parejas renacedoras empezaron a tener a sus bebés en el agua, la mayoría de los partos no eran complicados y resultaban experiencias muy gratificantes. A veces los padres dejaban a sus propios recién nacidos sumergidos bajo el agua por más de veinte minutos creyendo que con ello les daban tiempo de estirarse, relajarse y recuperarse del estrés del nacimiento. Desafortunadamente, algunas parejas intentaron dar a luz a sus bebés solas, sin la atención de una comadrona experimentada o un doctor. Hubo varias muertes accidentales de recién nacidos, supuestamente por haberlos dejado demasiado tiempo debajo del agua. Esto impresionó a los padres y parteras que defendían el parto en el agua, y empezaron a dudar de su seguridad. Los padres que perdieron a sus bebés aprendieron que la placenta se puede separar antes de que el cordón umbilical deje de pulsar dejando al bebé sin una fuente de oxígeno. Hoy día todos los que practican el parto en el agua reconocen el hecho de que un recién nacido necesita salir a la superficie del agua inmediatamente después de nacer.

Cuantos más médicos y demás asistentes de maternidad estén dispuestos a trabajar con la mujer que quiera dar a luz en el agua, más información tendremos sobre este tipo de parto. A principios de 1989 el proyecto de Parto en el Agua Internacional de la Asociación para la Salud Maternal/Infantil (GMCHA) empezó a sentir la necesidad de tener información exacta sobre el uso del agua en la labor y el parto. El libro del Dr. Odent, *Birth Reborn*, fue publicado en Estados Unidos en 1984 y al año siguiente, un obstetra abrió el primer centro de alumbramiento que ofrecía la opción del parto en el agua.

La onda de California

En 1985 había un centro de alumbramiento en Estados Unidos que ofrecía a la mujer la misma atmósfera que el Dr. Odent en Francia. El Dr. Michael Rosenthal abrió el Centro de Alumbramiento Familiar en Upland, California. Inspirado por la filosofía y el trabajo del Dr. Odent, Rosenthal transformó su práctica tradicional en obstetricia en un tipo de atención no intervencionista. La evolución de la práctica obstetra de Rosenthal también estuvo afectada por sus propias observaciones en mujeres que daban a luz de forma natural. Rosenthal pensó que había una gran diferencia entre el nivel de satisfacción de los padres después de un parto en el hospital y el del obstetra que atendió el parto. El punto de vista obstétrico tradicional es que un parto es positivo si resulta seguro. Sin embargo, cuando Rosenthal habló con los padres sobre sus partos en el hospital a menudo expresan poca satisfacción. Los padres querían más opciones y control sobre la experiencia del nacimiento de sus hijos.

Los cambios filosóficos de Rosenthal le inspiraron a abrir su propio centro de alumbramiento. Él y su equipo de parteras proporcionaron un ambiente que apoyaba la libertad de elección de la mujer en sus alumbramientos, enriqueciendo la experiencia del parto al permitir que participase toda la familia. En los primeros días de su experiencia como obstetra tradicional Rosenthal veía el proceso del parto como un suceso médico a controlar en determinado periodo de tiempo. Desde entonces él aprendió a echarse para atrás y dar el control a la mujer que da a luz. "Cuando las mujeres controlan el parto y participan activamente, libres de las intervenciones tradicionales, desarrollan una fuerza emocional y un gran sentido de realización" —afirma Rosenthal—. "En el Centro de Alumbramiento Familiar estamos completamente convencidos de que es la mujer la que da a luz, no viene

El Centro de Alumbramiento Familiar de Upland fue el primero de Estados Unidos en promover el uso del agua para la labor y el parto. Karen utiliza el agua para relajarse en las últimas etapas de la labor.

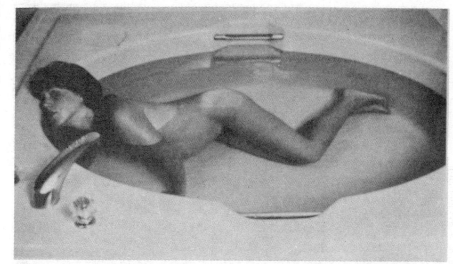

Fotografía de Michael Rosenthal

La CNM Linda Church escucha el ritmo cardíaco fetal con un *doppler*. La mayoría de las mujeres sólo necesitan elevar el vientre fuera del agua para dejar que la partera o doctor se cercioren del estado del bebé.

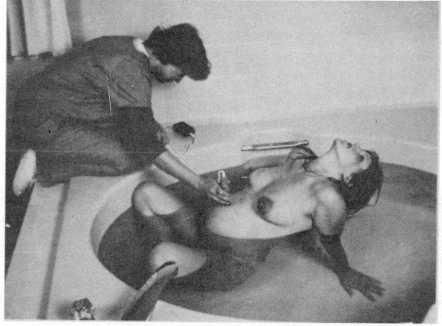

Fotografía de Michael Rosenthal

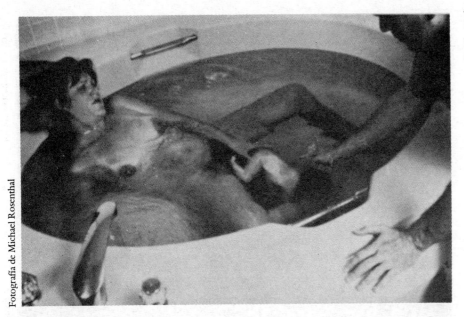

Karen toca a su bebé cuando emerge y el Dr. Rosenthal se agacha para sacarlo del agua.

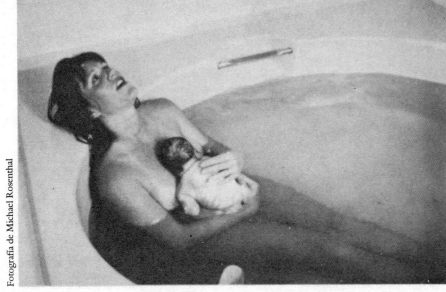

Felicidad absoluta mientras Karen sostiene a su bebé de diez segundos de edad junto a su cuerpo.

aquí a que le saquen a su bebé. Parte de nuestro trabajo es conseguir que el control del parto resida de nuevo en la mujer, nos tomamos el término del no intervencionismo literalmente. Esto suele significar que la mujer da a luz sin que yo la toque".

Rosenthal y Linda Church, partera certificada (CNM) que trabajó en el Centro de Alumbramiento Familiar durante sus cinco primeros años, han acumulado mucha experiencia con el parto en el agua. En el verano de 1993 casi mil mujeres dieron a luz en el agua en el centro. No hubo complicaciones ni infecciones, ni en las mamás ni en los bebés. Debido a este éxito en el centro de alumbramiento, el trabajo de Rosenthal y Church con el parto en el agua está recibiendo más atención entre los demás colegas. Y además, las mujeres que quieren tener este tipo de experiencia viajan grandes distancias —tan lejos como desde Alaska— para tener a sus bebés en el centro. Rosenthal dice así: "El parto en el agua es una opción razonable. Toda la vida las mujeres han tenido a los bebés en tinas cuando se sentían mal. Usaban una tina de agua caliente para los dolores de la menstruación o cuando tenían un mal día. Las mujeres esperan que un baño caliente las relaje y así es como funciona". Luego añade: "El uso de agua caliente para la labor y el parto se puede ver como radical y nuevo dentro de la experiencia humana, sin embargo, desde una perspectiva histórica, el uso de la mayoría de las intervenciones obstétricas, como la anestesia espinal o epidural, los narcóticos y fórceps son comparativamente más recientes. El uso del agua se podría considerar una de las intervenciones menos arriesgadas. Si el baño se ha usado antes, en el siglo presente podría ser que no hayamos pasado por la era del 'sueño crepuscular' que deprimía a los bebés y les quitaba a las mamás la posibilidad de participar conscientemente en el parto".

La entrevista con el Dr. Rosenthal fue interrumpida por los ruidos procedentes de una mujer dando a luz. Cuando Rosenthal volvió nos invitaron a pasar a la habitación donde aquella mujer estaba a punto de dar a luz. Estaba de rodillas en una gran tina de color salmón llena de agua caliente y su marido la estaba atendiendo acomodándola detrás de su cabeza. Rosenthal, al borde de la tina, llevaba la vestimenta propia, unos pantalones de color azul pálido y una camiseta de color marrón. La enfermera, vestida de calle, estaba junto al padre cerca de la cabeza de la madre, humedeciéndole la frente con un trapo húmedo. La madre había estado en labor de parto bastante tiempo y estaba agotada. Cuando coronó Rosenthal apuró a la madre para que mirara hacia abajo y viera la cabeza del bebé. La animó a que se agachara y le tocara con la mano. "Se siente su cabello", dijo ella sonriendo. Rosenthal fue hasta la pared para apagar las luces de la habitación dejándola iluminada con la luz del atardecer que se filtraba por las ventanas. Unos cuantos pujidos más y el bebé ya casi estaba totalmente dentro del agua. El papá se movió alrededor de la tina para poder ver mejor y anunció a la madre con una gran sonrisa: "¡Es una niña!". Un pujido más y ya estuvo fuera.

La mamá se agachó dentro del agua y levantó suavemente a su recién nacida hasta su regazo, apretándola contra su pecho. Esta mujer, que momentos antes estaba rendida, estaba entonces sonriendo y llorando de alegría mientras besaba a su esposo. Con una jeringa la comadrona succionó la mucosidad de la nariz y la boca del bebé. Esta última, que estaba cubierta de una gruesa capa de vernix, descansaba plácidamente en los brazos de su mamá. En cuestión de segundos la bebé abrió los ojos para ver a sus padres. El silencio no fue interrumpido y esta nueva familia disfrutó de aquel hermoso momento. En una media hora la mamá indicó que estaba teniendo nuevas contracciones. El cordón umbilical fue cortado y la bebé pasó a los brazos de su padre. La mamá salió de la tina y expulsó espontáneamente la placenta. Poco después la mamá y el papá, junto con la bebé se retiraron a la gran cama de su cuarto de parto privado donde descansaron juntos. Permanecieron por lo menos seis horas antes de regresar a casa.

Cuando Rosenthal comenta los beneficios del parto en el agua es precavido porque piensa que se necesita llevar a cabo más documentación científica. "Tener una buena relación durante toda la infancia con los padres es más importante para la salud mental que el momento del nacimiento" —dice Rosenthal—. "Yo creo que los beneficios para el feto se derivan principalmente de nacer de una madre relajada que está consciente y libre de drogas. Un factor significativo observable del parto en el agua es que la experiencia resulta agradable y sin temores. El pequeño que comparte esta experiencia con su madre recoge los beneficios de la experiencia positiva del parto para toda la vida. Como consecuencia, el niño empieza a compartir la creencia de sus padres de que los bebés que nacen en el agua son de alguna manera especiales".

En cuanto al futuro del parto en el agua, Rosenthal cree que sólo llegará a ser accesible para un gran número de personas cuando los padres comiencen a solicitarlo. "El parto en el agua es algo razonable y sólo hay un modo de hacerlo realidad. No va a proceder de las universidades ni de los doctores, sino de los consumidores, o sea, los padres que lo demanden. Cuantos más centros de alumbramiento ofrezcan el parto en el agua más mujeres rechazarán a los doctores que se lo nieguen. Su establecimiento debe ser forzado por la demanda de los consumidores".

El parto en el agua en todo el mundo

La GMCHA estima que entre 1970 y 1993 se han llevado a cabo más de diez mil partos en el agua en hogares, centros de alumbramiento y hospitales de todo el mundo, con un gran incremento ocurrido en los últimos tres años. Han tenido lugar en Austria, Australia, Japón, la isla de Malta, Inglaterra, Escocia, Gales, Irlanda, Rusia y varias federaciones de los Nuevos Estados Independientes, Alemania, Bélgica, España, Francia, Noruega, Suecia, Suiza, Holanda, Dinamarca, Italia, Islandia, Israel, Nueva Zelanda, las Bahamas, Canadá, Estados Unidos, México, Brasil y Argentina, entre otros países. Según se va extendiendo la información sobre la viabilidad del parto en el agua, el número de los mismos se incrementa. Lo que es evidente después de hablar con numerosos médicos de diferentes países es que el parto en el agua es una posibilidad apetecible para la mujer que quiere tener a su bebé de forma natural y sin intervención médica. Las personas que atienden partos y que están a favor del parto en el agua, ya sean médicos o parteras, tienen un gran respeto y reverencia por el proceso del parto. Respetan al bebé como un ser plenamente consciente que se merece un trato exquisito en el momento de su nacimiento. El Dr. Bruce Sutherland, obstetra de Australia afirma: "El parto en el agua es la experiencia de nacimiento más espiritual". A menudo las parteras y médicos se sienten emocionados cuando describen algunos partos en el agua particulares que ellos han atendido. Sin las muchas distracciones de un típico parto de hospital, los médicos y parteras

experimentan el parto como un evento importante ante el cual se sienten privilegiados por estar presenciándolo.

AUSTRIA

El Dr. Wolf Jaskulsky tenía esta misma actitud cuando hablaba de su trabajo como
director de obstetricia de un pequeño hospital federal en Austria. Como padre de
sus tres hijos, nacidos en casa, comprendía perfectamente la importancia de apoyar
y aconsejar a la mujer durante la labor y el parto. La educación convencional de
Jaskulsky en realidad le impedía expresar su reverencia por el proceso del nacimiento. Decía así: "Todo lo que aprendí en la escuela de medicina no me sirvió
de nada. Tuve que salir del país y observar cómo trabajaban las parteras para
aprender de que se trataba un parto normal. Me tuve que convertir en partera".
En realidad fue su esposa la que le sugirió que instalara una tina en el hospital para
hacer la labor en agua caliente, lo cual llevó a cabo en 1987. Se dio cuenta de que
los demás obstetras y las parteras más viejas estaban en contra de su estilo liberal.
Atendió en silencio cerca de unos cien partos en el agua durante los primeros años.
Enseguida se corrió la voz sobre las bondades del Dr. Jaskulsky, que fue apodado
"el doctor partera", y las mujeres viajaban desde Alemania e Italia para dar a luz en el
agua atendidas por él.

La confianza de Jaskulsky de que el parto es un proceso natural fue aumentando.
En un periodo de un año Jaskulsky realizó tan solo una intervención cesárea. En
contraste, durante sus vacaciones de dos semanas, su sustituto realizó cinco.
Hablando de la gran diferencia de sus métodos explica: "Mi colega nunca admitiría
su ira hacia la mujer y algunas emociones reprimidas acerca de su propia madre,
pero es obvio que tiene ciertos problemas con eso. Si los médicos se tomaran el
tiempo suficiente para reconocer y tratar su ira mediante terapia el beneficio sería
enorme para las mujeres" [13].

No obstante, recientemente Jaskulsky ha tenido dificultades dentro del sistema
de salud austríaco y cada vez tiene más dificultad en trabajar libremente. Al mismo
tiempo, cada vez más parteras y doctores de Austria están más influidos por su
trabajo y por lo menos otra clínica ha empezado a ofrecer el parto en el agua.

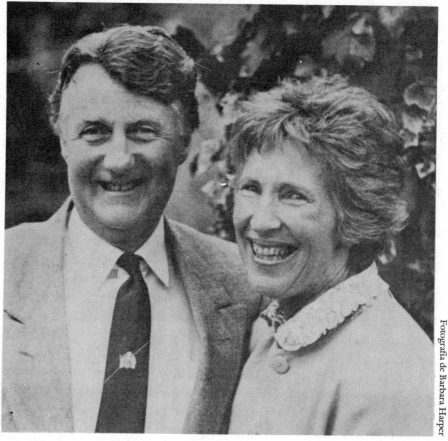

Fotografía de Barbara Harper

AUSTRALIA

El parto en el agua ha ganado cierta popularidad en Australia, en parte por el trabajo del pionero Dr. Bruce Sutherland, director médico del Centro de Parto y Desarrollo Hawthorn. Las parteras que atienden parto en casa han usado agua durante varios años y algunos grandes hospitales de enseñanza han instalado tinas en sus unidades de maternidad. La persona creativa relacionada con el establecimientos del Centro de Parto y Desarrollo Hawthorn es June Sutherland, que es madre de cuatro hijos además de comadrona tradicional. Varios años antes de la apertura del centro en 1983 June tomó a su cargo la dirección para ayudar a su esposo Bruce. Inmediatamente estimó la necesidad de un cambio en el tratamiento de la mujer en la labor y el parto.

June y Bruce discutieron las necesidades de los paciente sdel hospital y el hecho de que muchas mujeres estaban muy insatisfechas con su experiencia. Todas ellas expresaron rechazo en entregar el control del parto a otra persona que no fuera ellas mismas. Los Sutherland eran conscientes de que se necesitaban alternativas al parto del hospital, aun cuando Bruce había practicado el parto apacible en el hospital desde hacía años. Fue el primer doctor de Australia que usó el método de Frederick Leboyer. June sugirió que ya que Bruce no podía atender los partos en casa a causa de la legislación australiana, debería construir un "hogar fuera de casa" para las mujeres embarazadas y su familia. Encontró resistencia por parte de la comunidad médica tradicional, pero la determinación de June nunca flaqueó. Incluso la comisión para la salud se interpuso en el camino al no aprobar los planes de edificación necesarios para el centro. June siguió adelante y construyó el Centro de Parto y Desarrollo Hawthorn sin que aprobaran los planes y poniendo toda la atención a las normas de construcción. La parte esencial de su plan fue la instalación de un balneario lo suficientemente grande como para acomodar a la parturienta y su familia si así lo deseaban.

Una vez que empezó a funcionar la tina el 80 por ciento de las mujeres que llegaban a este nuevo centro de alumbramiento liberal, la utilizaron para la labor y el parto. Las mujeres disfrutaban tanto del agua que se oían frases como: "Esto es mejor que hacer el amor". Bruce estuvo presente en casi todos los partos en el agua del centro. Visiblemente emocionado cuando habla del parto en el agua, comenta: "Me parecía muy razonable y le otorga todo el control a la mujer. Animábamos a los padres para que entraran en al agua para recibir al bebé si así lo deseaban. Yo me sentaba en una silla, a veces mecedora, y presenciaba este magnífico proceso. Es un gran privilegio estar incluido en este acto sagrado. Mis compañeros obstetras me acusan de volver a la prehistoria. Lo siento por ellos. No tienen ni idea de lo que se pierden". Todo el equipo de trabajo del Centro de Parto y Desarrollo Hawthorn vive con este ideal "El amor crea y cura" [14].

JAPÓN

Los japoneses siempre han incorporado el baño en sus rituales diarios de relajación y salud para la familia. El baño se ha usado como motivo de reunión durante siglos. Antes de la Segunda Guerra Mundial la mayoría de los partos japoneses se realizaban en casa atendidos por parteras. La educación para la partería formal empezó a realizarse en Japón a finales del siglo XIX. La partera de la cultura japonesa siempre ha sido muy respetada y tenida como un miembro más de la familia. La medicalización del parto ocurrió en Japón durante la ocupación norteamericana después de la Segunda Guerra Mundial. El lugar asignado al parto se cambió rápidamente al hospital dejando atrás las comodidades del hogar incluyendo el uso de agua caliente para la labor. En los últimos años ha habido un resurgimiento del parto en casa. La mujer japonesa tiene la opción del parto casero, usualmente en la residencia personal de la comadrona. A pesar de la medicalización del parto en Japón, las parteras continúan siendo respetadas, ya sea atendiendo partos en el hospital o en casa. Hoy día existen más de veintitrés mil parteras con educación médica en Japón mientras que en Estados Unidos hay menos de 4,000 CNM.

Una partera japonesa, Fuseiko Sei, que tuvo su propio parto en casa, ofrece a la mujer la posibilidad de dar a luz en el agua. Sei ha escrito mucho en Japón acerca de sus experiencias y ha sido una de las primeras parteras que presentó un estudio escrito sobre su práctica con el parto en el agua [15]. El parto en el agua todavía no es prevaleciente en Japón y tan solo unas cuantas parteras reconocen abiertamente el uso de tinas para el parto. Una comadrona entusiasta que practica el parto en el agua nos informó que dio a luz a su propio hijo en el agua atendida por su mamá, que también es partera. Ahora ella y su mamá trabajan juntas en su propia casa de partos en donde el parto en el agua es una alternativa más.

MALTA

La isla de Malta parece más el escenario de un gran *thriller* de espionaje que el ambiente ideal para edificar una clínica de parto natural. El Dr. Josie Muscat, junto con varias parteras, dirige la Clínica de Parto Natural St. James. Las parturientas que acuden a la clínica experimentan innovaciones como videos con escenas naturales de cascadas, océanos, pájaros y flores acompañados de música relajante.

En un esfuerzo por lograr que la mujer se relaje Muscat ha instalado una gran tina especialmente diseñada para poder introducir una silla de parto. El 11 de noviembre de 1987, menos de un año antes de abrir la clínica, Muscat recibió al primer bebé en el agua. Desde entonces más de quinientos bebés han disfrutado de un recibimiento cálido y seguro como una "extensión del ambiente del vientre" que incluye a mamá y papá. Muscat cree firmemente que una vez que se reduce el umbral de miedo de la madre, su capacidad de dar a luz naturalmente regresa sin la necesidad de intervención. El 2 por ciento de las cesáreas después de los primeros doscientos nacimientos en el centro habla por sí solo [16].

REINO UNIDO

Carmella y Abel B'Hahn dieron a luz a su hijo, Benjaya, en 1986, sólo dos semanas antes del nacimiento de mi segundo hijo, nacido en el agua, Abraham. Nos conocimos en 1987 y comparamos notas y bebés. Los dos chicos jugaron mientras los padres hablaron de su deseo de hacer llegar a todo el mundo el conocimiento del parto natural en el agua. Ambas queríamos que la información sobre el parto y la labor en el agua fuera accesible al público general. Carmella y Abel regresaron a Inglaterra y comenzaron a llevar un servicio de información y un negocio de renta de tinas. Escribieron, leyeron y enseñaron en clases que muchas mujeres encontraron útiles para crear el ambiente para un parto apacible, incluso dentro del hospital.

La mujer inglesa que llegaba a oír acerca del parto en el agua y quería llevarlo a cabo podía rentar una tina portátil a personas como los B'Hahn o el Centro de Parto Activo de Londres. Las mujeres informaban a su doctor o comadrona que iban a pasar el trabajo de parto en el agua. Le pedían a su médico que las ayudara a elaborar los detalles con el equipo del hospital. Los esfuerzos pioneros de Janet Balaskas —fundadora del Centro de Parto Activo y autora de varios libros sobre parto natural— y lo que ella ha denominado "el movimiento del parto activo" han animado a miles de mujeres demandar cambios dentro de los hospitales británicos.

Desde 1987 se han realizado partos en el agua en varios hospitales importantes de Londres. Uno de los lugares marginales donde se realizan partos en el agua es el Hospital Maidstone en Kent, Inglaterra. Gracias a la demanda de una pareja se volvió a diseñar toda una sala de parto, que los pacientes y equipo hospitalario llaman ahora con simpatía "La laguna". La partera Dianne Garland se ha convertido en la portavoz de la unidad de parto, la cual ha cosechado bastante éxito. Ella afirma: "Tuvimos que gastar saliva y papel convincentes para poder llevar a cabo el proyecto. A veces he sentido que esto era mi propio bebé. En estos momentos ya estamos instalando la tercera tina" [17]. Los cerca de trescientos partos en el agua realizados en un periodo de cinco años atestiguan la popularidad de esta opción.

Un médico familiar de Cornwall, Roger Lichy, creía tanto en la bondad del parto en el agua que ponía una tina portátil encima de su camioneta cada vez que iba a atender un parto en casa. Sus estadísticas coinciden con todas las de los demás médicos practicantes del parto en el agua: Ninguno ha presenciado infecciones ni en la madre ni en el bebé, hay poquísimas rasgaduras perineales, mucho menos demanda de analgesia y el tiempo de la labor es más reducido [18].

La partera Margaret Brain, presidenta del Royal College de Parteras, dice: "Debe permitirse a toda mujer que tenga un parto en el agua si así lo desea —lo mismo debe ser para el parto en casa, atendida por una partera entrenada y un doctor como consejero". Y añade: "hemos comprobado que la mujer normal lo hace mejor con una comadrona y que el parto en casa es seguro siempre que esté en manos de personas que saben lo que hacen. Simplemente necesitamos más parteras que practiquen de la forma en que nosotros sabemos que es mejor para todas las mujeres, y además necesitamos que el sistema de salud lo reconozca" [19].

Las epidemiólogas Dra. Fiona Alderdice y Mary Renfrew han establecido que existen en la actualidad aproximadamente veintinueve hospitales del Servicio Nacional de Salud en donde se puede realizar el parto en el agua, siendo de este modo el Reino Unido el líder mundial dentro de esta nueva área de opciones para un parto apacible.

RUSIA

El parto en el agua en Rusia ha sido motivo de discusión y tema a tratar por mucha gente de todo el mundo. El libro de Erick Sidenbladh *Water Babies*, una crónica de la vida del pionero del parto en el agua, Igor Charcovsky, ocasionó mucha

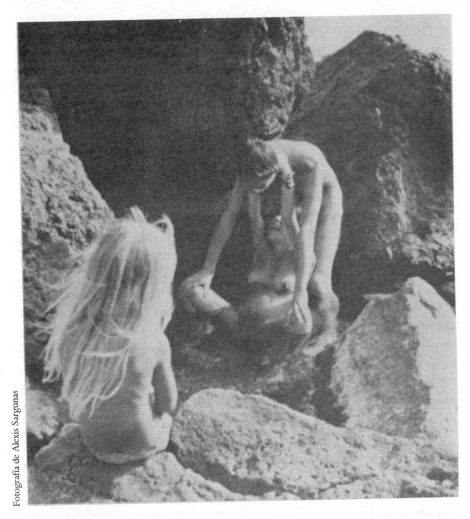

Fotografía de Alexis Sargunas

Durante una expedición al Mar Negro, la hija pequeña de los Sarguna observa mientras la pareja se prepara para dar a luz en el agua caliente del mar.

especulación acerca de lo popular que era el parto en el agua en la Unión Soviética. Muchos pensaron erróneamente que era una práctica común en los hospitales de maternidad de todo el territorio de la URSS. En realidad, el primer parto en el agua que tuvo lugar en un hospital ocurrió en 1992, atendido por una partera americana, Molly Lasser, la cual vive y trabaja en San Petersburgo [20]. Lasser pasó una época difícil convenciendo al equipo del hospital de que el parto en el agua no era peligroso ni para la madre ni para el bebé. La única información previa que tenía dicho equipo acerca del parto en el agua era la realizada en casa por parejas fanáticas y estrafalarias.

Esas parejas "fanáticas", algunas entrenadas por Igor Charcovsky, habían realizado sus partos bajo su control. De los hospitales y "roddoms" (en ruso, parto y hogar), que visité en dos viajes a Rusia, el de Ucrania y el de Georgia fueron los que tenían las peores condiciones para el parto que yo haya visto nunca. Casi todas las mujeres estaban drogadas o inconscientes, la brutalidad física era común la separación inmediata de la madre y el bebé era la norma y continuaba durante dos o tres días, los padres no podían estar presentes en la sala de partos, ¡ni siquiera se les permitía estar en el hospital! En Rusia hay un dicho que dice que si una mujer da a luz a su primer bebé es una heroína, pero que si da a luz al segundo es que está loca. Este dicho es muy explícito y se refiere más a las torturas que debe pasar una mujer para dar a luz que al mérito de limitar el tamaño de la familia. A pesar de todo el parto en el agua, maravilloso, y el parto en casa se han vuelto populares entre personas que pretenden tener la posibilidad de ser diferentes aun a riesgo de ser arrestadas o encarceladas.

Alexi y Tatyana Sarguna fueron una de las parejas que tuvo que soportar su primer parto en un roddom tradicional. Sintiéndose bastante insatisfechos, escucharon hablar de Charcovsky y quisieron saber más acerca de sus ideas. Tatyana quedó embarazada de nuevo, se reunió y trabajó con otras parejas que estaban preparando el parto en casa. Las teorías de Charcovsky decían que había que dar a la mujer la oportunidad de usar el agua durante el embarazo para quitar el miedo que ella o su pareja pudieran tener al agua. Él pensaba que el miedo influía en el resultado de un nacimiento más que ninguna otra condición. Tatyana nadó, meditó, caminó y jugó en la nieve, y se preparó mental y físicamente para dar a luz a su segundo bebé de una forma completamente relajada y apacible.

Sus tres hijas nacieron en casa en un tanque de plexiglass lleno de agua, con su marido y demás hijas presentes. Durante los años en que tuvieron a sus propios hijos los Sarguna asistieron también a cientos de partos en casa de otras parejas de la zona de Moscú, ya fuera por sí mismas o teniendo a Tatyana como partera.

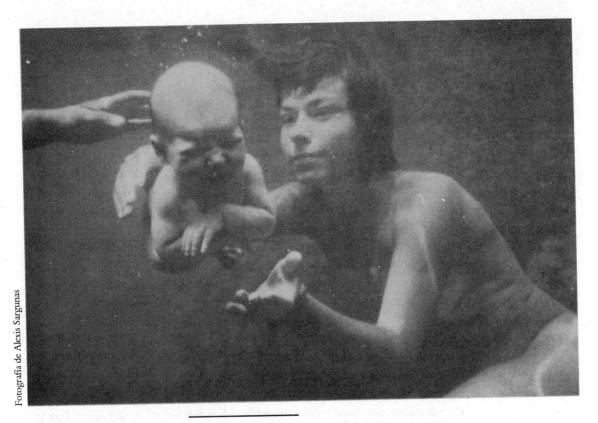

Pocos días después de nacer, comienzan las lecciones de natación para los bebés del Mar Negro.

Tatyana se considera una partera espiritual que ha aprendido a través de la experiencia y la necesidad. Los Sarguna han abierto un centro educativo en Moscú llamado AKBA/AQUA—Centro para la Cultura de los Padres.

Cada verano el centro patrocina una expedición para un parto acuático a la Costa de Crimea en el Mar Negro. Enseñan yoga, vida sana y natación para adultos y niños. Si alguna de las embarazadas tiene la suerte de dar a luz durante el viaje lo hace en la calidez del agua salada del Mar Negro. Muchas mujeres de Moscú y otras ciudades planean su concepción para poder participar en la expedición y dar a luz a su bebé en el mar. Unos 40 bebés han nacido en el mar desde 1987 [21].

Una pareja describió su parto en el mar como una experiencia única y unificante —unificante en el sentido de que se sintieron conectados con el resto de la vida del planeta al dar a luz en el mar, con el aire húmedo y salado, los árboles alrededor y los delfines buceando cerca. Sintieron que las percepción del mundo de su bebé sería muy diferente a la de los bebés que nacen en el hospital e inmediatamente son separados de todo lo conocido y familiar. Dicen que su parto es ecológico y reclaman que todas las parejas deberían observar el impacto del nacimiento en nuestro planeta.

Aunque este tipo de experiencia de parto suena ideal para algunas mujeres, Hay ciertos factores que deben tenerse en cuenta. Actualmente el Mar Negro es una de las aguas más contaminadas de todo el mundo. Recibe los residuos industriales de la Europa del este y el material radiactivo de las plantas nucleares que existen en sus orillas.

Mi sugerencia personal para las parejas que buscan una "experiencia con los delfines" en su parto, es que se queden en casa, cuelguen un poster de un delfín y pongan un audiocassette con sonidos de delfines. Está por delante tener un parto sencillo y sin estorbos que crear efectos especiales.

Las parejas interesadas en tener un parto en el Mar Negro o en participar en una de las expediciones de verano pueden encontrar más información en el apéndice F.

OTROS PAÍSES

Los principales hospitales de Australia, Alemania, Bélgica, España, Francia, Noruega y Suecia han respondido a las demandas de los consumidores y hanaccedido a insatalar tinas, ya que el parto en el agua se ha ido haciendo cada vez más popular.

Un hospital de Milán contrató a un arquitecto especializado en ambiente para el parto para rediseñar su unidad de maternidad e incorporar el uso de una tina para la labor. Parece que es sólo cuestión de tiempo el que se realicen más estudios en los principales centros de enseñanza hospitalaria de todo el mundo acerca de la efectividad del agua para aminorar las molestias de la labor y el parto.

Cuestiones que todo el mundo se pregunta acerca del parto en el agua

Cuando la gente oye por primera vez hablar acerca del parto en el agua se suscitan muchas preguntas y preocupaciones. Estas preguntas vienen de doctores, comadronas y enfermeras —así como de mujeres embarazadas y su familia— que nunca han presenciado un parto en el agua. El apéndice D ofrece una normativa para los que quieren realizar un parto en el agua.

¿CÓMO RESPIRA EL BEBÉ BAJO EL AGUA?

Esta es una de las primeras preguntas que la mayoría de la gente se cuestiona. Al comprender cómo toma su primer aliento un bebé, se despejan todos los temores concernientes a la seguridad del parto en el agua. Cuando el bebé está en el útero, no tiene contacto con la atmósfera y no necesita respirar. Los pulmones del bebé no se ponen en funcionamiento hasta que el bebé nace y empieza a tomar aire. El bebé dentro del vientre "respira" al recibir la sangre oxigenada de la madre mediante la placenta y el cordón umbilical. El corazón del bebé bombea la sangre oxigenada a través de su cuerpo. Una vez que la sangre queda exenta de oxígeno y llena de materiales de desecho, se envía de nuevo a la madre a través del cordón umbilical y la placenta. La sangre es purificada y reoxigenada por la madre y regresada hacia el feto.

Hasta que la piel del recién nacido no entra en contacto con el aire no comienza el complejo proceso fisiológico que ocasiona el comienzo de la respiración. Se cree que el cambio de la presión y la temperatura, posiblemente percibido a través de los labios y nariz del bebé, dispara el mecanismo de la respiración [22]. Durante los primeros segundos después del parto, cuando el recién nacido está dentro del agua no puede empezar a respirar y continúa recibiendo oxígeno de su madre a través del cordón umbilical.

Esto es parte de la transición apacible que proporciona el parto en el agua. No hay urgencia en levantar el bebé una vez que haya salido todo el cuerpo, pero no se recomienda mantener al bebé bajo el agua más de unos momentos. Mientras el

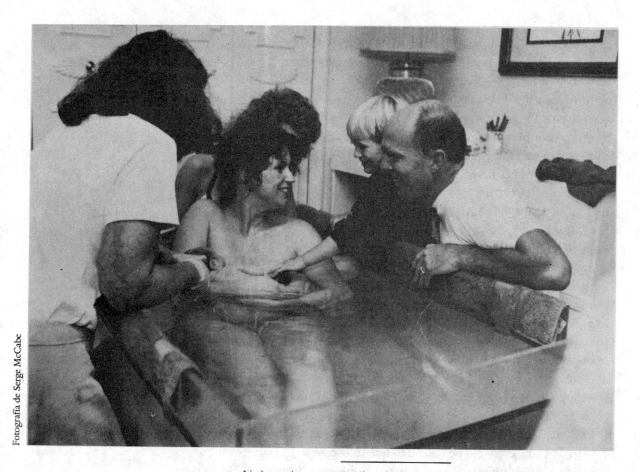

Lindy sostiene a su pequeñita mientras su hijo y su marido la saludan.
Lindy prefirió el parto en el agua porque tuvo neumonía justo una semana antes del parto.
El agua la ayudó a mantener su energía.

cordón umbilical esté intacto y la placenta funcionando el bebé mantendrá el mismo estado estable que tenía antes y durante el parto. No obstante, si la placenta se separa de la pared uterina puede interrumpir el flujo de sangre oxigenada hacia el bebé. Por eso, es esencial que se saque del agua al recién nacido inmediatamente después de nacer.

Un ejemplo bastante impresionante del concepto de parto apacible acerca de permitir que el bebé salga a flote a su propio ritmo es el bebé que nació con el saco amniótico intacto. Varias parteras han reportado este caso. El bebé flota en el agua del saco amniótico, como en una burbuja, suspendido en el agua en la que acababa de nacer, hasta que se empiece a mover y posiblemente rompa el saco con un dedo. La partera abre suavemente el resto del saco y saca al bebé para ponerlo en brazos de su madre. La primera respiración del bebé se inicia de la misma manera de los demás bebés que nacen en el agua.

¿PODRÍA SER QUE LA MADRE ADQUIRIERA UNA INFECCIÓN EN EL AGUA?

En la década de los 50 se les decía a las madres que no era seguro tomar un baño en las últimas etapas del embarazo porque el cérvix estaba muy abierto y el útero se podía infectar con los gérmenes del agua. Este edicto en contra del baño todavía permanece impreso en algunos libros sobre maternidad que las mujeres de hoy día leen. Si la bolsa de agua de una mujer se rompe antes de comenzar el trabajo de parto la mayoría de los doctores la avisarán que no se bañe hasta que empiece la labor y siga en progreso. Sin embargo, especialmente durante la labor se recomienda el baño sin temor a posibles infecciones. La única precaución que hay que tomar es asegurarse de que el agua del baño esté limpia. Algunas parejas se van a los extremos y usan agua purificada, pero por lo general el agua corriente es suficiente.

Durante la labor todo se mueve hacia abajo y hacia fuera, el bebé desciende por el canal de nacimiento. No tiene sentido que las bacterias del agua suban hacia el útero, de hecho la concentración de bacterias que están dentro y alrededor de la vagina se diluyen en el agua disminuyendo la posibilidad de infección. El Dr. Michael Rosenthal, en el Centro de Alumbramiento Familiar reporta que no ha habido infecciones maternas en cerca de cien casos de parto en el agua y más del doble de labores en el agua [23]. Los doctores y parteras de todo el mundo reportan estadísticas similares.

A principios de los 80 las mujeres añadían sal marina a las tinas de parto para simular las leves propiedades salinas del fluido amniótico y también para sentirse seguras al incrementar las propiedades bacteriostáticas del agua haciéndola más salina. Esto no es necesario, ni previene las infecciones ni supone ningún beneficio para el bebé.

¿CÓMO SE MANEJAN LAS EMERGENCIAS DENTRO DEL AGUA?

Los médicos y parteras que incluyen el parto en el agua en su práctica vigilan detenidamente el progreso del parto y el estado del bebé durante la labor, igual que en cualquier otro tipo de parto. Si se suscita cualquier emergencia, se sigue el curso apropiado de las medidas a tomar. Puede que la madre tenga que salir del agua o simplemente cambiar de posición. Los médicos utilizan su propio juicio y nivel de experiencia para guiarlas durante la labor y el parto.

A menudo es causa de preocupación, especialmente en el hospital, la disminución del ritmo cardíaco del bebé, detectada mediante el uso del fetoscopio o el ultrasonido Doppler. Esta situación a veces se puede remediar fácilmente pidiéndole a la madre que cambie de posición. Casi todas las posturas de parto se pueden realizar dentro del agua con un mínimo esfuerzo gracias a la fuerza de ascensión del agua. La mujer se pude poner de rodillas, sentada, a cuatro manos, en cuclillas o sentarse sobre las rodillas de alguien. Incluso puede recostarse de lado si la tina es lo suficientemente grande.

Cualquier problema relacionado con el parto puede ser asistido y manejado rápidamente mientras la mujer está en el agua. Algunos problemas se resuelven mejor precisamente gracias al agua. Las comadronas informan que es más fácil desenrollar el cordón umbilical del cuello del bebé debido a la gravedad reducida del agua. Se palpa el cordón, se levanta sobre la cabeza del bebé o se pone la mano debajo del mismo para que pase por debajo del cuerpo cuando el bebé salga.

Otra preocupación es que el bebé inhale meconio, el primer excremento de los niños, durante el parto. Aunque es una rara ocurrencia, es una situación que debe ser vigilada con mucho cuidado. El inhalar esta sustancia espesa y untuosa puede amenazar la vida del bebé. Las parteras afirman que es igual de fácil solucionar la emergencia potencial que representa la inhalación de meconio, dentro o fuera del agua. Si el meconio es del tipo que ellas clasifican como ligero o medio, se puede continuar el parto en el agua y observar cómo la misma "limpia" todo el meconio de la cara del bebé. Algunas parteras dan un suave masaje en la cara del bebé en el tiempo intermedio entre la salida de la cabeza del bebé y la del resto del cuerpo. Las comadronas ponen una atención especial a las cavidades nasales donde se descargan pequeñas cantidades de meconio. Las descargas de meconio que muestran los bebés se succionan tan pronto como salen del agua. Si el meconio es clasificado como espeso la mayoría de los médicos ponen de pie a la madre mientras el bebé está coronado. En cuanto sale la cabeza se le practica la succión al bebé con un DeLee para retirar la descarga.

¿EN QUÉ MOMENTO DE LA LABOR SE DEBE ENTRAR EN EL AGUA?

La decisión de entrar en la tina de parto se deja a la madre. La CNM Linda Church recomienda que la mujer intente el trabajo de parto en el agua en cuanto se le antoje. No obstante, si se encuentra en el inicio de la labor y el agua la relaja demasiado, suele retrasarse el progreso de la misma. Si es este el caso, la mujer debe abandonar el agua hasta que se restablezca el ritmo de la labor. Lo más beneficioso durante este periodo es permanecer activa. Algunas mujeres alternan la caminata con la ducha y el baño durante la labor.

Muchas parteras y doctores que han trabajado el parto en el agua encuentran una correlación entre la entrada en el baño cuando el cérvix se ha dilatado más de cinco centímetros y la reducción en el tiempo restante de labor. Parece ser que si una mujer espera hasta que la labor haya progresado bien antes de meterse en el agua, las contracciones se vuelven más efectivas y a menudo se resuelve más rápidamente la dilatación completa. Algunas mujeres que han dado a luz en el agua nos han comentado que hubieran preferido que sus parteras no les dijeran el momento de entrar al agua. Los maridos a veces se ponen ansiosos de que su mujer encuentre la comodidad del agua e insisten en que se sumerjan. Estas personas bien intencionadas pueden interrumpir el ritmo instintivo de la mujer para que acabe de dar a luz en el agua, o lo que es peor, obligarla a salir cuando estaría mejor que se quedara dentro. La decisión de cuándo entrar y cuándo salir debe dejarse a la madre si todo está procediendo normalmente.

El parto en el agua, aunque es una elección deseable para muchas mujeres, es simplemente una opción no un fin a lograr en cada parto. Cuando una mujer tiene la posibilidad de tener una tina de parto no duda y se siente segura de tener allí a sus bebés.

¿SE DEBE EXPULSAR LA PLACENTA EN EL AGUA?

Los médicos del ramo están divididos en cuanto a este tema. Algunos permiten que la mujer permanezca dentro de la tina para la expulsión de la placenta y otros le piden que se incorpore o deje el baño para realizarlo. Aunque la práctica y las opiniones están divididas respecto al tema, los médicos y parteras que permiten a las mujeres expulsar la placenta en el agua informan que es seguro y no tiene efectos colaterales. Usando este método, el cordón umbilical no se corta hasta que la placenta está totalmente fuera del cuerpo de la mujer. El Dr. Josie Muscat, que está de acuerdo con la expulsión de la placenta en el agua, afirma: "Creo que hay mucho que decir a favor de esto. La mamá da a su bebé para que lo sostengan mientras espera a expulsar la placenta. No usamos la tracción del cordón o la presión abdominal. Preferimos el método H-U-M (hágalo usted misma)". Muscat nunca ha visto una hemorragia ni la retención de la placenta [24]. Los doctores y parteras han observado que hay menos sangrado y que los bebés casi siempre empiezan a amamantar inmediatamente después de nacer lo que ayuda a la expulsión de la placenta. Algunas comadronas afirman que cuando el parto sucede en el agua se aumenta ligeramente el tiempo de la expulsión de la placenta. Es creencia general que el agua relaja el útero y las contracciones finales para la expulsión de la placenta son menos efectivas cuando la mujer se queda en el agua después de que nace el bebé. Sin embargo a algunas mujeres, en cuanto se levantan para salir del agua, la placenta se les escurre literalmente.

Ciertas mujeres que han "planeado" tener parto en el agua y después dan a luz fuera de la tina, regresan a la tina para expulsar la placenta. Otras, que han dado a luz en el agua y salen para expulsar la placenta, regresan después a la tina con agua limpia para relajarse y jugar con el bebé. Una vez más he de decir que esto es cuestión de juicio y elección particular, no existen líneas a seguir.

¿PUEDE SER QUE EL AGUA SE CONTAMINE?

Según se va aceptando el agua en los hospitales como herramienta para la relajación y posiblemente para el parto, se suscitan las cuestiones acerca de las precauciones universales. Las precauciones universales se refieren a las normas que deben seguir los hospitales en cuanto al contacto con la sangre y fluidos corporales. Casi todos los hospitales requieren que los doctores y parteras que atienden los partos se vistan y enguanten para protegerse del contagio.

Hoy día los doctores que tratan con este problema potencial examinan rutinariamente a sus pacientes para hallar los posibles gérmenes patógenos de origen sanguíneo, incluyendo el SIDA, VIH y la hepatitis B. Si se sospecha que una mujer sea positiva de alguna de estas enfermedades no se le permite dar a luz en el agua. Aunque en principio puede hacerlo si se mantiene la protección debida a la persona asistente. Esta protección incluye una máscara, guantes hasta arriba del codo, vestidura, anteojos, gorro y botas de plástico. El doctor puede parecer al final un extraterrestre al bebé, pero la madre y el médico estarán satisfechos —así como el comité de control de infecciones del hospital.

Una mujer de Atlanta trabajó diligentemente con su médico para ayudar a que aprobaran en el hospital el uso de una tina portátil para su labor y parto. El comité de control de infecciones era su mayor reto aun cuando había pasado todos los exámenes de enfermedades y su médico la considerase de bajo riesgo. Escribió al Ministerio de Salud y Seguridad en el Trabajo (OSHA), se reunió con el equipo del hospital, pidió a la GMCHA que escribiera las normas a seguir por los médicos y proporcionara al hospital los nombres y números telefónicos de todos los doctores de Estados Unidos que practicaran el parto en el agua en hospitales. Al final se aprobó el uso de la tina pero dio a luz a su bebé dos semanas antes de lo previsto y la tina que había rentado no llegó a tiempo. Después de todo ella pensó que había preparado el terreno para la próxima mujer que quisiera dar a luz en el agua.

En una ocasión el médico pidió a una mujer que saliera del agua porque había expulsado heces en la misma. La mayoría de las parteras y médicos que tienen experiencia con el parto en el agua serían capaces de quitar la mayor parte de la materia flotante con una taza, bol o redecilla (de las que se usan para los peces). Una partera de parto en casa dijo que compró varias de estas redecillas en una tienda de mascotas para regalárselos a las parejas que están planeando dar a luz en el agua. También porta una en su bolsa de utensilios de parto por si acaso alguno resulta parto en el agua sin preverlo. A veces se suelta la tripa y el agua se contamina. Si este es el caso se recomienda salir del agua.

El hecho de que haya un índice muy pequeño de infección infantil en los bebés nacidos en el agua indica que ésta es segura incluso en situaciones donde pueda haber posibles contaminantes. Como mencionamos antes, es necesario partir de agua limpia. Un médico de Oregon cuenta de un bebé que tuvo una infección de estafilococos después de un parto en el agua, proveniente de una fuente muy difícil de determinar. Finalmente se descubrió la misma infección en el pie del padre. El padre estuvo en la tina con su esposa. Aun cuando no estaban seguros de que esta infección fuera la causa de la del bebé, enseñó a los médicos una lección importante. Todo el mundo que va a compartir con la madre la tina ya sea durante el parto o inmediatamente después debe estar seguro de estar libre de enfermedades contagiosas y ducharse completamente antes de entrar en la tina.

¿POR QUÉ NO ES POSIBLE DAR A LUZ EN EL AGUA EN TODOS LOS HOSPITALES?

La demanda de los consumidores está consiguiendo cambiar gradualmente la actitud de los hospitales americanos. Las parejas que se dirigen al hospital intentando conseguir un nacimiento sin intervención deben primero ver a un doctor que apoye su objetivo y después buscar el equipo hospitalario que no se resista a estos cambios.

Los hospitales de Inglaterra que han instalado tinas de parto o permiten que la mujer lleve su propia tina rentada no encuentran el impedimento de las restricciones de las compañías de seguros que gobiernan la política hospitalaria de Inglaterra. En Inglaterra hay un médico por cada doscientas comadronas, exactamente lo contrario de lo que sucede en Estados Unidos.

En 1988 el Dr. Jan-Eric Strole, médico de origen sueco que ahora ejerce en South Bend, Washington, fue el primer doctor de Estados Unidos que proporcionó agua para la labor y el parto dentro de un hospital. Sus pacientes de Polson, Montana, disfrutaron la libertad y el apoyo que les proporcionó, aunque el hospital le obligó a dejar de ofrecer el uso de agua a sus pacientes. La única explicación para esto fue que la compañía de seguros no iba a cubrir la responsabilidad potencial. Strole fue más allá y presentó una demanda para continuar la práctica de parto en el agua tanto ante el hospital como ante la compañía de seguros, pero el hospital finalmente le hizo la vida imposible. Le obligó a dimitir ya que el hospital no quería hacerse cargo de la práctica de los parto en el agua y Strole no podía costear por su cuenta un seguro de responsabilidad. Si lo hubiera llevado a cabo habría tenido que pagar por lo menos 50,000 dólares al año en primas de seguros. Mientras buscaba otro puesto fuera del Estado, Strole continuó atendiendo a las mujeres en partos caseros en la comunidad rural de Montana ofreciéndoles la posibilidad de usar el baño para la labor y el parto. La experiencia de Strole con la compañía de seguros del hospital en Polson es un ejemplo de hasta qué punto el parto en Estados Unidos está controlado por unos pocos, pertenecientes a compañías de seguros la mayoría, los cuales no tienen ninguna clase de idea de lo que significa en realidad la no intervención.

El Dr. Michael Rosenthal cree firmemente que el problema no se reduce a poner tinas de parto en los hospitales. Piensa que debería haber cada vez más hospitales que accedana a remodelar su unidad de maternidad e incluyan la alternativa del parto en el agua. Cree que aunque se instalen tinas en los hospitales, las reglas y la política de los mismos continuará siendo la misma. Las preciosas tinas jacuzzi que se instalaron en la unidad de maternidad del Hospital Santa Mónica en 1991 resultan un ejemplo. "No se permite" que las mujeres entren en el baño si no se ha roto el saco amniótico y la cabeza del bebé no ha descendido hasta la cavidad pélvica. También "está prohibido" entrar en el baño después de haberse roto la membrana. Rosenthal no cree que los hospitales norteamericanos adopten de modo general el parto en el agua como una opción más: "El problema principal sería despedir a todos los obstetras que realizan el parto normal. Habría que educar a los doctores sobre cómo mantenerse al margen de este proceso normal. ¿Cómo podría concebir un doctor, educado de modo tradicional, que hay otro modo de dar a luz, si sólo ha visto a miles de mujeres tumbadas de espaldas, enganchadas al monitor fetal y con las piernas en alto?" Y añade: "El concepto del centro de alumbramiento funciona porque es un lugar donde se practica la partería. Es necesario que cada vez más doctores se salgan de su práctica obstetra o se hagan parteras".

El ejercicio de la medicina está cambiando y cada vez más parteras ofrecen los cuidados de maternidad dentro de los hospitales. También un creciente número de obstetras insisten en incorporar el parto en el agua dentro del protocolo hospitalario. La GMCHA ha creado modelos de protocolo para los hospitales que deseen cambiar y ofrecer normas para un parto en el agua seguro para los padres y los médicos (véase apéndice D). La GMCHA ha ayudado a que varios hospitales importantes acepten el parto en el agua trabajando junto con parejas que rentaron tinas portátiles para llevarlas al hospital. El Hospital St.Luke's-Roosevelt de la ciudad de Nueva York ha sido el último en permitir esta opción a la mujer. El Dr. Lori Romanzi inspecciona el uso de su tina portátil que nunca está fuera de uso por mucho tiempo.

Michael y Mary nunca dudaron en especificar su deseo de tener un parto en el agua. Primero se lo pidieron a su doctor, después a las parteras y por último a la gerencia del hospital. Tuvieron perseverancia y consiguieron llevar a cabo un parto en el agua en una tina rentada en el Hospital Presbiteriano St. Luke en Denver, Colorado. Después del parto Michael y Mary enviaron notas de prensa a todos los diarios locales. En menos de tres meses otras cinco parejas pidieron obtener también la realización del parto en el agua dentro de aquel hospital. Así es exactamente cómo docenas de parejas de Inglaterra han logrado tener parto en el agua como parte de la parafernalia del alumbramiento.

La forma que tiene mayor éxito para negociar los cambios en los hospitales es la defensa de los derechos del consumidor. No sería difícil pasar por alto a una sola pareja, pero a diez parejas que piden el mismo servicio no es fácil ignorarlas. Si a ti te gustaría tener un parto en el agua dentro de tu hospital, haz saber tus deseos en forma de carta a la administración del hospital (véase un ejemplo de carta en el apéndice E). Envía copias de tu carta a todo el mundo incluyendo el jefe de obstetricia, la jefa de enfermeras de la unidad de maternidad, tu doctor y a la compañía de seguros del hospital si es que tienes derecho a su cobertura. Si no obtienes ninguna respuesta la primera vez, envía otra carta a las dos semanas. Consigue que otras parejas hagan lo mismo, tampoco tengas miedo de enviar una copia a los periódicos.

Trabajos en el agua

Ya hemos visto cómo el agua puede ser de utilidad durante el embarazo, la labor y el parto. También es excelente para la madre y el bebé en el periodo del postparto para ejercitarse y nadar. En los primeros días después del parto, muchas mujeres regresan a la tina con su bebé, los padres y familiares disfrutan de lo lindo bañándose con el bebé y cargándolo dentro del agua caliente. La natación infantil comienza en asociación con el parto en el agua. Algunas parejas simplemente meten a sus hijos en el agua para relajarse o jugar. Otras desean enseñarles a nadar.

La Asociación Nacional de Escuelas de Natación (NSSA) ofrece un curso de entrenador de natación para los instructores que desean ofrecer clases para niños de una semana de edad hasta que gatean. Existen programas e instructores de natación infantil cualificados en todo el mundo. Los bebés aprenden a nadar de modo instintivo y normalmente se adaptan muy bien a las albercas, especialmente si la temperatura del agua se mantiene alrededor de los 32° C. Nadar con los bebés es maravilloso para los padres. Se necesita tener una concentración intensa durante el tiempo que se pasa en la piscina, verdaderamente son momentos de calidad para los padres y el bebé. Si están interesados en saber más sobre los programas de natación infantil en Estados Unidos u otra parte del mundo, vean el listado del apéndice F.

7

La conexión mente-cuerpo

La cooperación entre la mente y el cuerpo es más evidente durante el embarazo y el parto, puede ser muy eficaz el conocimiento integrado de la salud durante esos momentos. Según sea más asequible el tener un parto apacible, tendremos más oportunidad de observar el proceso del parto en su forma natural. Podemos platicar con las mujeres acerca del por qué no necesitan intervención y qué es realmente lo que les ayuda a dar a luz de forma apacible. En este capítulo exploraremos las conexiones entre la mente y el cuerpo, pensamientos y acciones, madre y bebé.

La respuesta mental/corporal

La labor es una función excesivamente física, pero también es de naturaleza emocional y espiritual. La ciencia médica apenas está descubriendo esto; el cuerpo, además de su forma física, está compuesto de pensamientos y emociones. Muchos médicos y científicos respetados creen que la mente ya no se debe considerar separadamente del cuerpo. La inteligencia, que antes se creía que estaba contenida solamente en el cerebro y células nerviosas, se sabe que es parte integral de cada

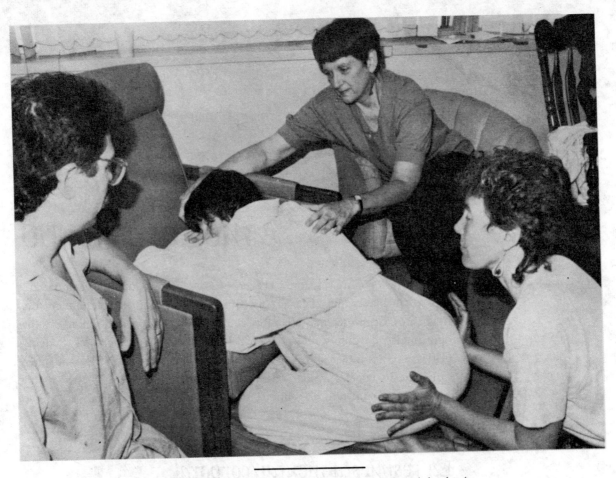

Las mujeres que escuchan su cuerpo pueden dirigir el apoyo de los demás
y pedir lo que necesiten durante el parto, lo cual les proporciona gran alivio emocional.

una de nuestras células. En su libro *Quantum Healing*, el endocrinólogo Dr. Deepak Chopra explica que todo lo que experimentamos en nuestra vida —recuerdos, emociones, pensamientos y estímulos— es realmente lo que conforma nuestra mente [1].

Cada emoción que experimentamos está acompañada de un pensamiento, cada pensamiento está acompañado a su vez de una emoción. Todos los pensamientos y emociones emanan del cuerpo en un nivel celular. Esta es la razón por la que "percibimos" las cosa de manera tan intensa. Muchos de nosotros hemos tenido la experiencia de caminar dentro de una habitación llena de extraños e instantáneamente simpatizar con alguien o todo lo contrario. La apariencia o modales de una persona dispara emociones y sentimientos que se han ido almacenando en nuestra memoria al igual que en nuestro cuerpo. La memoria almacenada puede ser un recurso o un estorbo durante el embarazo y el parto.

Asombrosamente nuestro cuerpo sabe cómo mantenerse sano, cómo filtrar los productos de desecho, cómo se fertiliza un huevo, cómo crece un bebé y cómo dar a luz. Estos procesos que damos por sentados no son cosas que podamos controlar de modo consciente. Todos requieren de un flujo ininterrumpido de energía. El cuerpo realmente experimenta una corriente de energía que fluye por todos lados como lo haría la electricidad que corre por los cables de la pared de nuestra casa. No se piensa en la corriente de electricidad hasta que se va la luz. Muchas filosofías relativas a la curación llaman *chi* a esta fuente de energía y creen que conecta todos los órganos principales del cuerpo a través de diversos senderos o meridianos. Las funciones inconscientes del cuerpo, como la curación del cáncer o el alumbramiento de un bebé, pueden verse fuertemente afectadas por los pensamientos y emociones que bloquean la energía que fluye por todo el cuerpo.

Muchos educadores de maternidad han reconocido la respuesta mental/corporal. En *Childbirth without Fear*, Grantly Dick-Read destaca que cuando una mujer siente miedo (una emoción), su cuerpo se tensa (respuesta física), lo que causa dolor. Cuando siente dolor su temor se aumenta ocasionando más tensión y por lo tanto más dolor. El ciclo de miedo, tensión y dolor es algo establecido y a menudo conduce a un proceso de parto más prolongado [2]. Sin explicar este ciclo en el nivel celular o químico, Dick-Read identifica correctamente la relación causa-efecto de las emociones y la respuesta mental/corporal. Hace énfasis en la importancia de estar consciente de las funciones biológicas del cuerpo, como método para despejar el miedo aprendido, y recalca el valor de la presencia de una persona calmada y tranquilizadora a lo largo de la labor y parto de una mujer.

Ferdinand Lamaze también trabajó dentro del área de la respuesta mental/corporal usando las técnicas de condicionamiento que perfeccionó para la realización del parto. Reemplazando los pensamientos presentes con otros más positivos, las mujeres son capaces de aprender una nueva respuesta a los estímulos que de otro modo hubieran causado dolor. Condicionaban al cuerpo para que no respondiera al dolor de la forma previamente aprendida.

Escuchar al cuerpo

Es imposible ignorar los cambios dramáticos y dinámicos que tienen lugar en el cuerpo durante el embarazo. Para la mujer es importante comprender los cambios físicos que ocurren durante el embarazo. Esto enfoca la atención en el feto que crece y su desarrollo ayuda a la madre a cambiar la forma de pensar sobre sí misma. En ese momento tiene una razón para poner atención en el trabajo que su cuerpo realiza interiormente; debe evaluar su dieta alimenticia y estilo de vida general. Es típico que la mujer quiera saber si lo que le sucede es lo normal. Las mujeres buscan a otras para que les respondan a sus preguntas, principalmente a principios del embarazo, el cual puede ser una experiencia nueva y atemorizante.

El modelo médico, descrito en el capítulo 4, alienta el enfoque externo insistiendo en que la mujer embarazada se dirija a un experto para que le diga qué está sintiendo. El embarazo ha de ser diagnosticado oficialmente por un doctor en vez de que la mujer confíe en lo que está sintiendo en su propio cuerpo. El modelo de la comadrona autoriza a la mujer para que se haga consciente de su cuerpo, explore sus sentimientos interiores y se cuestione su significado en lugar de preguntarle a un experto para que le de una interpretación objetiva.

Es importante saber de antemano que existe un diálogo entre el cuerpo físico y la mente, incluyendo las emociones y pensamientos, a fin de establecer contacto con nuestro interior. Uno puede empezar el autodescubrimiento tomándose un tiempo cada día para establecer un diálogo interior. No es necesario ser místico o complicado, puede ser tan simple como descansar tranquilamente y preguntarse:

¿Qué está pasando en mi cuerpo y cómo me siento? Puede hacerse dando un paseo por la playa o el bosque. La finalidad es reducir la cantidad de estímulos externos y enfocarse en lo interno. Algunas personas logran esto mediante la oración o la meditación, otras simplemente se vuelven "conscientes". Con todas las distracciones de la vida ajetreada a veces es difícil tener un momento para interiorizarse, pero cuando se practica diariamente la consciencia plena se convierte en una herramienta valiosísima para el resto de la vida, no sólo durante el embarazo.

El embarazo es una situación en donde se incrementa el nivel de conciencia. La mayoría de las mujeres se asombran ante este proceso que tiene lugar dentro de ellas. Ciertas mujeres han sentido la conexión más profunda con su interior cuando han estado embarazadas. Otras puede que sientan miedo de convertirse en madre debido a experiencias desagradables de su propia infancia. Es importante cuestionarse cosas como estas: ¿Cómo me siento realmente por convertirme en madre? o ¿Qué tipo de madre me gustaría ser según lo que yo experimenté con la mía? Estas cuestiones ayudan a explorar los sentimientos.

Las emociones relacionadas con el parto pueden ser extremadamente intensas. Tener un bebé es la transición más importante de la vida de una mujer. Puede ser gratificante y plena, o una lucha con emociones no resueltas que pueden acarrear efectos a largo plazo. Muchas mujeres, incluyendo las abuelas, describen sus partos como si acabaran de suceder. Sus historias tienen la intensidad emotiva de la experiencia original. Si fue negativo, el recuerdo de la experiencia del alumbramiento necesita aclararse o digerirse para integrarlo dentro de la conciencia. Si esto no se hace este recuerdo puede influir en otros partos y en los sentimientos acerca de una misma o de su hijo. Cuando Nancy Wainer Cohen fundó Educación, Interés y Apoyo a la Cesárea (C/SEC), un grupo de asesoría para la cesárea, tuvo que contestar más de cuarenta mil cartas de mujeres que todavía no podían sobrellevar las emociones relacionadas con su parto de cesárea [3].

El objeto de tener conciencia de ello no es tanto tener el control del cuerpo o de las emociones, sino reconocerlas y trabajar junto con ellas. Esto permite tener el control de la propia vida. Una mujer que se resiste a expresar o dejar salir sus emociones las almacena en un nivel celular en alguna parte del cuerpo. Los cambios hormonales del cuerpo de la mujer durante el embarazo la hacen más vulnerable emotivamente. Mucha gente piensa que las emociones son positivas o negativas. Lo saludable es expresar todo tipo de emociones, la clave para sobrellevar la emotividad durante el embarazo y el parto es primero reconocerlas y después dejar salir las de tipo negativo. La mayoría de las mujeres necesitan una persona que las apoye y que pueda ayudarlas a expresar sus emociones sin prejuicios. Esta persona podría ser una amiga, un consejero profesional, un doctor o una partera.

Escuchar al bebé

Los bebés demuestran más claramente la respuesta mental/corporal. Antes de nacer el bebé ha estado en contacto íntimo con su madre y ha vivido dentro de sus sistema de pensamientos y emociones. Si percibimos estas emociones para estimularlas y emitirlas a nivel celular, tal como ilustra el Dr. Deepak Chopra en su libro *Quantum Healing*, entonces es probable que el bebé las perciba también dentro del útero. La madre y el bebé comparten el mismo sistema bioenergético. Chopra describe este sistema compartido como una relación acompasada con el cuerpo físico, incluyendo toda la actividad celular [4]. Esta conexión no finaliza en el nacimiento, de hecho, se vuelve más fuerte ya que el bebé entonces tiene las cualidades para crear su propia vida emocional. Además de percibir el estado mental/corporal de su madre, un niño, que no puede comunicarse mediante palabras, usa su llanto y postura corporal para indicar lo que pasa en su interior y lo que percibe en el ambiente.

Mediante hipnosis, psicoanálisis, LSD, psicodrama, sumersión en agua y ciertas técnicas respiratorias ciertos adultos han podido activar los recuerdos del parto que reflejan esas primeras percepciones [5]. En cada experiencia el "recuerdo" espontáneo de la experiencia del parto revela la gran influencia que tiene sobre todos los patrones psicológicos del individuo. El psiquiatra Stanislav Grof afirma: "El volver a vivir el nacimiento biológico e integrar la experiencia dentro de la forma de ser de cada uno parece ofrecer ciertas posibilidades de curación psicoso-mática, transformación de la personalidad y evolución de la conciencia que supera con mucho la terapia limitada al trabajo con el material biográfico de la infancia y vida posterior" [6]. El psicoterapeuta de San Diego Dr. David Chamberlain llegó a conclusiones similares en su revelador libro *Babies Remember Birth* [7].

Aparte de las muchas terapias que ayudan a recordar y resolver el trauma del parto, la hipnosis nos da la información más detallada, a menudo segundo a segundo, de la experiencia del nacimiento. Estas asombrosas historias nos dan la visión de un adulto maduro en pleno uso del lenguaje, pero revelan claramente los procesos mentales y los profundos sentimientos del niño en el momento de nacer. Gracias a estos relatos, podemos entender ahora lo que significa el cuidado del parto y el postparto desde el punto de vista del recién nacido . El Dr. Chamberlain puso en comparación los relatos de las mamás comparados con los recuerdos de sus hijos ya adultos y encontró una asombrosa correlación coherente entre los recuerdos percibidos y los hechos reales. Los niños reportan ¡incluso lo que su madre estaba pensando durante la labor y el parto! Un ejemplo breve de una sesión de hipnosis grabada dará una mejor comprensión de los pensamientos de un recién nacido:

[El Dr. Chamberlain explica que Deborah, cuando tan solo estaba a medio camino de salir fuera del cuerpo de su madre, empezó a hacer una serie de agudas observaciones.] El doctor está buscando algo. Estoy saliendo, pero creo que tan solo están afuera mis ojos. El doctor tiene el cabello negro y un saco blanco, y está mirando una serie de instrumentos. No me está viendo, no creo que sepa que estoy llegando. Sería mejor que alguien le dijera que ¡estoy a punto de salir! Creo que terminaré haciéndolo sola.

...Siento un frío desagradable por todos lados, especialmente en las manos y los pies. Creo que no debería sentir tanto frío. Mi mamá está tratando de ver qué pasa. La están obligando a estar tumbada de espaldas. Empieza a llorar porque no sabe lo que está sucediendo y cree que se trata de mí. Tengo razón. Están jalándome de los brazos y los pies, me están frotando con mucho vigor. ¿Por qué no me dejan en paz? Estoy bien, de verdad. Sólo déjenme que lo haga sola. Todo el mundo me está tirando de los dedos y frotándomelos. A lo mejor piensan que no tengo el color adecuado. Es eso, tengo los pies morados. Por eso tengo tanto frío. Ahora alguien me lleva, envuelta en una manta, muchas mantas.

Alguien me está cargando. Es la enfermera del pelo rubio. Ahora estoy bien atada y envuelta. Ya no me puedo mover con rapidez pero por lo menos dejaron de apachurrarme. La dejaron [a mamá] que me cargara un momentito. Todavía tengo las manos frías, arropadas. Mamá todavía está llorando un poco pero no como antes. Todo está bien ahora, así que me puedo dormir. Yo sabía que estaba bien, traté de decírselo a todos, pero no me escucharon. Traté de hablarles pero no me entendieron. Y también traté de evitar que me tocaran pero eran demasiados. Estaba llorando tratando de hablar pero supongo que para ellos era tan solo un llanto.

Una de las cosas que me hicieron sentirme mal en aquella situación es esta: Todo el tiempo estuve allí gracias a mí misma, todo salió tal como yo quise. Así es como lo había imaginado. Más bien tenía la sensación de que habría otras cosas pero no gente como yo. Pero ellos no importaban porque estaban fuera. Cuando salí me sentí mal porque yo no pude dar mi opinión. Cuando lo intenté nadie me puso atención. Eso me hizo sentir mal, también porque siempre supe lo que estaba pasando. Pensaba que sabía bastante, de veras. Pensé que era bastante inteligente. Nunca pensé lo que era ser persona siempre creí que era sólo una mente. Creía que era una mente inteligente. Y cuando la situación me forzaba no me gustó mucho. Vi a todas esas personas actuando de forma alocada. Entonces fue cuando pensé que tenía una mente más inteligente, porque yo sabía lo que me estaba pasando y ellos parecían no saber nada. Parecían ignorarme. Me estaban haciendo cosas, por fuera. Pero actuaban como si eso fuera todo. Cuando traté de decirles algo no me escucharon, como si aquel ruido no significara nada. Suena demasiado impresionante, pero fue todo lo que pasó. Tan solo pensé que era más inteligente que ellos [8].

Muchas madres experimentan lo que llaman una comunicación psíquica o espiritual con sus hijos todavía no nacidos. Cuando el Dr. Robert Doughton de Portland, Oregon, le preguntó a sus pacientes si habían escuchado a sus bebés, se quedó asombrado de que muchas mamás se comunicaban activamente. Todos los humanos necesitamos contacto y reconocimiento. Este contacto empieza cuando estamos en el vientre materno.

Doughton dice de su trabajo: "Mi interés por que el niño participe en su propio nacimiento se debe a un incidente que me pasó en 1976. Había traído al mundo unos quince mil bebés en aquel entonces y de repente, en un caso particularmente difícil de preclampsia, escuché por primera vez que me hablaba un recién nacido. Me dijo que llamara a su papá y que todo saldría mejor si le hacía caso". Doughton escuchó el consejo del bebé aún no nacido y cumplió sus deseos. Todo salió normalmente una vez que apareció el padre.

Doughton se prometió a sí mismo que invitaría a cada bebé no nacido a participar de su caso. "Mi interés era descubrir cómo usar esta información clínicamente para el beneficio de la familia. Tenía la esperanza de que si el bebé participaba en el proceso del parto eso prevendría complicaciones, facilitaría la labor y el parto". Según Daughton el padre y el bebé tienen tanta influencia como la madre. El embarazo y el parto es una situación familiar.

Parte del proceso de "escuchar al bebé" es escucharse a uno mismo. Si el bebé es particularmente activo o parece inquieto, pregúntate: ¿Cómo me siento? ¿Hay algo que me esté molestando? Recuerda, el bebé responde a tu estado mental/corporal con su propio estado mental/corporal. Los bebés son espejos extraordinariamente certeros de nosotros mismos, incluso en el útero.

Los bebés tienen nuestros pensamientos, pero también son esponjas que absorben todo lo que sucede a su alrededor. Esto se hace mucho más evidente después del parto, los bebés saben si estamos tensos o enojados. Su estado mental/corporal no permite que sus emociones negativas sean almacenadas y llorarán para sacar la energía. Esa es la manera natural de protestar. Muchas madres se preocupan porque sus bebés empiezan a protestar al final del día, comúnmente entre las 5 y las 7 p.m. Nada parece calmarlos. Las mamás que se dan un tiempo para relajarse y entender qué es lo que se están guardando dentro antes de tratar de calmar a su bebé se dan cuenta de que así el bebé tarda la mitad de tiempo en tranquilizarse.

Visualización para tener un parto apacible

La visualización es imaginar estar viendo una situación o meta deseada tal como si ya hubiera pasado en realidad. Detrás de cada acción hay un pensamiento. Si una mujer embarazada tiene miedo de dar a luz le puede resultar de utilidad visualizarse a sí misma dando a luz relajada, dejándose llevar y teniendo a su bebé con facilidad. Es muy importante para una mujer tener una imagen de la manera en que le gustaría dar a luz. Se le preguntó a un grupo de veinte mujeres que habían tenido cesárea si se habían visualizado dando a luz antes de entrar en trabajo de parto. Asombrosamente sólo una mujer se había visto realmente dando a luz [9]. Es bueno construir la visualización con metáforas que apoyen todo un tipo de sentimientos. Al visualizar cómo se quisiera dar a luz se hace parte consciente del estado mental/corporal. La visualización creativa es una realidad elegida conscientemente —no sujeta a pensamientos o emociones pasadas.

El uso de metáforas positivas ha demostrado ser muy benéfico en diversas áreas de la salud y la curación. Los oncólogos han usado visiones de células-T sanas luchando contra las células cancerígenas y a menudo han conseguido que se curen pacientes de cáncer "terminal". El Dr. Deepak Chopra usa la fantasía y la sugestión con los pacientes que acuden a la Clínica Ayurvédica de Massachusetts. Gayle Peterson y Lewis Mehl elevaron la visualización guiada al nivel de ciencia gracias a su trabajo en Berkeley, California. Hay distintas formas de ayudar a la madre a relajarse para que la visualización sea más efectiva. La mujer necesita ser receptiva a los mensajes positivos que recibe para poder almacenarlos y posteriormente usarlos.

Gayle Peterson normalmente usa las metáforas de visualización con las mujeres después de aplicarles un masaje. ¿Cómo logra la visualización desvanecer el miedo y ayudar a tener un parto normal? Peterson explica: "La sugestión sólo puede servir a la parte de la persona que desee determinado resultado. Cuando no existen motivaciones personales la hipnosis no funciona. Por ejemplo, una mujer puede sentir que está demasiado 'nerviosa' para relajarse por completo y dar a luz naturalmente. Sin embargo, desearía poderse relajar. Simplemente no confía en su capacidad de hacerlo [10]. La mujer relajada que está en un estado alterado es capaz de suspender su propio sistema de creencias, profundamente arraigado, lo suficiente como para recibir una sugestión que encaje con su deseo particular sobre la resolución de un problema. Durante la labor, la mujer experimenta un estado de consciencia alterado. Anteriormente ya abordamos el tema de que en un parto apacible el ambiente que se ha creado apoya a la mujer a pasar de un estado alterado

La propia madre de esta mujer
la conforta y acaricia mientras
entra en la fase
activa de la labor.

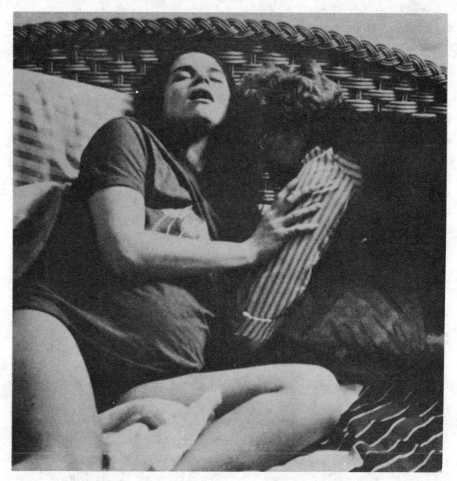

a uno más tranquilo en el cual ella puede comunicar sus deseos. Durante la labor la madre es fácil de sugestionar con palabras y visualizaciones que le pueden proporcionar sus seres queridos para ayudarla a crear la experiencia de parto que desee. Si ella ha oído estas mismas palabras durante su embarazo estando en un estado de relajación profunda se volverán incluso más poderosas para ayudar a vencer su resistencia. El uso de imágenes y la visualización pueden lograr que la madre llegue a confiar en su capacidad de rendirse ante la fuerza que se mueve en su interior. A continuación doy unos cuantos ejemplos de visualizaciones apacibles para la relajación. Estas visualizaciones se pueden practicar durante el embarazo y usar en la labor y el parto.

LA OLA

Esta visualización en particular se puede hacer en el suelo o en la cama. Resulta más eficaz si se hace en la tina o la alberca con agua caliente. Cuando el médico sostiene a la mujer mientras ella se relaja y respira dentro del agua, ella siente un apoyo y comodidad total.

Véase tendida en una playa cálida y las olas que vienen y van justo al filo de donde se encuentra descansando.

Oigo las olas y siento su ritmo constante.
Escucho intensamente todos los ruidos de mi alrededor.
Respiro suavemente y sin esfuerzo.
Siento todo lo que pasa por mi cuerpo.
Mientras escucho el silencio entre las olas, adivino el movimiento del agua.
Oigo las olas cómo se acercan cada vez más hasta que me alcanzan a llegar al pie.
Según me hago consciente de ello, siento cómo el agua moja mi pie.
No evito el contacto del agua.
El agua está caliente y suave, reconfortante y relajante.
Cuando la siguiente ola me moja el pie respiro hacia dentro.
Cuando la ola retrocede, expulso el aire abriendo todo el cuerpo.
Dejo salir la tensión de mi cuerpo mientras respiro.
Las olas, cálidas y reconfortantes, continúan moviéndose sobre mi cuerpo. Con cada ola respiro y me relajo y abro cada vez más.
Al poco rato las olas me han arrastrado hasta el agua.
Ahora me relajo disfrutando de la ingravidez del mar.

Cuanto más me relajo y respiro más me dejo llevar y sostener por las olas.

Mi cuerpo se abre y se relaja mientras las olas me llevan.

El movimiento de las olas me hace sentir cómoda.

Las olas son agradables.

Me relajo y abro con cada ola.

La ola se intensifica. Respiro.

La ola es poderosa. Respiro.

La ola se mueve. Respiro.

Finalmente la ola llega hasta la orilla. Respiro.

La ola se calma. Respiro.

La ola se tranquiliza. Respiro.

Ahora me veo tendida en la arena caliente.

Las olas van menguando.

LA ROSA

Esta visualización corta se puede usar en cualquier momento del embarazo o la labor. Yo misma le he llevado una rosa a muchas madres en trabajo de parto para recordarles que observen cómo se abre la rosa diciéndoles que el cérvix es igual que ese botón rosado. Cada vez que he comprado una rosa a una mujer en labor de parto se ha abierto completamente en el momento que el bebé nace.

Mi cérvix es como un capullo.

Listo para abrirse.

Me nutro de todo lo que me rodea como la rosa se nutre de la tierra.

El capullo se abre y florece gradual y suavemente.

Me abro y florezco.

Mi cérvix es suave y verde como el capullo.

Veo cómo se caen los pétalos exteriores de la rosa.

Cada contracción abre otro pétalo de mi cérvix capullo.

Doy la bienvenida a cada contracción que me ayuda a abrir mi cérvix capullo.

Doy la bienvenida y recibo todo lo que me nutre a mi alrededor, lo cual me ayuda a abrirme.

Al igual que el cálido sol abre la rosa, el calor que recibo abre mi
    cérvix.
Doy fruto y me abro.
La rosa no se resiste.
Me abro y florezco.

LA VELA

Las mujeres que quieren usar esta visualización durante la labor suelen animarse
a comprar una vela especial para la labor, ha de ser bastante larga para que no se
consuma en un periodo menor a doce horas por lo menos. Pueden dedicarse a
observar la luz de la vela o recordarla después para fundirse con ella durante las
contracciones.

    Imagine que su pelvis es una vela con la llama en el medio.

    Cuando llegan las contracciones la vela arde con más brillo.
    Mi cuerpo es la cera de la vela que calienta y soporta la llama.
    Cuanto más respiro la vela arde con más brillo.
    La cera se funde y gotea con cada contracción.
    Mi cuerpo se deja llevar y se abre a la llama.
    Veo que mi pelvis se torna más suave, cálida y flexible.
    Respiro. Con cada contracción la vela se va derritiendo.
    Me derrito con la vela.
    Mi respiración ayuda a que la vela arda con más brillo y se derrita
        rápidamente.
    Me quedo suave, cálida y condescendiente.

AFIRMACIONES

Las afirmaciones o lo que es igual, las frases afirmativas, son pequeñas visualizaciones positivas. Éstas interactúan con los pensamientos negativos que pueden
permanecer escondidos en el nivel subconsciente de nuestra mente. La vida es la
manifestación de lo que uno piensa, así que hasta un diminuto pensamiento
positivo traerá consigo acciones positivas. Las sesiones de terapia o de renacimien-

to psicológico se pueden finalizar con varias afirmaciones positivas que se pueden escribir y repetir. Binnie Anne Dansby es una psicoterapeuta de Londres especializada en trabajar con mujeres embarazadas. Ella desarrolló una serie de afirmaciones para que se utilicen durante el embarazo, la labor y el parto. Uno no tiene que creer necesariamente en las afirmaciones para poder usarlas y que den resultado. Aunque la mente escuche la afirmación mientras se lee o sea tan sólo al oirla, tiene de todos modos el mismo efecto profundo. A algunas mujeres les gusta escribir las afirmaciones en el espejo del baño para poder verlas cuando se levantan y cuando se van a dormir. Las afirmaciones se pueden usar para ayudar a sentirse segura, fuerte, relajada, tranquila o en paz. Aquí reproduzco algunas de mis afirmaciones favoritas:

Soy una madre maravillosa.
Mi cuerpo es seguro, aunque pueda sentir miedo.
Soy amada y estimada.
Tengo fuerza en abundancia.
Dios me cuida.
Cuanto más respiro y siento, más me relajo.
Con cada contracción doy la bienvenida a mi bebé.
Me abro a la vida.
Recibo todo el amor y apoyo que necesito, me lo merezco.
Mi bebé es perfecto.
No hay límite en lo bien que me puedo sentir.
Amo y confío en mi cuerpo.
El amor y poder de Dios fluye a través de mí.

Una buena manera de practicar las afirmaciones es grabarlas en una cinta con la voz propia y con la música de fondo preferida de cada uno. Se puede usar esta cinta incluso para pasar la labor. Existen en la actualidad tarjetas y cintas de grabaciones de afirmaciones disponibles para aquellos que no tengan la posibilidad o no deseen crear las suyas propias. Todas las afirmaciones funcionan en la relación mente-cuerpo.

El poder de la oración

El ser humano se vuelca en la fe y la oración cuando se enfrenta a una situación adversa o difícil. Pero, la devoción y oración regular es una herramienta poderosísima para ayudar a la mujer durante el embarazo y el parto. Al igual que la visualización trae consigo la realización de los resultados deseados, es asombroso lo que se puede conseguir mediante la oración.

El drama físico del parto nos demuestra hasta qué punto no tenemos control de nuestro cuerpo. Cuando la mujer se rinde y literalmente cede en tratar de llevar el control del dolor de la labor, su cuerpo se hace cargo y realiza el trabajo al que está destinado. La vida se parece mucho a un parto. Cuando nos rendimos y permitimos que un poder superior haga el trabajo realizamos algo mucho más importante. La frase "déjalo en manos de Dios" tiene mayores implicaciones de las que se piensa.

Para muchas mujeres que tiene fuertes convicciones religiosas tener un bebé de cualquier otra forma de la que Dios dispuso es dar demasiado control al hombre (sí, al *hombre*). Para muchas parejas una vida sin rezos sería lo mismo que una sin alimento. No siempre es fácil rezar pero puede darnos ocasión de hacernos conscientes y estar agradecidos. La oración nos da un momento para cavilar sosegadamente cuáles son nuestras necesidades y pedir ayuda para encontrar soluciones.

Yo he visto a muchas mujeres que de repente se volvieron muy devotas durante la labor. prendían velas, rezaban y pedían protección. Algunas se ponían una medalla que simbolizaba sus creencias religiosas en particular. Gracias a las emociones poderosas y atemorizantes, y la respuesta física se acuerdan de que en realidad existe una fuerza creativa y poderosa más allá de sí mismas. Yo suelo entregar la siguiente oración para que se rece cuando se va a entrar en labor o en las primeras etapas de la misma.

Mientras me siento aquí contigo tranquilamente, hijo mío que estás dentro de mí,
le pido a Dios que te lleve de la mano y te guíe en el camino.

Vendrás a mí con inocencia y amor.

Acepto este regalo y doy gracias por él.

Le pido que me haga fuerte y amorosa, y buena madre.

Es momento de despedirme de mi embarazo y abrirme para recibir la plenitud de tu amor.

Que tu vida esté siempre llena de luz.

Amén.

Las parteras hacen honor a la mujer y unen a ella en su ámbito espiritual. Muchas parteras cristianas rezan con devoción durante el parto y tienen un equipo de apoyo de otras comadronas del país que rezan a su vez por la madre durante el embarazo y el parto. La Hermandad de Parteras Cristianas, que tiene novecientos miembros, organiza cadenas de oración. Cuando alguien llama con alguna necesidad o reclamación se activa la cadena. Esto consigue a menudo que alrededor de cien mujeres recen juntas a favor de una persona o situación en particular.

Muchas culturas de todo el mundo recalcan la importancia de dar a la mujer la oportunidad de despertar a su espiritualidad durante el proceso del parto; muchas culturas han desarrollado rituales para guiar y proteger a la madre en este viaje espiritual. Los símbolos arquetípicos con Artemisa, protectora de las madres y las parteras, dan a la mujer la imagen de poder y rendición. Artemisa, diosa de las estaciones, celebra los cambios rítmicos de la tierra. Cuando el cuerpo de la mujer cambia durante la labor refleja el flujo y reflujo, el ritmo constante de la creación. Cuando una mujer se da cuenta de que no puede controlar el ritmo poderoso de su cuerpo en trabajo de parto, igual que no puede controlar la lluvia o el viento, se rinde al proceso de traer al mundo una nueva vida.

Los nativos norteamericanos preparan a la mujer al parto mediante una ceremonia conocida como el Camino Bendito. Durante la ceremonia se cuida y mima a la embarazada, se le canta y se le hace sentir totalmente en paz, además recibe regalos especiales para que le ayuden durante su viaje. Le frotan los pies con harina de maíz simbolizando su conexión con la tierra. El nacimiento pertenece tanto al mundo terrenal como al espiritual. Los indígenas norteamericanos reconocen que somos seres espirituales viviendo una existencia terrena y con cada nacimiento la mujer se abre a su ser espiritual como en ninguna otra experiencia.

Muchos indios de las culturas del este se purifican mediante la mujer embarazada sabiendo que ella estará cerca del mundo espiritual cuando entre en labor. Muchos gurúes proclaman que el dar a luz y criar a un niño ayuda a llegar más lejos a nivel espiritual que el sentarse en el pico de una montaña y cantar durante años.

Los lituanos tiene una tradición antigua que consagra a la embarazada de la misma manera que los nativos americanos. Se elabora a mano un vestido blanco y se borda con hilos rojos simbolizando protección para el miedo y el infortunio. Un grupo de mujeres se reúne con las mujeres embarazadas casi llegado el momento de su labor y les regalan objetos, les cantan y entonan rezos especiales. Después las bañan, les ponen su vestido blanco y les dan un collar de ámbar, madera y arcilla, simbolizando de nuevo su conexión con la tierra, lo cual les da fuerza durante la labor.

No importa qué creencias religiosas tenga una mujer, existe una innegable conexión con toda la creación cuando una mujer da a luz. La resistencia o el miedo, o tratar de controlar de alguna otra forma el proceso del parto niega la oportunidad de experimentar la naturaleza divina del poder creativo que lleva consigo.

La sexualidad del parto

Para rendirse a la energía que fluye a través de la mujer durante la labor y el parto es necesario estar consciente de la relación mente-cuerpo, incluyendo los sentimientos acerca de la sexualidad. La sexualidad es nuestra manera de expresar quiénes somos como hombres y mujeres en todos los aspectos de la vida. La cultura occidental ha tratado de limitar nuestra naturaleza sexual a los órganos sexuales y a la cama. Se asocia sexo con culpabilidad y esto a veces se extiende hasta el parto.

Una mujer que da a luz experimenta muchas de las sensaciones que siente como mujer al hacer el amor. En ambos procesos se relaja, se abre y se rinde. Ya que el bebé avanza por la vagina, un órgano sexual, algunas mujeres ven el parto como algo sexual. A veces bloquean la energía de su pelvis en un esfuerzo por evadir los sentimientos o sensaciones sexuales que están experimentando. Cuando estas

La sensación de intimidad y las expresiones de amor ayudan a la mujer a abrirse y relajarse dentro de la naturaleza sensual del parto.

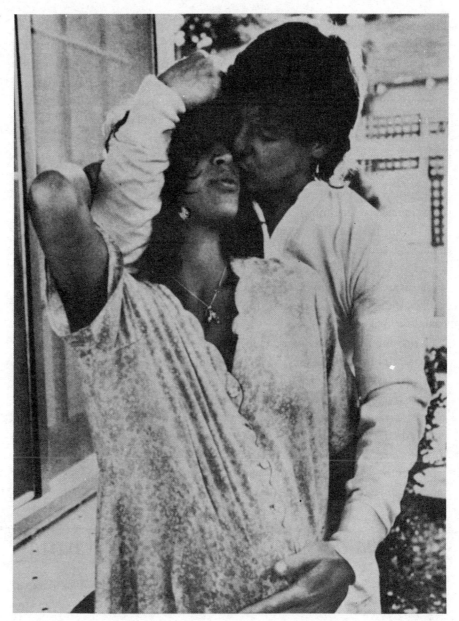

mujeres se cierran puede ocurrir que el cérvix deje de abrirse. En muchos casos este bloqueo de energía es la razón de que se necesite la inyección epidural o la cesárea. Las mujeres que han sufrido de abuso sexual cuando niñas o jovencitas son muy susceptibles a cerrarse durante el parto. Los médicos cuidadosos y sensibles pueden ayudarlas a asimilar sus emociones, que pueden ser extremadamente dolorosas, y por lo tanto evitar el trauma adicional de la cesárea.

Muchas comadronas alientan a las parejas a expresar afecto físico durante la labor. El besarse, abrazarse y estar cariñosos ayuda a la mujer a abrirse y a entrar en el poder e intensidad de la labor. Yo he conocido parteras que recomendaban el orgasmo como manera de entrar en la fase fuerte de la labor o para ayudar a una labor estancada. Una mujer de California estaba dando a luz en casa en una tina portátil, sintiéndose a la vez muy sensual y amorosa con su pareja. Cada vez que tenía una contracción gritaba: "Cariño, qué gusto. ¡Más… más!" Tenían las ventanas abiertas porque era julio y enseguida se reunió una muchedumbre fuera de su casa. Cuando nació el bebé gritó: "¡¡¡Sí!!! ¡¡¡Sí!!! ¡¡¡Oh, Dios mío, sí!!!" sus vecinos le dieron un gran aplauso. Tan sólo se dio cuenta de que había dado a luz cuando oyó al bebé llorar.

Si una mujer se siente segura el instinto natural del parto acude en su ayuda para hacerle olvidar sus inhibiciones. La preparación, visualización positiva y plena conciencia ayuda a la mujer a abrirse y ceder durante el parto. Hay una tremenda energía cuando un bebé nace. Diane describe el parto de su hija como "abrirse completamente, tener un orgasmo y ver a Dios al mismo tiempo". Muchas mujeres citan experiencias similares y recuerdan haber tenido orgasmos poderosísimos y trastornantes. Cuando una mujer experimenta alegría con su cuerpo y tiene sentimientos de amor, aceptación y apoyo durante su embarazo, suele experimentar el nacimiento del bebé de la misma forma.

La nueva versión de la preparación al parto

El 1978 el médico Lewis Mehl y la trabajadora social Gayle Peterson empezaron a trabajar con las embarazadas de Berkeley, California. Su investigación demostró claramente la relación entre los factores emocionales, la imagen corporal y las actitudes y patrones culturales. Cada mujer que va a la clínica para el cuidado prenatal es catalogada dentro de un amplio y completo cuadro de códigos de salud y riesgos probables. Estas premisas de riesgo, detalladas en el libro *Pregnacy as Healing*, guían al médico en la evaluación de los diferentes aspectos de la vida de una mujer [11]. Es importante incorporar a esta evaluación la autoimagen, el pasado y presente estado emocional y la tensión acumulada. Mehl y Peterson creen que la salud física refleja una combinación de todos estos factores junto con otros no mencionados. La mujer dispone de muchas técnicas para hacerse más consciente de sus pensamientos y patrones de conducta. Al utilizar fructíferamente estas técnicas, la mujer obtiene el control de sus emociones.

Peterson uso su extensa experiencia en el trabajo con embarazadas para elaborar un libro muy práctico: *An Easier Childbirth*. Peterson usó la predicción temprana de los riesgos como guía de ayuda para mantener el nivel emocional de la mujer durante el embarazo. Afirma así: "Cuando una mujer usa la valuación previa para descubrir su estado emocional, consigue facilitar su labor. La mujer necesita que la escuchen. Si se le permite platicar sobre sus sentimientos suele encontrar sus propias respuestas". Peterson utiliza una combinación de visualización activa e hipnosis corporal para trabajar sobre temas específicos acerca del parto. Cuenta que las madres primerizas que han procesado ciertos temas emocionales de este modo suelen tener labores menos difíciles [12].

La esperanza de Peterson es que los doctores o los centros de alumbramiento logren proporcionar profesionales preparados para tratar problemas emocionales, dando así a la mujer una nueva visión de la labor y el parto. Dice así: "Nuestra cultura no ha contemplado el enorme cambio de identidad que experimentan las mujeres con cada embarazo, pero más aún en el primero. Algunos médicos puede que se den cuenta, pero inconscientemente desvían la atención de la mujer y no llegan a abordar sus verdaderos problemas emocionales".

Existen muchas técnicas y médicos que pueden ayudar a las personas a sacar sus emociones más escondidas. Las técnicas de hipnoterapia que usa el psicoterapeuta David Chamberlain permiten al individuo traer a la conciencia las emociones censuradas lo cual hace que reviva las experiencias pero dentro de un estado relajado y semiinconsciente. El Dr. David Cheek, obstetra retirado, utiliza técnicas similares. Se enfoca en la mujer que ya ha dado a luz para ayudarla a resolver el trauma que pueda haber pasado. Este problema se puede resolver escuchando la grabación de una sesión y las subsiguientes sugestiones que permiten experimentar los mismos sentimientos pero en un contexto más amplio. Tal como comentamos antes los bloqueos de energía en una situación particular pueden ocasionar que se almacenen las emociones dentro del cuerpo. El Dr. Deepak Chopra cree firmemente que muchas enfermedades terminales son resultado de un bloqueo de energía. La angustia o miedo reprimido de una mujer pueden ocasionar una labor lenta o difícil.

Cuando el Dr. Robert Doughton cambió su estilo de práctica obstétrica en 1984 al incorporar su nuevo punto de vista sobre el impacto del proceso del parto, hizo mucho más hincapié en las visitas prenatales, que pasaron de ser meros chequeos físicos a incluir valoraciones psicológicas. Se impuso la meta de ayudar a cada familia a crear un equilibrio en su vida. A fin de lograr este equilibrio, Doughton pensó que necesitaría examinar la vida de cada una y resolver sus problemas. Pidió ayuda a parteras y psicólogos para crear un curso de preparación al parto en el que participarían las parejas antes del mismo. Se pidió que examinaran su relación individual, con ellos mismos y su pareja, con sus padres y con el bebé aún no nacido. Incluso se les preguntó sobre sus creencias religiosas, hallando que las parejas que tenían unas creencias y fe en Dios profundamente arraigadas tenían experiencias de parto mucho mejores. Doughton reconoció que un bebé sano comienza por formar parte de una familia sana.

Doughton estableció que su anterior forma de tratar a sus pacientes era ver a la embarazada en un promedio de tres o cuatro horas durante todo el embarazo, incluyendo probablemente el parto. Un año después de cambiar su modo de proceder Doughton notó que veía a cada mujer entre cincuenta y sesenta horas durante su embarazo [13]. Era cuestión de emplear mucho más tiempo, pero los beneficios resultaron obvios. Durante los cinco años del nuevo estilo de práctica de Doughton, antes de retirarse, ayudó a unas cuatrocientas parejas a lograr partos apacibles en casa, la mayoría en el agua. El índice de complicaciones y transferencias fue menor al 5 por ciento.

Cuando June y Bruce Sutherland crearon el Centro de Parto y Desarrollo Hawthorn en Melbourne, Australia, el enfoque prenatal era también el de conseguir el equilibrio, especialmente en la familia. June era una comadrona experimentada que había criado a tres hijos y conocía la importancia de fortalecer los lazos familiares durante el embarazo. Ella y su esposo trabajaron junto con otras parteras y médicos para elaborar un programa completo de trabajo sobre la embarazada y su pareja [14].

En este centro de alumbramiento libre siempre se ha puesto el énfasis en experimentar el parto como una oportunidad de prepararse para la vida familiar. El papel de un padre es valorado y apoyado. Los Sutherland opinan que el parto abre una puerta que se mantendrá así toda la vida. Las parejas pasan por un proceso de entendimiento parecido al del matrimonio. Platican y planean cómo les gustaría que fuese su vida con su hijo. Las parejas que ya tienen hijos también pasan por este proceso. Se apoya a los hombres para que tomen su nuevo papel de padre. Las conversaciones pueden tratar sobre cómo distribuir las obligaciones domésticas después del parto. Se anima a participar en estas sesiones prenatales a la familia completa, incluyendo a los abuelos.

El centro tiene un programa de natación y relajación prenatal muy popular, desarrollado por Cookie Harkin. Se usa el agua como terapia para malestares menores del embarazo, incluyendo la hipertensión leve y la tensión muscular. Después de tener a su bebé, muchas parejas se vuelven a incorporar a las clases para participar en la natación infantil. Se están desarrollando programas similares en otros países incluidos Bélgica, Holanda, España, Rusia, Japón, Inglaterra y EEUU.

Otras opciones que ofrece el centro son ajustes quiroprácticos durante el embarazo, acupuntura, aromaterapia y homeopatía. Se aseguran de que la espina dorsal está perfectamente alineada para mejorar la interrelación nerviosa entre todos los órganos principales. Los huesos de la pelvis a menudo se desencajan lo cual puede ser arreglado por la rápida intervención de un quiropráctico. Las mujeres que reciben ajustes quiroprácticos regulares afirman que no les duele la espalda y su labor es más rápida y menos dolorosa.

El Centro de Parto y Desarrollo Hawthorn y el Dr. Robert Doughton han utilizado de modo activo el renacimiento como herramienta para la curación prenatal. El renacimiento consiste en una serie de técnicas sencillas de respiración que ayudan a la persona a interiorizarse. Respirando pausada y conscientemente ayuda a relajar el cuerpo y permite que se revelen natural y fácilmente los recuerdos almacenados de la mente y el cuerpo. Mucha gente experimenta un regreso al estado de consciencia del parto, el momento en que formaron sus primeras reacciones hacia las personas de su alrededor. El renacimiento suele activar los primerísimos pensamientos y emociones que experimentamos como cosas separadas. La manera de interactuar con el ambiente está a menudo basada en estos primeros pensamientos y emociones. El volver a vivir la experiencia del parto no es la meta principal de la regresión; la teoría que se aplica en ello es que cuando experimentamos una emoción dolorosa dejamos de respirar lo cual detiene el flujo de energía de nuestro cuerpo. Entonces la emoción se almacena en alguna parte del cuerpo a nivel celular. Cuando una mujer ha experimentado emociones poderosas similares durante una sesión de regresión antes del nacimiento de su bebé, es más probable que las pueda eliminar durante el parto. Es importante que su pareja también tenga una sesión de regresión antes del parto.

Aunque la pareja no experimenta el parto a nivel físico, sí lo hace a nivel emocional o mental-corporal. El compañero puede relajarse con mayor facilidad si también ha tenido apoyo y amor durante una sesión de regresión. El Dr. Robert Doughton lleva este proceso más allá y recomienda que todo el mundo que esté destinado a atender el parto de un bebé se prepare en una sesión de regresión al parto propio. Doughton tiene la fuerte creencia de que las emociones y pensamientos de los demás pueden afectar el resultado de un parto. Afirma: "Lo he comprobado muchísimas veces... Con que una sola persona esté temerosa, una persona que no haya afrontado sus propios sentimientos acerca del amor y la aceptación, la labor se detiene."

El volver a nacer se puede hacer con una mujer en trabajo de parto. Helen Johnson, profesional de la regresión inglesa, estaba atendiendo un parto como persona de apoyo. La mamá nunca había tenido regresiones y fue extremadamente resistente a intentarlo, lo cual tomaba como una especie de religión. Durante la labor, el dolor aumentó y el cérvix dejó de dilatarse. El doctor sugirió el uso de fórceps. Helen preguntó a la mamá si estaba dispuesta a respirar de forma

Haciendo ruidos y vocalizando durante la labor se facilita la apertura del cérvix. Cuando se relaja y abre la mandíbula también se relaja y abre la pelvis.

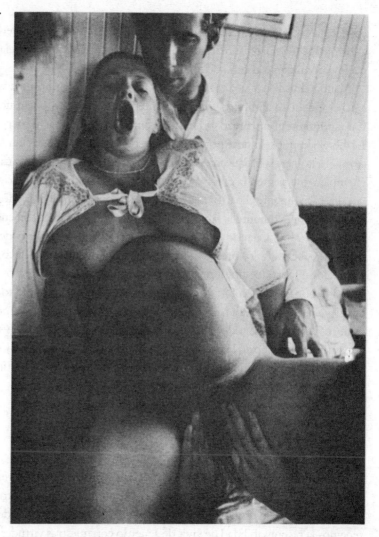

conectada y dejarse llevar dentro de la energía del parto. Las dos mujeres se miraron a los ojos y respiraron juntas. El dolor se suavizó, el cuerpo se relajó y su bebé nació naturalmente al cabo de una hora.

Alentar el uso de la voz es una técnica popularizada por primera vez por el Dr. Michel Odent en Pithiviers y consecuentemente adaptada por muchas parteras. Cantar durante el embarazo y el parto es una manera de abrir el cuerpo y la mente. La vibración que se mueve por todo el cuerpo cuando cantamos también hace que se mueva la energía bloqueada y nos hace respirar. Las mujeres que cantan durante el embarazo y sienten la energía que ello les brinda suelen estar más abiertas a la vocalización durante el parto. Las mujeres que consiguen abrir la garganta y hacen ruidos naturales durante la labor relajan la mandíbula. Cuando el cuerpo se relaja el cérvix se abre. Cuando Trudy, cantante, estaba en el trabajo de parto de su segundo bebé todos los presentes en la habitación se emparejaron con sus sonidos originales. Había dos hombres y dos mujeres atendiendo el parto. Trudy sintió que su labor fue poderosa y asombrosa: "Los sonidos que hacía todo el mundo me llegaban y me ayudaban a abrirme aún más rápido. Me demostraban que estábamos trabajando todos juntos. La energía de cada contracción se equiparaba con una vibración positiva que podía sentir en cada fibra de mi ser. Esto me ayudó a rendirme al poder de Dios que corría a través de mí. Podía sentir literalmente cómo se abría mi cérvix."

Mente, cuerpo y espíritu unidos

Cuanto más asociemos el parto con la vida misma más podremos ver la influencia de la energía y la relación mente-cuerpo. El parto es el momento de explorar, examinar y hacernos conscientes del poder creativo de la vida. Todos y cada uno tenemos la responsabilidad de vivir de acuerdo con nuestras virtudes más elevadas y con la voluntad de Dios. Para un bebé que comienza a vivir el ser reconocido, amado y aceptado crea un nuevo paradigma, una nueva comprensión de lo increíble y creativa que puede ser la vida. Cuando se vive en cooperación con el poder del universo, o de Dios —lo cual significa en equilibrio— se vive en cooperación con todos y todo lo que nos rodea. Crear este equilibrio interno desde el comienzo de la existencia es la manera más importante de crear el equilibrio en el mundo. El parto apacible y consciente nos dirige a una mejor comprensión de la verdadera naturaleza del ser. El parto apacible nos recuerda que traer al mundo a un bebé es una acto en verdad honorable.

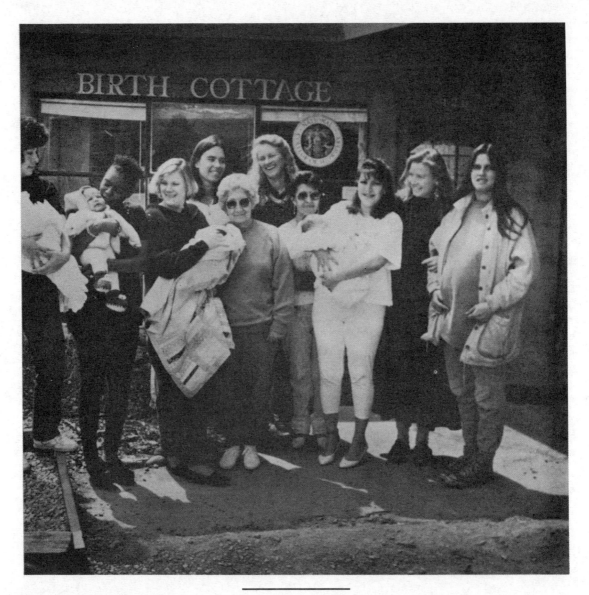

Parteras y clientes en la puerta de un centro de alumbramiento en Taos, Nuevo México.

8

Opciones para un
parto suave

Las opciones en el parto están manejadas hoy día por varios factores principales. Para ser capaz de elegir la manera en que vas a dar a luz o qué tipo de cuidado quieres recibir, primero debes tener acceso a las diferentes opciones asequibles y costeables. Hay muchísimas mujeres que no tienen ninguna opción. Hace unos sesenta años el presidente Herbert Hoover solicitó al Congreso de Estados Unidos que reconociera los derechos de los niños mediante la aprobación de una legislación que creara programas que proporcionaran cuidados prenatales e infantiles adecuados para toda mujer y niño de Estados Unidos [1]. Aunque el Congreso reconoció que era una necesidad, se realizaron muy pocos programas. Las necesidades de salud de las mujeres pobres, los negros del campo sureño y las jóvenes sin educación han seguido siendo una prioridad menor.

Las estadísticas sobre mortalidad infantil en Estados Unidos, especialmente cuando se dividen en diferentes áreas, no son menos que impresionantes. En 1990 el 9.1 por ciento de cada 1,000 bebés norteamericanos murieron en el primer año de vida [2]. Este promedio refleja el 8.5 de muertes infantiles por cada 1,000 bebés blancos comparadas a las 17.6 de cada 1,000 bebés negros; cerca del doble [3]. Un bebé nacido en Nigeria tiene mejores oportunidades de supervivencia que un bebé nacido en el sur de Estados Unidos. En 1984 se creó el Proyecto Regional

Sureño sobre Mortalidad Infantil, que abarca veinte Estados sureños, para investigar y crear soluciones a este problema. La causa principal de mortalidad neonatal e infantil es bajo peso al nacer, debido sobre todo a un cuidado prenatal incorrecto. Los bebés que nacen de mujeres que no han recibido atención a su embarazo son tres veces más propensos a nacer con un peso menor a 2.300 kg. Los bebés cuyo peso es menor a 2.500 kg al nacer tienen un 40 por ciento más de probabilidades de morir en el primer mes y un 20 por ciento en el primer año [4].

En muchos países no es posible acceder a un médico o partera. En 1960 el 25 por ciento de las embarazadas de Estados Unidos no recibieron ningún cuidado prenatal durante el primer trimestre, esta cifra se ha mantenido durante los pasados treinta años. Los cinco millones de mujeres trabajadoras de Estados Unidos no tienen que pagar seguro médico para el cuidado prenatal e infantil [5]. Entender el problema y tener compasión con las mujeres y bebés que sufren no significa nada a menos que se empiece a poner en funcionamiento un cambio radical en el sistema de distribución de la sanidad.

En mayo de 1991 la XLIII Asamblea Mundial de la Salud se reunió en Génova para discutir la crisis mundial sobre mortalidad infantil. Sus recomendaciones incluyeron el uso de parteras como asistentes sanitarias autónomas [6]. Los participantes concluyeron que la educación y preparación de parteras debía ser una prioridad para todos los gobiernos del mundo. La creación de alternativas seguras y aceptables a nuestro actual sistema de maternidad debe ser afrontada tanto desde el punto de vista de los consumidores como del gobierno. Ha llegado el momento, en beneficio de nuestros hijos y generaciones venideras, de cambiar nuestros mitos por hechos y hacer que nuestra manera de ver las cosas se convierta en una realidad que cree en la posibilidad de partos seguros y apacibles para mujeres y bebés.

Planea tu parto

ELECCIÓN DEL ASISTENTE PARA LA MATERNIDAD

La decisión primera y más importante que necesitan tomar las parejas, preferiblemente antes de embarazarse, es quién van a contratar para el cuidado prenatal y para atender el parto. Es una decisión que debe hacerse con mucha atención. Hay muchos factores que determinan el tipo de cuidado que debe elegir una mujer, y elegir dónde se quiere dar a luz a menudo va de la mano con la persona que se elige para atenderlo. Algunos doctores tienen privilegios sólo en determinados hospitales, y a lo mejor te gusta el doctor, pero no el hospital. No todas las parteras tienen privilegios en hospitales, al igual que no todas atienden en casa. Vamos primero a escoger el asistente sanitario.

El primerísimo factor a investigar es de qué asistentes dispone tu zona. Hay muchos lugares en dónde buscar según las diferentes clases de cuidado que se ofrecen. Los médicos están relacionados en la Sección Amarilla o se pueden encontrar contactando con la sociedad médica local. También es común que se encuentren las comadronas-enfermeras certificadas (CNM) ya sea para dar servicio en hospital o en casa. Dentro de los últimos cinco años, las parteras de acceso directo se anuncian en periódicos y directorios telefónicos. La asequibilidad de los servicios de parteras (que no sean CNM) viene determinada normalmente por el estatus legal de las parteras según el Estado en que se encuentren (véase capítulo 4). Si el Estado tiene regulado el oficio de comadrona, como sucede en Oregon, las parteras de acceso directo practican y asesoran abiertamente. Pero en California, donde la persecución selectiva por práctica ilegal de la medicina tiene aterrorizadas a las parteras, tiende a ser más difícil.

¿Cómo se puede encontrar a una partera? Las organizaciones de comadronas estatales tienen listas de sus miembros. La Alianza de Parteras de Norteamérica (MANA) también mantiene estadísticas de todos sus miembros y la Asociación Mundial para la Salud Maternal/Infantil (GMCHA) tiene una red de referencia computarizada de todas las parteras que atienden en casa, centros de alumbramiento y hospitales registrados por aceptar el parto suave. Mira en las revistas alternativas y para padres de la localidad, centros de asistencia y boletines de tiendas de niños y almacenes de alimentos naturistas.

Habla con los amigos y miembros de la familia y otras mujeres con las que compartas los mismos valores respecto al parto. Pregúntales por sus experiencias de alumbramiento. Si conoces a alguna que haya tenido cesárea y después parto vaginal pregúntale quién la atendió. En cuanto tengas unas cuantas referencias concierta las subsiguientes citas. Recuerda que tú eres el cliente en potencia y tú eres la que va a guiar la entrevista y concretar la contratación. Encontrarás una lista de preguntas potenciales, tanto para parteras como para doctores, en los apéndices A y B. En la mayoría de los casos el hallar la persona que te va a atender en el parto y que te apoye para que tengas la experiencia mejor posible, determinará automáticamente el lugar en donde vas a dar a luz.

Si no te es posible encontrar referencias en tu localidad, busca un poquito más lejos. Piensa en dirigirte hasta la ciudad más cercana o incluso en cambiar de Estado. La mayoría de las labores primerizas progresan lo suficientemente lentas como para dar tiempo a viajar, aunque permanecer en un coche durante la labor no es que se diga la experiencia más maravillosa de la vida de una mujer. Muchas parejas prefieren viajar con tal de obtener la atención que desean. El Dr. Michael Rosenthal del Centro de Alumbramiento Familiar de California, nunca vio con rareza a las parejas que viajan largas distancias para poder contar con los servicios de sus instalaciones. Ruth y Tim no tardaron en decidirse a viajar desde Alaska hasta California para el parto de su tercer hijo. Ruth viajó en avión tres semanas antes de la fecha dada para su alumbramiento y Tim la siguió en cuanto empezó el trabajo de parto. Ruth, que había tenido dos cesáreas previas, se emocionó sobremanera cuando la pusieron en contacto con Rosenthal a través de la Red Internacional de Concienciación sobre la Cesárea (ICAN). Rosenthal le aseguró que no había razón para que no pudiera dar a luz normalmente. La confianza en su capacidad le ayudó a dar a luz en agua caliente después de dieciocho horas de labor.

Otras parejas han viajado medio mundo queriendo lograr extraordinarias experiencias de parto, especialmente las que desean parto en el agua. Lo que yo recomiendo es que el parto, cuanto más sencillo y cerca de casa sea, mejor resulta. Pero si no se tiene otra elección viajar puede valer la pena.

¿CUÁNTO CUESTA DAR A LUZ HOY DÍA?
El costo del cuidado maternal y la prima del seguro es el siguiente factor principal en orden a encontrar el cuidado adecuado. Los honorarios de las comadronas y los médicos varían según cada individuo y las diferentes áreas geográficas. La mayoría cobran una tasa fija a la embarazada que incluye las visitas prenatales,

durante la labor y el parto, y el seguimiento postparto. Lo que no incluyen estas tarifas son los análisis de sangre, exámenes de diagnóstico como el ultrasonido o amniocentésis, todos los costos del hospital o centro de alumbramiento, la anestesia y el anestesiólogo, los cargos del pediatra y los cuidados del recién nacido.

Al determinar dónde quieres dar a luz y con quién, el costo suele ser el factor más determinante. El costo de un parto vaginal normal en un hospital está entre 3,000 y 5,000 dólares. El costo promedio del médico es de 1,800 dólares [7]. El costo de cuidado intensivo del recién nacido con bajo peso es de 14,698 dólares [8]. Todo el costo del cuidado de maternidad de los centros de alumbramiento es aproximadamente la mitad de la cantidad total al sumar el médico y los cargos del hospital. El salario de la partera varía drásticamente según el tipo de preparación, cualificación y zona geográfica. Las parteras urbanas cobran más que las de los pueblos. El costo promedio de una partera para atender el parto en Estados Unidos es de 1,200 dólares e incluye muchas más horas de calidad de cuidado prenatal, durante la labor y el parto, y las visitas posteriores al mismo.

Antes de tomar una decisión acerca del cuidado de maternidad, toma tu póliza de seguros y léela. Escribe a la compañía si tienes duda sobre si cubre completamente el tipo de parto que tú deseas, si lo hace parcialmente o en absoluto. Los planes de seguros de grupo, como la Red de Salud u otros, pueden restringir las opciones. Con este tipo de cobertura normalmente tendrás que resumirte a elegir entre un pequeño grupo de médicos que proporcionan servicios a esa compañía.

Una pareja joven de Santa Bárbara estaba determinada a tener a su primer bebé en casa aunque su compañía de seguros no pagara los servicios de una CNM. Escribieron a la compañía y averiguaron que la compañía cubriría los gastos de una partera si uno de los doctores del grupo daba referencias de que era una CNM cualificada. Por supuesto que ninguno de los doctores estaba dispuesto a ello. Pero una vez que su primera hija naciera en casa regresaron a ver a uno de los doctores del grupo médico y le pidieron que diera referencias retroactivas de la partera CNM que había atendido su parto. El doctor estuvo de acuerdo y la compañía de seguros les reembolsó los gastos de ella.

Como ya mencionamos, unos cinco millones de empleadas carecen de cobertura sanitaria para el embarazo y el parto. Cuando se fuerza la mujer a buscar la

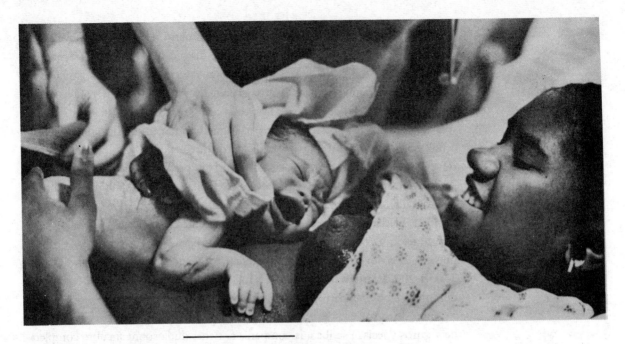

Una madre de dieciséis años, tratada con respeto en un centro de alumbramiento,
recibe a su recién nacido con alegría y admiración.

asistencia pública mediante Medicaid u otro plan de seguro médico estatal, se
limitan automáticamente sus opciones. Los costos de cuidados de salud se cubren
pero se vuelven parte de un sistema verdaderamente oneroso que usualmente no
permite individualidades. Tu voz *puede* ser escuchada si sabes bien lo que quieres.

Julie, que no tenía ninguna cobertura de seguros cuando quedó embarazada se
amparó en Medical (la Medicaid de California). Sólo tenía un doctor, en una
ciudad de más de noventa mil habitantes, que pudiera proporcionar atención a los
pacientes de Medical. Aun cuando Julie se vio obligada a atenderse con este médico
en especial, complementó sus visitas prenatales regulares con clases para el parto
de un centro asistencial local. Allí la animaron a pedir lo que ella deseaba. El curso
incluía escribir un plan de parto que estableciera absolutamente que deseaba tener
completa libertad de movimientos y nada que iniciara o aumentara el ritmo de la

labor a menos que fuera médicamente aconsejable.

Cuando se despertó una mañana teniendo contracciones leves, una semana antes de la fecha prevista, Julie llamó a su doctor y éste le dijo que se reuniera con 'él en el hospital dentro de la hora siguiente. Le colocaron un monitor fetal tan pronto como la revisaron; un examen del equipo del hospital reveló que sólo tenía dos centímetros de dilatación. Cuando llegó el doctor también la examinó tardándose más tiempo de lo normal. Cuando Julie le preguntó qué hacía él no le contestó pero la enfermera le dijo que estaba preparándose para romper la fuente. Se quedó asombrada y le preguntó si se había olvidado del plan de parto que habían discutido. Le contestó que *él* era el único que estaba a cargo y que veía necesario acelerar la labor. Cuando ella se negó, él se puso a la defensiva tratando de hacerla sentir culpable de su decisión: "Puede que tengas que pasar mucho tiempo de labor. ¿Quieres ser responsable de lo que pueda pasarle a tu bebé?" Ella le aseguró que estaba dispuesta a asumir toda la responsabilidad de su decisión. Salió del hospital en contra del consejo del doctor. Su labor leve se detuvo, probablemente a causa de la tensión emocional del enfrentamiento.

Julie dio a luz fácilmente una semana después a un niño sano. Sabía lo que quería y lo llevó a cabo. El que no tengas la capacidad financiera para afrontar la atención sanitaria que deseas no obsta para que tomes el control de tu parto, tal como hizo Julie.

Después de analizar los problemas financieros algunas parejas deciden abstenerse de la cobertura del seguro y optar por el parto en casa o en un centro de alumbramiento sin posibilidad de reembolso. Jim accedió con cierta reluctancia al deseo de Maggie de tener un parto en casa y en el agua, aunque su póliza de seguros podía costear el "mejor" doctor y hospital. Su localidad les forzaba restringirse a la elección de una partera de acceso directo con buena reputación pero sin la posibilidad de reembolso por parte de la compañía de seguros. Jim nos habló de la experiencia que tuvo con el parto de su hijo: "En aquel momento no me importaba lo que me pudiera costar. Valía la pena saber que Maggie estaba bajo control y no tendría que pasar por otra cesárea. Había decidido a empezar a ahorrar un fondo para afrontar el parto de nuestro siguiente bebé. Es la mejor inversión que se puede hacer mirando hacia el futuro de los hijos: un parto suave."

ESCRIBIR UN PLAN DE PARTO

Un plan de parto por escrito es una herramienta que se puede usar para la negociación de cualquier tipo de parto. Ayuda a definir lo que se quiere y cómo se cree que va a suceder. La idea de escribir el plan de parto se desarrolló durante la década pasada. Un plan de parto necesita pensarse muy bien y estar claramente escrito, describiendo lo que uno desea para el parto y el cuidado posterior. Los detalles pueden variar según en dónde se quiera dar a luz, pero existen elementos muy similares. Es importante hacer una consideración cuidadosa de todas las necesidades. Muchos instructores pueden ayudar a elaborar el plan. Algunos miembros del personal hospitalario ven con desdén los planes de parto y se ponen a la defensiva si una mujer presenta lo que ellos toman como una lista de exigencias. Otros dan la bienvenida al plan y comprenden que representa el deseo de la mujer por dar a luz de la forma que decida.

Cuando Corrie planeó dar a luz vaginalmente después de su cesárea en su hospital local, se dirigió directamente al jefe de obstetras mucho antes de la fecha prevista para el parto y le preguntó sobre la política del hospital sobre los partos vaginales después de cesárea. Tomó la determinación de que la política del hospital era demasiado estricta. Escribió un plan que reuniera sus necesidades y lo presentó en la dirección del hospital. Una copia era para su médico, otra para el presidente del hospital y otra para la compañía de seguros. Luchó por negociar la libertad del trabajo de parto sin intervención, que de todos modos cumplía con las exigencias de seguridad del hospital. No quería monitoreo fetal continuo ni intravenosa, pero estuvo de acuerdo en utilizar el monitor durante veinte minutos por cada hora y en usar un broche heparino (una aguja intravenosa que se mantiene en la vena para mantenerla abierta) en la mano. Debido a las restricciones del hospital Corrie finalmente decidió dar a luz en casa con la ayuda de una partera profana. Sabía, sin embargo, que había colaborado en cambiar la política del hospital para la próxima mujer que quisiera tener un parto vaginal después de cesárea.

La objeción al plan de parto es que puede crear falsas expectativas y ocasionar un disgusto si el plan no resulta como se previó. Es necesario tener flexibilidad en el parto, pero el plan logra que todo el mundo esté consciente de los deseos de la madre y permite que la mujer ostente el mando de su cuidado. A veces es difícil para ciertos médicos simplemente devolver el proceso de toma de decisiones a otra persona, pero un plan bien elaborado demuestra que la mujer no sólo desea sino que también es capaz de aceptar esa responsabilidad.

Preparar un plan de parto es un tarea educativa que ayuda a enfocarse en cómo desearíamos que fuese el parto. No se trata de simplemente sacar una fotocopia del hospital y tachar lo que no se quiere. crear un plan de parto completo requiere de la colaboración de uno y su médico. También es un proceso beneficioso para la mujer que planee un parto en casa. Puede resultar divertido decidir cosillas sencillas como el tipo de alimentos o la clase de música que nos gustaría tener a nuestra disposición. Para encontrar un plan de parto sencillo en hospital, véase el apéndice C.

¿DÓNDE DAR A LUZ?

El determinar el tipo de asistencia sanitaria y decidir cómo vas a pagar los cuidados de maternidad a veces determina automáticamente en dónde vas a dar a luz. Otras veces el proceso es a la inversa. Puede que ya sepas que quieres tener a tu bebé en casa o en el hospital. Entonces debes encontrar el médico que va trabajar contigo. Hoy día existen muchas mujeres que han conseguido con éxito negociar lo que querían. El número de comadronas que atienden fuera de los hospitales ha aumentado de 9,727 en 1975 a unas 20,000 en 1990 [9]. Echemos un vistazo a las consideraciones que hay que hacer en cuanto a la creación de opciones para todo tipo de instalaciones y ambiente de parto.

Parto en casa

La demanda de partos en casa está aumentando, pero la falta de parteras cualificadas es evidente. Tan sólo compáreselas cuatro mil CNM americanas, la mayoría de las cuales trabaja en hospitales, con las treinta y cuatro mil parteras que existen en Inglaterra. En un famoso informe de 1992, el Comité para la Salud de la Cámara de los Comunes, afirmaba: "Las necesidades de las madres y bebés (se deben) poner en el centro, de lo cual se sigue que los cuidados de maternidad se deben elaborar pensando en ellos y en nadie más" [10]. En la actualidad cualquier mujer inglesa puede solicitar un parto en casa y el servicio sanitario local es el que se encarga de los detalles.

Las mujeres que quieren tener bajo control todos los aspectos ambientales suelen elegir dar a luz a sus bebés en casa. Muchas parejas piensan que su deseo de privacidad e intimidad tiene preferencia sobre cualquier obstáculo financiero o legal que se puedan encontrar. Muchas deben pagar el parto de su bolsillo debido a la falta de póliza de seguros o a la negación del reembolso de la tercera parte de los gastos de una partera. Las parejas que eligen el parto en casa aceptan más responsabilidades que las que eligen dar a luz en un hospital o centro de alumbramiento.

Muchos padres previsores que están contemplando la idea de tener en casa a su bebé se preguntan si este tipo de alumbramiento es legal. Sí lo es, absolutamente. Tal como yo misma presencié en Inglaterra, en la actualidad este sistema de parto se ha convertido en un mandato legislativo. En Estados Unidos, este área legal está indefinida y depende todavía del status de las parteras según el Estado. Las comadronas que proporcionan cuidados prenatales y atienden el parto en casa asumen la responsabilidad legal de la vida de la madre o el bebé. Si no interviene una partera son los padres los que se vuelven legalmente responsables de todo lo que ocurra al bebé durante el parto. Existen leyes obligatorias sobre negligencia y abuso de menores en todo Estados Unidos. Si un bebé muere durante un parto casero no asistido cualquier tercera persona puede denunciar a los padres de abuso infantil y homicidio sin premeditación. Estos casos son muy raros y difícilmente llegan a la Corte.

Los padres que deciden tener un parto en casa se suelen enfrentar al problema de la carencia de un doctor que se haga cargo del mismo o simplemente los respalde. Algunas parejas contratan a una partera pero también se atienden con un obstetra durante el embarazo, para poder tener la disponibilidad de su ayuda en caso de emergencia. Cuando las parteras trabajan independientemente, sin el respaldo de un obstetra, deben confiar en los doctores de emergencia de la localidad para actuar en caso de que ocurra alguna complicación y se requiera el transporte al hospital. En los Estados en donde la partería no tiene licencia o regulación las comadronas no pueden ni siquiera acompañar a sus clientes al hospital por miedo

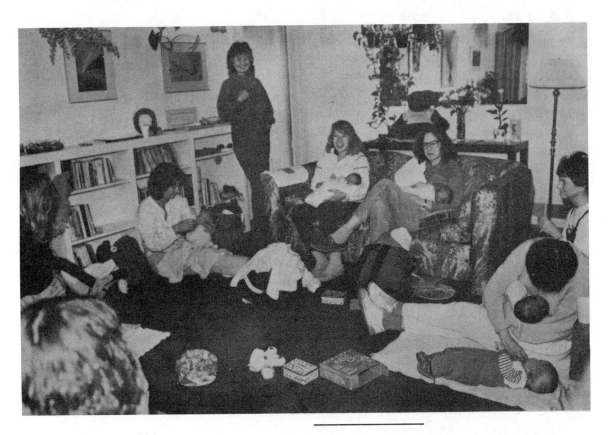

La obstetra Carol Knight se reúne con algunas de sus clientes, con sus respectivos bebés,
en su centro de Palo Alto, California. La Dra. Knight atendió a todas estas mujeres en su hogar.

a la acusación. Una partera que tiene la suerte de haber desarrollado un trabajo en equipo con un doctor y algún hospital se considera un miembro respetable del equipo sanitario. Su presencia y experiencia no sólo son reconocidas sino requeridas.

Las parejas se suelen preguntar qué elementos y materiales se necesitan para un parto en casa. En realidad no se necesita mucho; ya se pueden conseguir equipos para parto en casa en las compañías de abastecimiento para el parto (véase apéndice F).

El equipo contiene guantes esterilizados, tampones de gasa, popotes, un sombrerito de algodón para el bebé, ropas apropiadas, cubiertas resistentes al agua para la cama, un termómetro y un recipiente para baños de asiento después del parto. Las parteras llevan todo lo demás, incluyendo toda la tecnología del parto. El tono cardíaco fetal se monitorea mediante fetoscopios o estetoscopios de ultrasonido. Los tanques de oxígeno están para casos de necesidad. Las parteras llevan drogas por si acaso se necesita aminorar o detener una hemorragia. Las mayoría de ellas llevan también preparados herbales, remedios homeopáticos, técnicas de masaje e incluso agujas de acupuntura. La inyección intravenosa se puede iniciar en casa, así también se pueden curar rasgaduras o episiotomías. (Véase el Apéndice B que da una relación de problemas que se podrían suscitar y discutir con el médico.)

El elegir tener el parto en casa acarrea trabajo en equipo, responsabilidad y confianza. Sin embargo, para muchas parejas es la elección más satisfactoria. Trudy y Ned recuerdan haber tenido sentimientos de respeto absoluto después del nacimiento de su segundo hijo en casa. El primero nació en el hospital y fue una experiencia grata, pero Trudy, después de tener a su segundo hijo dijo: "No me había dado cuenta de la enorme diferencia entre dar a luz en el hospital y en casa. Aquí [en casa] todo se concentraba en mí y en mis necesidades, allí [en el hospital] todo el mundo deseaba tan sólo que saliera el bebé. Casi sentí que yo no tenía parte en ello. El tener a todo el mundo a mi lado y sentir cómo nacía mi bebé, además de ver que su papá fue la primera persona que lo llegó a tocar... Esta es la manera en que Dios quiso que fuera el nacimiento."

Existen literalmente miles de historias similares a la de Ned y Trudy. Muchas parejas que han tenido uno o dos partos en el hospital y después hacen el intento del parto en casa llegan a lograr una confianza sin paralelo.

Parto en un centro de alumbramiento

Hay una gran diferencia entre los centros de alumbramiento anexos a hospitales y los que funcionan independientemente dirigidos por médicos o CNM. Además de la ausencia de equipamiento médico costoso, existe una diferencia evidente en la actitud hacia el hecho del parto. Ya hemos hablado del Centro de Alumbramiento Familiar de Upland, California y del Centro de Parto y Desarrollo Hawthorn de Melbourne, Australia en previos capítulos, así que ya podrán tener una idea amplia sobre su filosofía y el cuidado, centrado en la familia, que ofrecen. Los centros de alumbramiento independientes se enfocan en servir los intereses y necesidades de la mujer y su familia.

La mayoría de los centros de alumbramiento amparan más que nada a la clase media, que no tiene el suficiente dinero para costear de su bolsillo el parto o no tiene una compañía aseguradora que les cubra esta necesidad. Se ha limitado el acceso a los centros de alumbramiento a los pobres o a las mujeres trabajadoras, lo cual fue el motivo principal de la apertura, en 1990, del Centro de Partos de San Diego. El Centro de Partos se ha incorporado a la actividad para asegurar que al menos el 40 por ciento de sus pacientes son mujeres de la asistencia pública.

Ya que las mujeres que acceden a la asistencia de un centro de alumbramiento se ven más obligadas a cuidarse, estos centros pueden ser una alternativa viable al problema de la alta proporción de mortalidad infantil. Se observan más visitas prenatales, resultan menos casos de bebés prematuros y se logra un mejor índice de peso al nacer. La Asociación Nacional de Centros de Alumbramiento (NACC) ha trabajado desde 1983 para ayudar a establecer una red de centros de alumbramiento locales en todo el territorio estadounidense. Hay cerca de 130 centros de alumbramiento acreditados en todo Estados Unidos y más o menos el mismo número en proceso de acreditación.

Una de las primeras tareas que la CNM Kitty Ernst se impuso como directora de la NACC fue la regulación de licencias de los centros de alumbramiento independientes. Se establecieron una serie de normas que habrían de adoptar los diferentes Estados como procedimiento de aceptación de licencias. Empezó el proceso político y se pudo obtener la legislación que regulaba los centros de alumbramiento en veintisiete Estados. Este impulso inicial a favor de las licencias legitimaba los centros de alumbramiento y permitía que las compañías de seguros pudieran reembolsar los gastos. El siguiente paso importante sería lograr una norma general de acreditación de centros de alumbramiento.

Ernst afirma: "La NACC dirige a cerca de mil padres al año a los centros de sus áreas respectivas. Los centros de alumbramiento ofrecen los cuidados de

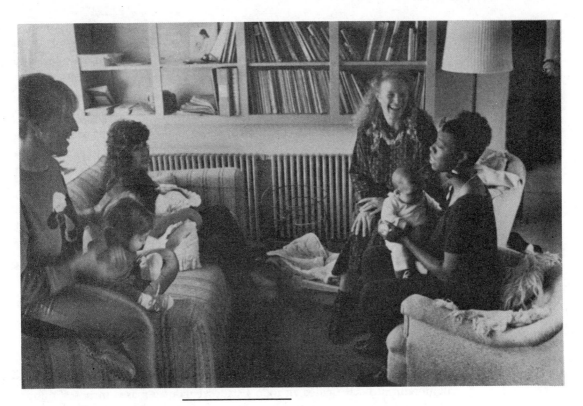

Además de proporcionar cuidados prenatales y de parto, los centros de alumbramiento se convierten en el lugar en donde las mamás reciben apoyo y aliento como madres.

parteras enfermeras cualificadas por la mitad de sus honorarios. Cuando las mamás se dan cuenta de lo que van a conseguir por la mitad del precio de una estancia de dos días en el hospital solicitan sin demora sus servicios. Nosotras, como contribuyentes debemos prestarle atención a esto, debido a la cantidad de dólares que se destinan a la maternidad subsidiada médicamente" [11].

El Instituto del Parto Natural de Culver City, California, se centra en las necesidades de la mujer dándole total libertad de elección. La directora, Nancy McNeese, CNM, y su equipo ayudan a cerca de cien familias al año, pertenecientes a la zona centro de Los Ángeles, a lograr un parto suave y no intervencionista. La tercera parte de estos partos suceden dentro de agua caliente. McNeese piensa que su centro proporciona un servicio muy valioso para la comunidad, que además es de tiempo completo: "Ponemos a la mujer al cargo de su experiencia de parto y mantenemos los precios a un nivel razonable".

Los pacientes sienten una gran satisfacción en estos centros. La atmósfera familiar y la actitud relajante hacen que la mujer se sienta segura. Las mujeres llevan sus objetos personales, su música favorita y lo que es más importante, a todos y cada uno de los miembros de la familia.

Cuando Mary Breckenridge fundó el Servicio de Enfermería de la Frontera de Kentucky en 1925 comprendía que la salud comienza en el hogar en donde la mujer toma la responsabilidad de los pequeños que están creciendo. Breckenridge sentía un amor profundo y preocupación por los niños, también sabía que si se cuida a una madre, ésta será más capaz de cuidar a su bebé. Los centros de alumbramiento independientes ofrecen cuidados basados en el modelo adscrito por las comadronas, están destinados a atender a las mamás durante un año o más. El enfoque final de sus cuidados reside en el desarrollo de la salud mediante la creación de un equilibrio dentro de la vida de cada mujer. Se capacita a la mujer y se le aumenta la confianza en su capacidad inherente para dar a luz y alimentar a su bebé. Kitty Ernst describe los centros de alumbramiento como "lugares para la familia donde no existen vacíos generacionales y en donde los niños y abuelos son invitados a compartir uno de los eventos más especiales de la vida. Son lugares en donde comienza y se desarrolla el cuidado de la salud."

Parto en el hospital

En un hospital, la experiencia de negociar lo que se desea puede resultar un desafío gratificante. En la pasada década muchas parejas de todo Estados Unidos lograron tener experiencias satisfactorias dentro de las instituciones. No todos los hospitales se resisten al cambio. Los hospitales europeos, especialmente del Reino Unido, se ajustan a los requerimientos del parto en el agua e instalan tinas de parto. Cada vez más hospitales norteamericanos están dispuestos a remodelar su unidad de maternidad. Están incorporando habitaciones en las cuales la madre puede pasar la labor, dar a luz y permanecer junto a su bebé después del parto.

Algunas de estas unidades de parto se han convertido en reproducciones del ambiente hogareño que simplemente cumplen con los requisitos de la tecnología estándar del hospital. Todo lo necesario para lograr un parto controlado médicamente o bien se encuentra justo detrás de la pared o está preparado dentro de la habitación. El consumidor debe estar prevenido de si el hospital tan sólo aclara la posibilidad de tener un parto suave o verdaderamente lo proporciona. Es mejor platicar con el médico y el hospital para tener la absoluta confianza en que se podrá crear la experiencia que se desea dentro del hospital. Algunos doctores se sientan junto a la mujer y dejan que el proceso siga su curso sin intervenir. También existen muchos hospitales que contratan CNM.

No se debe depender totalmente de que el doctor sea el que comunique todo al hospital. Es mejor llamar a la dirección del hospital y preguntar cuál es su política y si se pueden hacer visitas al área de maternidad. Aun cuando se tenga una buena relación con el doctor y un buen plan de parto escrito, uno se debe enfrentar con las limitaciones de la política específica del hospital en el preciso instante en que se ingresa en él. Se podría pasar por alto la visita al área de maternidad si uno habla con alguna de las enfermeras que trabajen allí. Si están demasiado ocupadas como para contestar preguntas, se puede pedir su número de teléfono particular y llamarlas más tarde a su casa. Está bien hablar con otras mujeres que hayan dado a luz en el mismo hospital y escribir todas las inquietudes que se susciten para saber qué es lo que se quiere. Al preguntar, a veces simplezas, se logra que el personal del hospital sea más consciente de la preocupación creciente que se tiene acerca de tener un parto suave. En los apéndices A y B se puede encontrar una lista completa de preguntas que se pueden hacer a médicos y parteras, así como dirigir a los hospitales.

Cuando Peggy visitó la unidad de maternidad tres semanas antes de la fecha prevista para el nacimiento de su segundo bebé, de repente se dio cuenta de que no quería dar a luz en aquel hospital. Afortunadamente pudo contratar a una CNM a pesar de lo tardío de su decisión y finalmente tuvo un hermoso y rápido parto en casa. Dijo así: "No es que no haya tenido una buena experiencia con mi primer bebé en el hospital, pero simplemente sabía a ciencia cierta que ya no iba conmigo cuando lo vi después." Hay que saber qué es realmente lo que se desea antes de entrar en labor y no cometer el error de presuponer.

La situación ideal para la mujer que da a luz en un hospital fue creada hace año en el Hospital Beth Israel de New Jersey. El hospital rentó un piso entero a un centro de alumbramiento independiente. El centro atiende las funciones del Beth como centro independiente a pesar de estar en el séptimo piso de un hospital sito en una gran ciudad. El centro mantiene su propio equipo, procedimientos y protocolos, aunque mantenga un acuerdo con el equipo pediátrico y obstétrico. Cuando una mujer necesita más intervención que la que puede aportar el equipamiento del centro, simplemente se la transfiere a los pisos inferiores de la unidad de maternidad del hospital. Hasta ahora la reacción de la comunidad, el hospital y el equipo del centro de alumbramiento ha sido muy buena. El centro incluso ofrece a la mujer la oportunidad de pasar la labor y el parto en el agua. La CNM Donna Roosa, directora del centro afirma: "Tenemos literalmente lo mejor de los dos mundos. No hay razón por la que otro hospital de Estados Unidos no pueda adaptarse a lo que nosotros hemos creado aquí según sus necesidades específicas. esperamos que sea cuestión de tiempo para que ello se llegue a realizar".

¿A QUIÉN MÁS SE NECESITA EN UN PARTO?

Sheila Kitzinger llama a las personas que uno elige para que le ayuden durante el parto "compañeros de parto". Es una decisión muy importante a considerar. Muchas mujeres dicen que una de las razones por las que eligieron el parto en casa fue que querían tener la posibilidad de que estuvieran presentes sus amigas o familiares. Cada vez más hospitales permiten la presencia de más de una persona durante el parto. El padre suele ser la primera persona que la mayoría de las mujeres solicita tener al lado, se comprende la fuerza del amor de la pareja y se entiende que se solicite su apoyo durante esta transición poderosa y emotiva. La mayoría de las parejas se dan cuenta de que compartir la experiencia del parto fortalece su relación y los lazos familiares. Algunas mujeres prefieren tener a su lado tan sólo a su pareja y a su doctor o partera para mantener la intimidad, pero a la mayoría les encanta tener por lo menos a otra mujer como parte de su equipo de apoyo.

Las madres, hermanas o amigas cercanas son las que suelen ser más elegidas por la mujer embarazada como segunda persona de apoyo. La mujer necesita sentirse apapachada durante el proceso del parto. Las demandas emocionales de la labor pueden resolverse mediante la ayuda de otra mujer que haya dado a luz previamente. Las parteras cubren a veces este papel, especialmente si han logrado conseguir una lazo de intimidad con la madre durante el embarazo. A veces alguna enfermera del hospital puede cumplir con esta función bastante bien. Se han realizado estudios que demuestran que cuando una persona se enfoca en la madre se reduce a la mitad la duración del tiempo de labor y hay muchas menos complicaciones [12]. Los estudios también dejan en claro que las madres tienen una respuesta más intensa hacia sus recién nacidos si los acunan y mecen en la primera hora después de nacer.

Existe un creciente número de mujeres, especialmente las que ya han tenido hijos, que ayudan a las demás durante y después del parto. Estas personas, que no tienen la preparación de una comadrona, se llaman defensoras del parto, asistentes de labor o "doulas". Su papel es apoyar emocionalmente a la madre, ofrecerle comodidades sencillas durante la labor y proteger sus derechos si es que está dando a luz en un hospital. Las asistentes de labor también son una gran ayuda para los padres. Pueden animarlos a que estén presentes y les den masajes en la espalda o pies cuando lo necesiten. Las mujeres que se dedican a ayudar a otras despúes del parto suelen llamarse "doulas", que viene de la palabra griega que significa "ayudante".

Programas diseñados por organizaciones tales como Parto en casa/Parto responsable y Paternidad o la Asociación Nacional de Asistentes de Parto enseñan el arte de la asistencia durante la labor de parto. Hay también algunas parteras entrenadas que trabajan en estas instalaciones para las mujeres que dan a luz en hospitales. Tener una persona de apoyo en la labor con suficiente entrenamiento puede resultar el componente esencial para lograr un parto suave.

Robin y Ted habían decidido tener a su primer bebé en el hospital y contratar a una asistente de labor para que les acompañara durante el parto. Su asistente llegó cuando Robin estaba apenas comenzando la dilatación y la estuvo vigilando en su casa durante unas cuantas horas. Los tres funcionaron en perfecta armonía.

Cuando la asistente les sugirió que fueran hacia el hospital lo hicieron sin problema. Continuó el apoyo en el hospital y su bebé nació después de unos treinta minutos, para la sorpresa del equipo y el doctor del hospital.

Cuando se esté considerando la posibilidad de contratar a una asistente de labor, es necesario entrevistar a las candidatas como se haría al tratarse de un médico o partera. ¿Cuáles son sus conocimientos y experiencia de parto?, ¿cuánto cobra?, ¿se puede uno comunicar con ella a cualquier hora del día o de la noche?, ¿hay alguna persona que le tome los recados en caso de no encontrarse ella?, ¿está dispuesta a discutir necesidades específicas, es decir, es flexible? Si se está interesado en tener una asistente de parto se puede contactar con alguna de las organizaciones reseñadas en la lista del apéndice F.

Al elegir conscientemente qué personas van a estar a nuestro alrededor en el momento del parto es muy beneficioso contar con alguien con el que se comparta un amor profundo. Piense en las personas que estén dispuestas a entregarse física y emocionalmente sin esperar nada a cambio. Lo último que se necesita durante la labor es tener en cuenta las necesidades de otra persona. Por eso es que algunas mujeres no quieren tener la responsabilidad de vigilar a sus hijos menores durante la labor y el parto. Las mujeres saben que los niños pueden reclamar la atención de la madre y no comprender por qué mamá está haciendo esos ruidos tan divertidos o por qué no puede caminar y jugar con ellos. La mayoría de los niños se portan magníficamente en estas ocasiones cuando tienen una guía adecuada, especialmente cuando se les enseña a ver el parto como algo normal y natural. Los niños que han crecido con la experiencia real de lo que es el parto tienen una visón más amplia de la vida que los que sólo ven dibujos o fotografías de lo mismo.

La mujer debe elegir el número de personas que estarán presentes en el parto con cautela. Suele ocurrir que si hay demasiada gente la labor se detenga o disminuya. Las mujeres que invitan a toda la familia a sus partos suelen decir que después de todo les hubiera gustado que hubiese sido nada más una representación. Diane y Allen habían decidido al principio de su embarazo que querían que su parto en casa fuera muy íntimo, con la sola presencia de la partera y la madre de Diane. Cuando el padrastro de Diane regresó en la noche junto a su esposa, Allen rápidamente le pidió que tomara una habitación de hotel hasta que naciera el bebé.

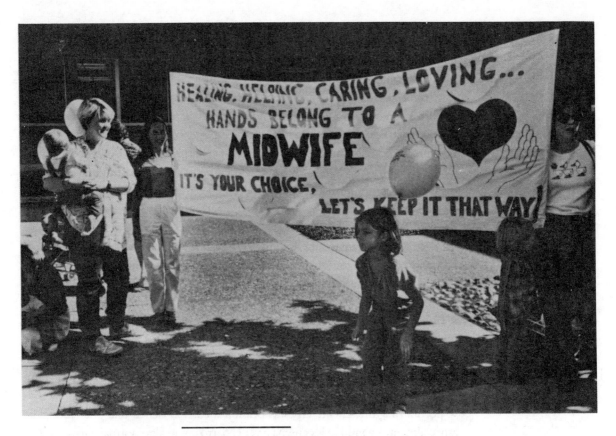

La defensa del consumidor es una manera de crear opciones para un parto suave.

Pudo resultar difícil, pero Allen apoyó verdaderamente a Diane en respetar sus planes sobre las personas que quería que estuvieran con ella. Es muy importante ser capaz de comunicar claramente nuestras necesidades a las personas que uno invita para atender el parto.

Una asistente de labor o doula pude resultar de gran utilidad después del parto también. Puede seguir viniendo a la casa para ayudarnos durante una o dos semanas. Una doula tradicionalmente ayuda a la madre y proporciona cualquier servicio que se le solicite, como vigilar al bebé mientras la mamá se baña, come o duerme una "siestecita", o cuidar a los niños para que la mamá pueda concentrar su atención en el recién nacido. Se presta tanta atención al parto en sí que a veces es difícil darse cuenta de que se trata de un bebé que va a tener que cuidarse durante los siguientes veinte o veinticinco años. Una asistente de labor o doula es un componente muy significativo a la hora de crear opciones para un parto suave.

Los consumidores crean las opciones

Al reclamar opciones y dar los pasos necesarios para crearlas, los consumidores han hecho el progreso principal para llevar el control del proceso del nacimiento. Se han llevado a cabo cambios en los hospitales en donde sus directores han estado dispuestos a escuchar y en las legislaturas en donde los legisladores han recibido la influencia de individuos y grupos activos políticamente. Los Defensores del Consumidor para la Legalización de la Partería (CALM) organizaron una campaña a nivel estatal en California en 1991 para difundir la conciencia pública acerca de la partería [13]. Grupos como el CALM cuentan con herramientas poderosas para negociar los cambios y ayudan a definir lo que es "la práctica correcta de la medicina". Llegarán los cambios cuando los datos reunidos demuestren que las opciones para un parto suave, como el parto en casa o en el agua, no sólo son el deseo de los padres sino seguros y razonables para los bebés.

En marzo de 1993 el gobierno de Ontario, Canadá, solicitó proposiciones para la fundación de tres nuevos centros de alumbramiento fuera del hospital. Se recibieron unos setenta paquetes de solicitud además de los diez que tuvieron que ser devueltos por estar fuera de la fecha límite en junio. El gobierno de Ontario espera abrir estos tres centros en septiembre de 1994. Elana Johnson, comadrona de Ontario, responsable de una de las proposiciones, resalta que el proceso de un centro de alumbramiento comienza del lado de los consumidores: "Había cuatro comités de centros de alumbramiento de diferentes ciudades que actuaban en coalición. Cada comité contaba con parteras y padres en colaboración. En septiembre de 1992, casi cinco años después de que nosotros empezáramos a

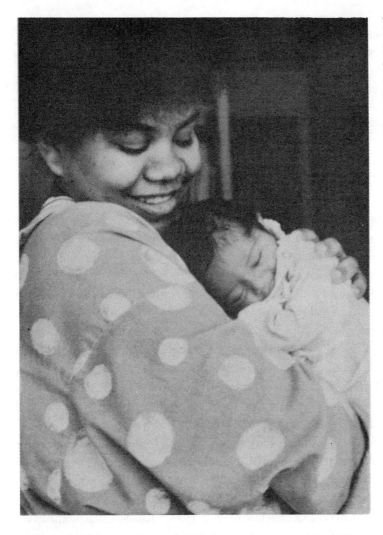

Las adolescentes que son atendidas por parteras tienen mejores experiencias en el parto y están mucho mejor preparadas para ser madres. Esta muchacha de dieciséis años dio a luz con dignidad y alegría y se enfrentó a la maternidad del mismo modo.

reunirnos como grupo, presentamos una carta al ministro de salud en la que se trataba de la efectividad en cuanto al costo que podrían tener los centros de alumbramiento manejados por parteras y la importancia de los mismos dentro del sistema sanitario". Johnson continúa: "Es bastante obvio que existe una demanda de los consumidores por centros de alumbramiento manejados por parteras y también una necesidad comunitaria. Las comadronas, tal como se dijo en la ley en 1991, están destinadas a trabajar por la mujer embarazada en todos los lugares posibles: hospitales, centros de alumbramiento y hogares" [14].

Cuando la hermana Ángela Murdaugh, CNM, fundó el centro de salud y parto llamado Santos Servicios Familiares en West Laco, Texas, se encontraba cansada de lo que llamaba "riñas de clasificación" que provenían de los programas gubernamentales. Las CNM de esa zona de la frontera méxico-texana que atendían a la población de inmigrantes con bajos recursos han tenido que perseverar en la larga lucha por su reconocimiento como proveedoras del Medicaid. El respaldo de los médicos y los seguros médicos también han creado obstáculos. Sin embargo, la perseverancia ha demostrado valer la pena ya que el 40 por ciento de los nacimientos en esa zona de Texas se han realizado fuera de los hospitales, el 20 por ciento de los cuales en centros de alumbramiento y el otro 20 por ciento en casa. El índice de mortalidad neonatal es muy inferior al nacional, aun tratándose de semejante zona de pobreza [15]. Santos Servicios Familiares, que no recibe ninguna ayuda federal y depende de la caridad católica y pública es un auténtico ejemplo del esfuerzo combinado de toda la comunidad.

Kitty Ernst, CNM, cree que los consumidores representan el gran poder inexplotado que puede cambiar la manera de dirigir el parto. El Centro para la Infancia, el primer centro de alumbramiento independiente que hubo en Norte-américa, fue fundado en la ciudad de Nueva York en 1975 por la Asociación de Centros de Maternidad (MCA), una institución voluntaria para ayuda a la salud. La directora de la MCA, la CNM Ruth Watson Lubic, afirma: "Su despacho consta de consumidores que trabajan junto con grupos de asesoría profesional. Desde su fundación en 1918, la MCA ha sido responsable de la iniciación al cuidado prenatal, educación prenatal para padres, clases de preparación al parto, educación de enfermeras-parteras y centros de alumbramiento independientes de Estados Unidos. Ha ayudado a otros grupos de consumidores y familias a lograr que se oiga su voz" [16]. Los consumidores *pueden* unirse para establecer centros de alumbramiento y cambiar la práctica de los cuidados de maternidad. La mayoría de los centros empiezan por ahí.

Salud para todas las mujeres y niños en el año 2000

Hemos analizado por qué tuvo lugar la medicalización del parto, los efectos que ello ha tenido sobre las mujeres y la familia y por qué es necesario crear una reestructuración sistemática y cooperativa de los cuidados de maternidad. Las mujeres necesitan saber que pueden crear las alternativas que desean demandando los cambios necesarios. El Dr. Michael Rosenthal dice: "Yo les digo a las mujeres que aquí pueden tener a sus hijos de la forma que deseen. Pueden realizarlo en cualquier sitio, sólo tienen que pedirlo".

Crear opciones para un parto suave es necesario. Podemos cambiar la manera en que se maneja el parto y la forma en que traemos al mundo a los bebés. Estos cambios no sucederán de la noche a la mañana y desde luego, no serán fáciles. El Dr. Marsden Wagner, pediatra y antiguo director de la Salud Maternal/Infantil dentro de la Organización Mundial de la Salud (OMS), aborda el tema del cambio con inteligencia. Predice que habrá oposición dentro del sistema sanitario de maternidad. Dice así: "Los cambios no se realizarán fácilmente. Tenemos una profesión obstétrica terriblemente obstinada. Se trata de su territorio. Se trata de su poder. Se trata del control. Y finalmente, se trata de dinero" [17].

Tenemos la oportunidad, si no la obligación, de allegarnos a una nueva comprensión y de propiciar un sistema de atención a la maternidad que funcione: uno que reconozca que el parto es un proceso biológico normal y no un suceso médico, un sistema que incluya la partería como la mejor opción para las madres que están a punto de dar a luz, un sistema que permita a la mujer escoger cómo, dónde y con quién desea tener a sus hijos. Cuando desarrollemos y utilicemos este sistema basado en estos preceptos empezaremos a ver salud en todos los niveles de nuestra sociedad. Nuestras familias serán más fuertes, los bebés más sanos, las mujeres irradiarán autoconfianza y seguridad. El parto cambiará la vida de la mujer para siempre. Según nos acercamos al próximo milenio vamos a asegurarnos de que la vida de la mujer cambie positivamente, de forma sana y autorizada, y que todos los padres tengan plena opción de elegir un parto suave.

Apéndice A

Preguntas dirigidas al doctor

¿Cuál es su filosofía general acerca del parto y el embarazo?

Cuando se pregunta a los obstetras es importante asegurarse de lo liberales o tradicionales que son en cuanto a su propia práctica. ¿Están abiertos a ideas nuevas o trabajan siempre de acuerdo con las instrucciones de los libros de medicina?

¿Desde cuándo practica la medicina?

Algunas mujeres puede que quieran tratarse con un doctor que haya atendido miles de partos, otras puede que prefieran a alguien que acabe de empezar y tenga energía y apertura mental respecto a todas las situaciones relacionadas con el parto.

¿Tiene el doctorado? Y si no, ¿por qué?

Cada especialidad de la medicina tiene su propio examen de doctorado mediante una prueba escrita u oral. El estar doctorado significa que un médico tiene una alta cualificación dentro de los estándares de la profesión obstétrica; sin embargo, esto no asegura la capacidad particular de un médico. Algunos médicos prefieren voluntariamente no doctorarse, otros no han podido pasar el examen.

¿Ha tenido hijos y cómo nacieron?

Atenderse con una obstetra no garantiza automáticamente un menor índice de intervención, pero a veces uno se encuentra con un doctor solidario que atienda el parto en casa o en un centro de alumbramiento o que haya recibido a sus propios hijos. Es más probable que ellos entiendan la solicitud de libertad de elección.

¿Colabora con parteras?

No todos los obstetras le advertirán de la existencia de comadronas dentro de su equipo. Si su obstetra particular no trabaja con partera hágale saber que desea incluir sus servicios.

¿Cuáles son sus normas para atender un parto "normal" o uno de "alto riesgo"?

Los requerimientos de escrutinio en pantalla varían de un doctor a otro. Algunos piensan que todas las mujeres mayores de treinta y cinco son de alto riesgo, otros no contemplan la edad como un factor significativo. Los obstetras en general creen hoy en día que la mujer que ha tenido más de tres hijos, así como las primerizas son de alto riesgo. La normativa que siga cada doctor le proporciona una perspectiva de las posibles complicaciones. Si uno se concentra en cada persona y no en las perspectivas, se puede conseguir un cuidado de mejor calidad para la maternidad.

¿Cuáles son su honorarios? ¿Qué incluyen?

El cuidado prenatal normal suele incluir todos los exámenes realizados dentro del consultorio del doctor (análisis de sangre para ver la hemoglobina, análisis de orina y análisis de glucosa en sangre) y el parto en el hospital. Lo que no cubren son los análisis de laboratorio extras o el trabajo de diagnóstico inicial. Esto se paga directamente al laboratorio.

¿Cuáles son los análisis de rutina que usted suele pedir?

¿Bajo qué circunstancias requeriría los siguientes análisis?

Ultrasonido durante el embarazo
Alfa-fetoproteína (AFP)
Muestra de villi chorionic (CVS)
Amniocentesis
Test de tolerancia a la glucosa (GTT)

¿Qué tan a menudo realiza cesáreas y por qué razones?

Defina el índice de cesáreas que realiza ese doctor y pida que le diga los motivos.

¿Si mi bebé viene sentado, puedo dar a luz vaginalmente?

En 1990 la mayoría de las escuelas de medicina dejaron de aplicar las enseñanzas sobre los antiguos procedimientos para un parto de nalgas [1]. Un bebé que viene sentado, no importa en qué posición, era motivo instantáneo para una cesárea. Hay algunos doctores que permiten que la mujer intente un parto vaginal.

¿Anima a las mujeres que han tenido cesáreas previas a que den a luz vaginalmente?

¿Tiene recomendaciones específicas acerca del peso, la dieta y el ejercicio?

Los doctores de hoy en día son menos propensos a insistir en un aumento de peso restringido y más abiertos a recomendar una dieta sana y un plan de ejercicios. Mantenerse activa durante el embarazo aumentará la capacidad de enfrentar la labor y el parto y disminuirá las posibilidades de diabetes gestacional.

¿Requiere o sugiere que tome clases de preparación al parto?

Todas las parejas primerizas se benefician enormemente al tomar clases, informativas y prácticas, de preparación al parto, y los doctores reconocen el valor de esta preparación.

¿Qué tan a menudo tendré que visitarle?

Se prescriben visitas cada mes hasta el séptimo, cada dos semanas, hasta la semana treinta y seis, y una vez por semana después de entonces. Se pueden concertar visitas extras entre las citadas.

¿Contesta las llamadas personalmente o pide que las atiendan las enfermeras?

Si las enfermeras del equipo del doctor pueden solucionar las cuestiones normales puede resultar agradable entablar una relación amistosa con ellas. Pero es bueno saber cómo se manejan las llamadas y preguntas antes de que surjan.

Si hay más de un doctor ¿Cuál es la política de rotación? ¿Qué tan a menudo están disponibles? ¿Seré atendida por todos los doctores? ¿Quién de ellos

será el que realmente atienda mi parto? ¿Tengo posibilidad de elegirlo? ¿Los demás doctores respetarán los acuerdos que el doctor haga conmigo?

Es muy importante reunirse con todos y cada uno de los doctores o con los que sustituyan al propio cuando esté fuera de la ciudad o no pueda atendernos. Si el doctor está muy ocupado no es razonable presuponer que va a atender cada parto. Por lo tanto es bueno entrevistarse con los demás doctores y asegurarse de que comparten la misma filosofía y metas y que comprenden lo que uno desea. Es mejor no esperar hasta que comience la labor para estar en posible desacuerdo.

¿En que hospital tiene privilegios? ¿Puedo escoger el hospital si es que usted tiene varios en los cuales tenga privilegios?

Hay que darse una vuelta por cada hospital y elegir en cuál se va a dar a luz. Puede que el doctor no pueda atravesar la ciudad o trasladarse de una zona alejada. Los hospitales concede privilegios a ciertos doctores en determinadas circunstancias.

¿Permite el hospital que el paciente siga el plan de parto escrito?

Esta es una pregunta para el hospital, pero también se le puede hacer al médico.

¿Puede explicarme la rutina que se sigue en ese hospital respecto al parto vaginal?

¿Cuándo debo ingresar en el hospital?

Cuanto más tiempo se esté en casa al comienzo de la labor menos son las posibilidades de que se realicen intervenciones.

¿Puedo pasar la labor y el parto en la misma habitación?

Durante los últimos diez años se ha promovido la idea de que la labor, el parto, la recuperación y el postparto se pasen en la misma habitación. Si el hospital en perspectiva es de los que transfieren a la mujer a la sala de partos, se puede solicitar que hagan una excepción. Hay que estar también prevenidas de la posible "fachada" ya comentada en el capítulo 7. No todas las habitaciones son iguales y no todas permiten que la mujer haga lo que desee.

¿Tengo que tener una inyección IV?

¿Debo tener un monitor electrónico fetal durante la labor?

¿Qué tan a menudo se hacen exámenes vaginales para vigilar el progreso?

¿Me puedo rehusar a recibir exámenes vaginales?

¿Al cabo de cuánto tiempo después de que empiece mi labor vendrá a revisarme?

¿Estará conmigo durante la labor?

¿Puede quedarse conmigo mi pareja todo el tiempo?

¿Puede el resto de la familia, incluyendo a mis hijos, mamá o papá, estar presente durante la labor y el parto?

¿Tiene el hospital duchas o baños en cada habitación?

¿Puedo beber o comer durante la labor?

¿Anima usted a las embarazadas a caminar, ponerse en cuclillas o a cuatro manos o de rodillas durante la labor?

Entender la filosofía que hay detrás del porqué se necesita permanecer activa durante la labor ayuda a que la mujer desee estar en movimiento. Permanecer acostada en la cama durante la labor es posiblemente lo peor que se pueda hacer para cooperar con el proceso natural.

¿Puedo dar a luz en la postura que yo prefiera?

Las camas de los hospitales suelen desencajarse de la parte inferior para "permitir" que la mujer se ponga en posición de semi-cuclillas. Lo que algunas mujeres han encontrado más fácil es simplemente poner el colchón en el suelo o estar sujetas a su pareja mientras permanece en cuclillas. Es mejor enterarse de antemano si estas alternativas serán aceptadas por el doctor y el hospital.

¿Puedo tomar un baño de agua caliente para aliviar el dolor durante la labor, aunque ya se haya roto el saco amniótico?

A una mujer del Hospital Santa Monica le prometieron que podría usar las nuevas tinas que se habían instalado para la labor. Lo que los doctores no le dijeron fue que había una larga lista de restricciones: no se podía usar la tina si no se había roto la fuente y la cabeza del bebé no se había colocado en la pelvis (por temor a que se enrede el cordón umbilical), y ella no pudo entrar en el agua después de que se rompió la fuente (por miedo a posibles infecciones). No pudo usar la tina ni una sola vez y terminó con una inyección epidural y un parto de fórceps.

¿Puedo permanecer en el agua para dar a luz a mi bebé?

Hay que tener en cuenta la postura del doctor referente al parto en el agua. Puede ser la oportunidad de educarlo.

¿Qué tipo de medicación para el dolor suelen usar?

¿Tienen experiencia con la acupuntura para aliviar el dolor?

Algunos hospitales tienen acupunturistas para aliviar el dolor en problemas especiales durante la labor. Los bebés que vienen sentados se colocan mediante la acupuntura, se controlan las náuseas y se mantiene activa la labor con agujas en vez de drogas. Vale la pena investigar esta alternativa.

¿Si deseo una epidural, cuáles son sus normas?

Existe una forma de epidural relativamente nueva que administra una dosis tan baja que la mujer puede realmente mover las extremidades y "sentir" más. Algunos doctores ofrecen esta "epidural andante" con ciertas restricciones. Es mejor preguntar con detenimiento al doctor acerca de la clase de medicación que usará y los procedimientos para administrarla.

¿Realiza usted episiotomías? ¿Por qué? ¿En que porcentaje de casos?

¿Piensa el doctor que la episiotomía es necesaria? ¿Está dispuesto a permitir que se realicen otras técnicas?

Si el doctor lo hace en más del 10 por ciento de sus pacientes, es mejor dirigirse a otro doctor.

¿Ha usado alguna vez los paquetes calientes sobre el perineo o el masaje perineal?

¿Ordena de manera rutinaria enemas o afeitado del pubis?

¿Ha usado alguna vez un extractor al vacío? ¿En qué porcentaje?

Los extractores al vacío se desarrollaron a fin de reemplazar a los fórceps. Se pone un recipiente grande de succión (normalmente de plástico duro o a veces de silicona) sobre la cabecita del bebé. El recipiente está conectado con un tubo que lleva al contenedor de vacío. Una vez que se logra la succión de la cabeza del bebé, la constante jalará a todo el bebé en cuestión de diez o veinte minutos [2]. Existen algunos riesgos con la extracción como son laceraciones perineales, hematomas en la cabeza del bebé y dolor para ambos. Requiere de una pelvis completamente dilatada, que el bebé asome por el canal de nacimiento y la cooperación de la madre. La extracción al vacío se prefiere al uso de fórceps.

¿Ha usado alguna vez fórceps? ¿En qué porcentaje?

¿Cuál es su política respecto al rompimiento de membranas?

El rompimiento de membranas suele ser la primera intervención que hacen los doctores para lograr "que la labor continúe". Hay que preguntar al doctor si una labor puede progresar despacio y normalmente sin necesidad de romper las membranas. ¿Se informará de su decisión de romper la fuente? ¿Tengo derecho a rehusarme?

¿Cuál es su política respecto a las intervenciones después de que la fuente se rompa por sí sola?

Algunos médicos ven la ruptura de membranas como una situación peligrosa en potencia para la madre y el bebé. Otros lo observan atentamente alentando a la madre a caminar y permanecer activa, especialmente si la labor no ha comenzado todavía. Hay que tener conocimiento de la política del doctor referente a la ruptura de membranas. ¿Cuánto tiempo dejará pasar para que comience la labor? ¿Qué análisis se necesitarán? Algunos doctores controlan el nivel de glóbulos blancos cada veinticuatro horas y la temperatura corporal cada cuatro y dejan sola a la mujer. Otros la hospitalizan inmediatamente e inducen la labor con Pitocin. Los estudios han demostrado que la mujer que camina y permanece activa tiene menos cesáreas y siempre da a luz antes de las que reciben Pitocin [3].

¿Cuánto tiempo me permitirá estar en trabajo de parto antes de comenzar con la intervención?

¿Va a seguir el doctor las enseñanzas de los libros en cuanto a la duración de la labor o trabajo de parto? ¿Cuáles son sus consideraciones: agotamiento de la madre, necesidades nutritivas, movimiento?

¿Cuál es su política en cuanto a usar Pitocin en la labor? ¿En qué porcentaje lo llega a utilizar?

¿Cómo juzga el doctor si una labor es lenta o inefectiva? ¿Es que se tiene el útero "perezoso" o que se necesita levantarse y dar un paseo?

¿Cuánto tiempo va a esperar para cortar el cordón y expulsar la placenta?

¿Puede ser mi pareja la que corte el cordón?

¿Se toma el corte del cordón umbilical como un procedimiento médico o simplemente parte del proceso del parto que la 'pareja ha compartido? ¿Están los padres incluidos en este proceso?

¿Qué aplica usted a los ojos del bebé después de nacer?

Las leyes estatales dicen que se debe poner un agente antibacterial en los ojos del bebé para reducir la incidencia de ceguera procedente de enfermedades venéreas que se hayan contagiado de la madre al bebé. Muchos hospitales han abandonado el uso de nitrato de plata, en la actualidad se utilizan los antibióticos comunes. Hay que establecer qué es lo que el doctor o doctora recomienda y si se puede elegir el no utilizar nada en absoluto por haber pasado un examen de enfermedades venéreas.

¿Aplica inyecciones de vitamina K de forma rutinaria a los recién nacidos?

La vitamina K se receta rutinariamente para prevenir hemorragias en los recién nacidos. La incidencia de hemorragia intracraneal es extremadamente baja. La administración de vitamina K también se aplica para contrarrestar las posibilidades de hemorragia después de la circuncisión. Ha habido una inesperadamente alta incidencia de cáncer infantil relacionada con las inyecciones de vitamina K. La vitamina K por vía oral no ha mostrado tener ninguna relación con el cáncer infantil [4]. Hay que preguntar al doctor si se puede sustituir la vitamina K por vía oral y si está al tanto de las últimas investigaciones al respecto.

¿Puedo alimentar al pecho a mi bebé inmediatamente después de dar a luz?

¿Puede permanecer mi bebé junto conmigo en la habitación?

¿Qué piensa acerca de la circuncisión?

Si el doctor no tiene ninguna opinión específica acerca de la circuncisión, es conveniente aprovechar para educarlo al respecto.

¿Cuánto tiempo debe pasar antes de que pueda abandonar el hospital?

La mayoría de los doctores recomiendan una corta estancia en el hospital. Algunos están dispuestos a dar el alta tan sólo después de veinticuatro horas. Hay que averiguar si el doctor está abierto a dar el alta después de seis o doce horas, especialmente si se ha dado a luz vaginalmente y se cuenta con ayuda apropiada en casa.

Apéndice B

Preguntas a la partera

¿Cuál es su educación y entrenamiento como partera?

Se debe discernir si se está contratando a una partera enfermera certificada (CNM), una partera profana o una partera de acceso directo con un entrenamiento formal bajo un programa de partería de Estados Unidos o de otro país. Los tres grupos representan grandes diferencias en cuanto a la experiencia educacional, pero no necesariamente en el modo práctico de proceder.

¿Cuántos años lleva ejerciendo?

¿Se desea confiar en una comadrona que acaba de empezar la práctica independiente o se prefiere continuar buscando una partera más experimentada? Hay que tener claro esto cuanto antes.

¿Cuál es su filosofía general respecto al embarazo y el parto?

La parteras en general abrazan la filosofía de que el parto normal no es un suceso médico y debe respetarse como el proceso creador que es. Me sorprendería si alguien encontrara a una comadrona que viera el parto como una emergencia potencial para la que se debe estar preparado.

¿Ha sido usted madre? ¿Cuántos hijos tiene?

Si se está buscando a una enfermera con hijos pequeños, ¿cómo va a ser capaz de atender nuestro parto si tiene exigencias familiares? ¿Se está dispuesto a admitir que traiga a su bebé de brazos, y tal vez tenga que alimentarlo mientras estamos dando a luz?

¿Cómo nacieron sus hijos?

Muchas mujeres se convierten en parteras después de tener experiencias desagradables con el parto. Es mejor averiguar las circunstancias de los alumbramientos de nuestra comadrona. Algunos piensan que las parteras que nunca han dado a luz no son tan buenas como las que tienen hijos. Yo no estoy de acuerdo con este supuesto, conozco a comadronas muy talentosas, maravillosas y cuidadosas que no han tenido la oportunidad de dar a luz ellas mismas.

¿Trabaja sola o con una compañera o asistente? Si trabaja con alguien, ¿cuál es su experiencia?

Es importante reunirse con todas las personas que vayan a tener alguna responsabilidad concerniente al cuidado prenatal, labor o parto. Algunas parteras toman aprendices o estudiantes. Hay que saberlo desde el principio.

¿Cuántos partos ha atendido como asistente principal?

¿Desde cuando practica la comadrona de forma independiente? ¿Ha trabajado alguna vez con una compañera experimentada? Hay que pedir referencias a las compañeras y clientes anteriores.

¿Atiende los partos en un centro de alumbramiento o en el hospital?

Tal vez la partera tiene privilegios dentro de algún hospital o atiende partos en casa o en algún centro de alumbramiento.

¿Cuántos partos está atendiendo en la actualidad?

Para la práctica casera una partera con una ayudante puede atender como máximo de seis a ocho partos al mes. Si trata de atender más, puede que se junten dos mujeres para dar a luz al mismo tiempo y alguna de las dos se ha de quedar sin atención. Las comadronas de los centros de alumbramiento pueden manejar muchos más partos al mes porque en esos lugares pueden atender más de un parto a la vez.

¿Quién la reemplaza en caso de que tenga vacaciones o esté enferma?

Quién va a sustituir a la partera en caso de que ella no pueda continuar o necesite retirarse por algún tiempo, es una consideración muy importante. Es mejor planearlo con la comadrona al principio del embarazo. Hay que asegurarse de que se va a estar cubierta en caso de que le pase algo a la partera.

¿Tiene alguna normativa o restricción acerca del parto en casa?

Una partera debe tener el mismo criterio que el doctor en cuanto a los factores de riesgo en un parto. La mayoría de las mujeres que tienen un bajo nivel de hemoglobina, hipertensión, lesión de herpes activo, parto múltiple, bebé sentado o sangrado vaginal anterior a la labor, una semana antes de la fecha señalada, no pueden permanecer en casa. En todos estos casos se debe consultar con un médico.

¿Requiere que vea al médico durante el embarazo aunque todo vaya normal?

Se suele requerir una visita de respaldo con un médico tan solo a fin de que éste tenga nuestros datos. Si la comadrona no tiene relación con ningún médico de respaldo es nuestra responsabilidad buscar el doctor y visitarlo.

¿Cuánto cobra y qué incluye?

Tal como los doctores, los honorarios de la mayoría de las parteras cubren todo el cuidado prenatal, el parto, asistencia de recién nacido, cuidado en el hogar y seguimiento durante seis semanas. Cualquier análisis de laboratorio, diagnóstico o visitas extras al doctor no están incluidas. Tampoco están incluidos los gastos de transporte al hospital, incluyendo la ambulancia, el hospital y los honorarios de los doctores.

¿Se pueden cargar los gastos a mi compañía de seguros?

No conozco a ninguna partera en Estados Unidos que pueda cargar los recibos de honorarios a alguna compañía de seguro médico, pero en varios Estados se permite el reembolso a las comadronas con licencia estatal que atienden a mujeres de bajos ingresos. Muchas CNM pueden pasar sus recibos a compañías de seguros y a Medicaid. Algunas tiene acuerdos con algún médico para que añada sus gastos al recibo del doctor, el cual se entrega a la compañía de seguro médico para su reembolso. Hay que averiguar si la partera tiene alguna de estas posibilidades.

¿Cuál es su sistema de cobro?

La mayoría de las parteras van haciendo cobros durante el embarazo. Muchas incluso tienen formas de pago y sistemas de cobro por computadora. El pago de servicios suele requerirse antes del parto porque después resulta más difícil pagar la cuenta. Hay que considerar los gastos de la comadrona y elaborar una forma fácil y cómoda para pagar. Es una tradición histórica que las parteras dejen de lado el cobro de sus servicios, tal vez por eso algunos centros de alumbramiento manejados por comadronas se van a la quiebra.

¿Cada cuánto tiempo tengo que visitarla?

Se debe visitar a la partera una vez al mes hasta el séptimo mes, cada dos semanas hasta cumplir las treinta y seis semanas y una vez a la semana después de ello. Se pueden hacer citas extras entre las regulares.

¿Cuáles son sus normas en cuanto al peso, la nutrición y el ejercicio?

El aumento de peso y la dieta deben ser monitoreados durante el embarazo. La mayoría de las comadronas están educadas respecto a la nutrición moderna y trabajan en colaboración con la mujer para conseguir llevar la dieta más adecuada. Muchas parteras tiene una educación especial para el uso de hierbas y la homeopatía durante el embarazo.

¿Requiere que tome clases de preparación al parto? ¿Da usted lecciones de preparación al parto?

Las parteras suelen dar sus propias clases de preparación. Algunas piensan que dan una atención individualizada y las parejas no necesitan clases extras para prepararse para el parto.

Si planeo tener un parto en casa, ¿vendrá usted antes de que comience la labor?

Las comadronas hacen por lo menos una visita antes de que lleguen a la casa para atender la labor. Se aseguran de que el hogar sea adecuado y limpio y ayudan a planear cualquier detalle necesario con la pareja, como podría ser la posibilidad de un tina para el parto en el agua.

¿Cuánto tiempo después de que comience la labor debo llamarla?

Cada comadrona establece su propio protocolo acerca de cuándo y por qué llamarla después de que empiece la labor. Generalmente las parteras quieren saber cuanto antes si han empezado las contracciones para hacer planes para el día o la noche. No suelen llegar antes de que las contracciones sean "largas y fuertes" y seguidas.

¿Cómo maneja las emergencias?

Hay que preguntar detalladamente para qué tipo de emergencia está preparada a enfrentar o ya ha enfrentado en diferentes situaciones.

¿Cuántas mujeres de las que ha atendido han tenido que ir al hospital?

Es mejor asegurarse del índice de transferencia al hospital de la partera y saber cuál es el motivo principal en la mayoría de los casos.

¿En qué situaciones ha tenido que dirigirse al hospital?

Se debe ser muy específica y hallar exactamente por qué debe uno dirigirse al hospital. Las situaciones que requieren respaldo pueden ser una labor prolongada, labor prematura, cordón umbilical enrollado, sangrado durante la labor, aumento o disminución severa del ritmo cardíaco del bebé, hipertensión de la madre, meconium en el fluido amniótico o problemas del bebé justo después de nacer.

¿Se quedará conmigo en el hospital?

La mayoría de las comadronas pueden acompañar a su clientes al hospital y quedarse con ellas, pero en algunos lugares en donde la partería profana es ilegal, la partera no puede llegar al hospital y admitir que ella ha atendido el parto en casa. Hay que averiguar si la comadrona mantiene una buena relación laboral con el hospital local. A veces los hospitales no admiten a la mujer mientras está en labor, así es que es mejor planear con cuidado los arreglos en cuanto al respaldo con la partera.

¿Tiene experiencia con el parto en el agua?

Hay que preguntar a la partera si dispone de tina para parto en el agua o si sabe en donde se puede alquilar o comprar una. Es mejor saber si se puede realizar el parto en el agua. He platicado con muchas mujeres que me han dicho que sus parteras les dijeron que iban a admitir el parto en el agua pero en el último momento les dijeron que salieran de la tina.

¿Qué experiencia tiene con parto de bebés que vienen de nalgas? Cuántos de ellos ha atendido?

¿Cuál es su experiencia con gemelos? ¿Cuántos de ellos ha atendido?

¿Puede suturar rasgaduras perineales?

A menos que la comadrona sepa suturar bien es mejor desplazarse al hospital si se necesitan puntos. Esto es definitivo a la hora de elegir quién nos va a atender.

¿Qué experiencia tiene con el parto vaginal después de cesárea (VBAC)?

¿Atendería un VBAC en casa? ¿En el hospital?

Muchas parteras no pueden atender legalmente el primer parto vaginal después de cesárea en casa debido las restricciones de la licencia. Algunas están dispuestas a encontrar otra manera para darle la oportunidad a la mujer. Es una consideración muy seria que requiere de mucha discusión con la comadrona.

¿Ha tenido que resucitar a un bebé alguna vez?

Hay que conocer el índice de resucitaciones de la partera. Las organizaciones de comadronas y escuelas de maternidad dan cursos de resucitaciones neonatales y la partera debe poseer un certificado actualizado. Se debe solicitar verlo.

¿Qué tipo de equipamiento lleva para el parto?

Hay que saber qué tipo de drogas, oxígeno, equipo de resucitación, intravenosa y otro equipo de emergencia tiene la partera en su bolsa.

¿Examina al bebé después del parto?

¿Pone gotas en los ojos del bebé? ¿Inyecta con vitamina K al recién nacido?

Muchas parteras no utilizan ni las gotas de los ojos ni las inyecciones de vitamina K para el bebé después de nacer. Es mejor saberlo de antemano y decidir si se quieren tomar esas precauciones.

¿Trabaja en colaboración con algún pediatra o recomienda a alguno en especial?

¿Permitiría que mi pareja ayude activamente en el parto tanto como lo desee (agarrando al bebé al momento de nacer o cortando el cordón umbilical)? ¿Puedo tener a los otros niños a mi lado durante mi labor y parto?

¿La partera está dispuesta a "permitir" que la familia dirija el parto bajo su supervisión? ¿Está dispuesta a darnos el control completamente? ¿Dará instrucciones al padre para que agarre al bebé al momento de nacer?

¿Qué tan a menudo vendrá a verme después de que dé a luz?

Las comadronas que atienden en casa generalmente vuelven a visitar después de pasadas veinticuatro horas, a los dos días, a los cinco y a los diez días después de haber dado a luz.

¿Proporciona o sabe de alguien que proporcione ayuda a las madres primerizas?

Algunos servicios de parto en casa proporcionan una doula o pueden recomendar a alguien para que ayude después del nacimiento del bebé. Hay generalmente un cargo extra que vale la pena pagar.

¿Me ayudará con la alimentación al pecho?

Las parteras atienden el teléfono las veinticuatro horas del día y los siete días de la semana por si ocurre cualquier problema después del parto, especialmente en cuanto a su alimentación al pecho. Muchas dan clases especiales o sesiones privadas para evaluar la disponibilidad de la leche materna y contestar a las preguntas que se susciten.

¿Qué piensa sobre la circuncisión?

No sé de ninguna comadrona que tenga una opinión especial en cuanto a la circuncisión a menos que sus clientes sean judíos. Si se tienen consideraciones religiosas, una partera consciente acatará los deseos de sus clientes.

Apéndice C

Ejemplo de plan de parto en el hospital

Entiendo que todos mis requerimientos están basados en un embarazo y parto normal. Si existe alguna circunstancia que constituya una emergencia médica para mí o mi bebé, estoy de acuerdo en aceptar el juicio del médico sólo con mi consentimiento informado. De preferencia se deben respetar los requerimientos que doy más adelante.

Es mi deseo recibir explicaciones claras y adecuadas de todos los procedimientos, de mi progreso, asesorada por un equipo médico, y de cualquier complicación tan pronto como ocurra.

Deseo lo siguiente:

- No separarme de mi compañero durante la estancia en el hospital
- Deseo tener a mi lado a más de una persona como apoyo si así lo deseo
- No quiero enemas ni rasurado púbico
- Deseo tener libertad para tomar las comidas y bebidas de mi elección durante la labor
- No quiero que se utilice el monitor fetal, ni interno ni externo, en ausencia de tensión fetal; prefiero que se use el fetoscopio
- No deseo ninguna droga durante la labor o el parto

- No quiero que me pongan la intravenosa como rutina a menos que se suscite una emergencia
- Deseo tener libertad de movimientos, para caminar etc., durante la labor
- No deseo ruptura artificial de la fuente
- No quiero Pitocin
- Deseo tener libertad de dar a luz en cualquier postura que yo elija
- Quiero tener la libertad de usar la inmersión en agua caliente para la labor y/o parto (aun cuando se haya roto la fuente)
- Deseo que la habitación esté en silencio con las luces tenues
- No deseo episiotomía; en lugar de ello aplíquese masaje perineal
- Deseo que se esperen para cortar el cordón umbilical hasta que se hayan detenido las pulsaciones, a menos que éste esté enrollado alrededor del cuello del bebé; mi pareja y yo permitiremos que lo corten si así lo deseamos
- En caso de cesárea, mi pareja podrá acompañarme a las sala de operaciones y a la sala de recuperación. Mi pareja podrá cargar al bebé inmediatamente después de su nacimiento y acompañarlo a la sala de cunas
- Deseo tener un contacto inmediato piel a piel con mi bebé y darle el pecho acto seguido
- Quiero que se use Neosporin para los ojos del bebé después de haber pasado una hora de nacido para proporcionar una visión óptima en la comunicación inmediata después de nacer
- No deseo que le apliquen inyecciones de vitamina K; prefiero que se le administre por vía oral
- El bebé no debe estar fuera de la vista de su madre, el examen de recién nacido se puede hacer en su presencia
- Sólo acepto la alimentación al pecho; no admito ninguna introducción artificial para el bebé
- No deseo que le bañen; se debe frotar el vernix sobre la piel del bebé
- No deseo que se use Pitocin para la expulsión de la placenta, sólo con la estimulación de los pezones o el amamanto

- Se debe permitir que pasen por lo menos cuarenta y cinco minutos hasta la expulsión de la placenta
- No deseo que jalen del cordón o me saquen la placenta a menos que exista la evidencia de una emergencia
- Deseo un masaje uterino cada quince minutos durante una hora después de la expulsión de la placenta
- Quiero salir del hospital cuanto antes a menos que haya complicaciones en cuyo caso el bebé permanecerá en la habitación conmigo.

Apéndice D

Hidroterapia para la labor y el parto

Lo que se comenta a continuación es una recopilación de los protocolos de diferentes centros de alumbramiento y las recomendaciones que da la Asociación Mundial para la Salud Maternal/Infantil (GMCHA). Deseo agradecer al Hospital Maidstone, de Kent, Inglaterra; A Shared Beginning: The Westchester Birth Center of Yonkers, de Nueva York; el Centro de Alumbramiento Familiar de Upland, California; el Hospital de la Comunidad Monadnock de Peterborough, de New Hampshire; y el Hospital Familiar Sparks, de Sparks, Nevada, por su contribución.

Estos protocolos están pensados para comadronas o médicos considerando la incorporación del parto en el agua dentro de su práctica. También pueden ser utilizados por parejas que negocien con el hospital para poder tener el derecho a usar el agua para la labor y el parto. Las parejas deben copiarlos y entregarlos a los directivos de la sección de labor o parto, así como al doctor o la partera.

I. OBJETIVOS
A. Proporcionar a la mujer en labor de parto una alternativa flexible y de bajo riesgo al parto en la cama
B. Fomentar el proceso fisiológico normal del nacimiento
C. Ayudar a restaurar el control del proceso del parto a la madre

D. Favorecer la relajación de la madre y minimizar la necesidad de intervención médica reconociendo dos principios esenciales:
  1. La disminución relativa del peso dentro del agua proporciona comodidad y descanso
  2. Con ayuda de la relajación se produce menos adrenalina y sin embargo se aumenta la secreción de endorfinas y oxitocina
E. Proporcionar una transición suave al mundo para el recién nacido

II. CAPACIDAD DE ELECCIÓN
A. Una mujer puede elegir usar la tina de hidroterapia durante la labor cumpliendo las siguientes condiciones:
  1. Que ella lo desee
  2. Que tome una ducha con jabón germicida antes de entrar en la tina
  3. Que no tenga un historial reciente de infecciones en el tracto urinario, la vagina o la piel
  4. Que los signos vitales de la madre y el bebé estén dentro de los límites normales
  5. Que se continúen monitoreando los signos vitales del bebé y la mamá
  6. La tina se debe lavar antes de usarla de acuerdo con los procedimientos estándares
  7. La mujer consiente en seguir las instrucciones de la partera, doctor o enfermera, incluyendo salirse de la tina si así se lo indican

III. CONTRAINDICACIONES PARA EL USO DEL AGUA EN LA LABOR O EL PARTO
A. Puede que alguna mujer no deba usar la hidroterapia por algunas de las razones siguientes:
  1. Complicaciones de adelanto de parto
  2. Presencia de meconio en el líquido amniótico
  3. Cualquier riesgo obstétrico que pudiera causar la transferencia a la unidad de cuidados intensivos
  4. El uso de narcóticos menos de dos horas antes del uso de la tina
  5. Angustia fetal

6. Uso o administración de Pitocin o sulfato de magnesio
7. Largo periodo de tiempo entre la ruptura de membranas y el comienzo de la labor (selectivo)

IV. TEMPERATURA DEL AGUA
A. La temperatura puede variar entre 32° y 38°C
B. La mujer deberá ser capaz de controlar la temperatura y que no exceda de los 38°C

V. OBSERVACIONES DURANTE LA LABOR Y EL PARTO
A. Es necesario anotar las siguientes observaciones durante la labor y el parto en el agua:
1. Estado de las membranas
2. Dilatación y *effacement* cervical
3. Posición del feto
4. Progreso de la labor, incluyendo el patrón de contracciones
5. Signos vitales maternales
   a) Si la madre siente somnolencia ayudarla a salir de la tina inmediatamente
   b) Tener en cuenta que un cambio repentino del ambiente y la temperatura poco antes del parto puede iniciar una respuesta de expulsión fetal
6. Hidratación de la madre (las mujeres suelen deshidratarse con el agua caliente)
7. Bienestar fetal

VI. OBSERVACIONES DURANTE EL PARTO
A. La madre puede adoptar la postura que desee si es segura y cómoda para ella
B. La expulsión de la cabeza se facilita si la mamá puja con suavidad
C. La manipulación de la cabeza no suele ser necesaria a fin de que salgan los brazos gracias a la ingravidez del agua

D. Si se detecta meconio espeso en el parto, se debe pedir a la madre que se ponga de pie para que la boca, la orofaringe y la hipofaringe del bebé puedan ser succionadas

E. Si no se detecta meconio o si es muy ligero o medio, se puede continuar con el parto en el agua

F. Una vez que el bebé ha nacido su cabeza debe sacarse del agua con rapidez (en un plazo de veinte segundos). El pequeño puede descansar sobre el pecho de la madre mientras se le succionan la orofaringe y los orificios de la nariz si es que fue necesario

G. La madre y el bebé pueden permanecer en la tina hasta que el cordón umbilical deje de dar pulsaciones

H. Se debe alentar a la madre a alimentar con el pecho al bebé inmediatamente para ayudar a las contracciones del útero y la expulsión de la placenta

VII. EXPULSIÓN DE LA PLACENTA

A. Se debe tener como meta la expulsión de la placenta y la revisión perineal/vaginal en un plazo de cuarenta minutos

B. Expulsión de la placenta en el agua:
   1. El cordón umbilical no está enrollado o roto
   2. Se debe tener a mano un recipiente ligero para facilitar la flotación de la placenta hasta que se corte el cordón al bebé
   3. Los padres tienen la oportunidad de cortarlo siguiendo instrucciones
   4. La pérdida estimada de sangre se establece de acuerdo con la oscuridad del agua

C. Expulsión de la placenta fuera del agua:
   1. El cordón umbilical ya está cortado
   2. El bebé se pasa a manos de una persona allegada (padre, pariente, amigo o enfermera)
   3. Se ayuda a la mamá a salir del agua y pasar a la cama o a una posición de cuclillas en el suelo, o contra un lado de la tina
   4. La madre debe estar seca y arropada con una cobija cálida

VIII. EVALUACIÓN DEL RECIÉN NACIDO

A. Mientras la madre está todavía en la tina con el recién nacido en el pecho:
   1. Se hace el examen de Apgar de acuerdo con las normas clásicas
   2. Si se presenta taquicardia fetal se debe sacar el agua o la mamá y el bebé deben salir de la tina con ayuda
   3. Se debe utilizar la succión DeLee tal como se indica
   4. Se debe mantener el cuerpo del bebé dentro del agua caliente o cubierto con toallas

B. Después de cortar el cordón umbilical y el bebé ya salió del agua:
   1. Debe haber en la habitación de la tina un calentador de bebé estándar
   2. Después de las valoraciones físicas realizadas por el pediatra o partera se debe envolver al bebé y dárselo a la madre u otro familiar

XI. LIMPIEZA DE LA TINA

A. Instrucciones para la limpieza de cualquier tina portátil, jacuzzi o bañera:
   1. Frótese la tina con un agente bactericida y/o una solución del 50 por ciento de cloro y agua; deje correr el agua por los surtidores y drenajes
   2. Después de eso se debe pulverizar con Banzalkonium (diluido al 4 por ciento)
   3. Se deben hacer cultivos bacteriales cada mes
   4. Cualquier residuo que se acumule mientras la madre está en el agua se debe sacar lo antes posible

Apéndice E

Ejemplo de carta para el hospital

Mary Q. Public
Cualquier calle
Cualquier lugar, en cualquier Estado

17 de enero de 1995

Hospital de la comunidad
Cualquier calle
Cualquier lugar, en cualquier Estado
A la atención de: [nombre del director]

Estimado [nombre del director]:

Ha llegado a mi conocimiento que su hospital restringe el uso de hidroterapia para la labor y el parto. Mi doctor está de acuerdo con mi deseo de usar el agua para aliviar los dolores de la labor, pero me informa que la política de su hospital es la de mantener a la futura madre en la cama con monitoreo fetal durante la labor.

Muchos artículos de respetadas revistas médicas recalcan la eficacia del uso del agua para conseguir una reducción del dolor sin narcóticos. Muchos doctores lo consideran la única herramienta efectiva para el alivio del dolor. Me encantaría mostrarle estas investigaciones junto con algunos libros sobre el tema en su despacho.

Quisiera poder usar o bien alguna de las tinas del hospital para la labor o llevar mi propia tina portátil inflable a su hospital. tengo fecha prevista para finales de marzo y desearía poder colaborar con usted y su equipo para lograr mi meta.

Quisiera recordarle lo económico de esta petición. Cada vez más mujeres solicitan el acceso a la tina de agua caliente para la labor y el parto. Su hospital está a veinte minutos de mi casa y no quisiera tener que dar el dinero de mi seguro médico a otro hospital o instalación de maternidad. No obstante, sé lo que quiero durante mi labor y parto y haré todos los arreglos necesarios para asegurarme de que mi experiencia sea satisfactoria.

Por favor considere esta petición razonable y respóndame lo más pronto posible.

Atentamente,

Mary Q. Public

Hay que asegurarse de mandar copias al jefe de obstetricia del hospital, la jefa de enfermeras, el perinatólogo, la compañía de seguro médico, el doctor y el periódico local.

Apéndice F
Guía de recursos

Academy of Certified Birth Educators (ACBE)
2001 e. Prairie Circle, Suite I
Olathe, KS 66062
913-782-5116
La ACBE ofrece cursos de educación para la maternidad.

Active Birth Centre
55 Dartmuth Park Road
London NW5 1SL
England
011-44-71-267-3006
El Centro de Parto Activo, fundado por la escritora Jane Balaskas, ofrece varios tipos de clases prenatales, renta tinas y da consultas a las mujeres que necesitan alternativas al parto obstétrico.

AKBA/AQUA
Centro cultural para padres
51-2-163 Kashirskoye Shosse
Moscú 115612
Federación rusa
011-7-095-344-94-85
Alex y Tatyana Sargunas son padres parteros y practicantes del parto en el agua. Dirigen seminarios y talleres en Moscú y el Mar Negro sobre el parto en el agua, el desarrollo infantil y la natación de los bebés.

American Academy of Husband-Coached Childbirth (AAHCC)
P.O. Box 5224
Sherman Oaks, CA 91413-5224
800-423-2397
Esta organización, que inició el método Bradley para la preparación al parto, patrocina talleres, publica un periódico y panfletos, y certifica a educadores para el parto dentro de este método.

American College of Nurse-Midwives(ACNM)
1522 K Street NW, Suite 1000
Washington, DC 20005
202-289-0171
La ACNM fue fundada en 1955 para establecer y mantener los estándares de la práctica de la enfermería-partería. Se puede recibir información acerca de la partería y referencias de enfermeras-parteras dirigiéndose a la sede central nacional.

American Foundation for Maternal and Child Health

30 Beekman Place
New York, NY 10022
212-759-5510
Dirigida por Doris Haire, esta fundación proporciona información científica sobre las prácicas obstétricas de posible peligro y sobre el parto en el hospital.

American Society of Psychoprophylaxis in Obstetrics (ASPO Lamaze)

1840 Wilson Boulevrad, Suite 204
Arlington, VA 22201
703-524-7802
ASPO-Lamaze introdujo el método Lamaze a Estados Unidos y continúa ofreciendo clases y certificados para educadores para el parto.

Australian Swim School

1202 Banbury Cross
Santa Ana, CA 92705
714-731-6666
Programas de natación infantil para madres y bebés, así como certificados para los instructores.

Birthworks

42 Tallwood Drive
Medford, NJ 08255
609-953-9380
Educación para el parto con certificado.

Cascade Healthcare & Birth and Life Bookstore

P.O. Box 12203
Salem, OR 97309
800-443-9942
Complementos para el parto en casa, libros educativos y demás material destinado a la pareja, disponibles mediante correo. Además de la más completa gama de aditamentos para profesionales de la partería. Se ha incorporado la librería sobre parto y vida, que tiene la selección más grande disponible de libros y videos sobre el embarazo, el parto, la paternidad y la partería.

Cesarean/Support, Education, and Concern (C/SEC)

22 Forest Road
Framinham, MA 01701
617-738-6750
La C/SEC ofrece información y apoyo para la prevención de cesáreas y en pro del parto vaginal después de cesárea, así como talleres de entrenamiento de nivel nacional para la educación al parto. Se puede consultar por teléfono dentro de cada área.

Childbirth Education Associations of Australia (NSW) Ltd.

P.O. Box 413
Hurtsville, NSW 2220
(02) 580-0399

Co-Creations

P.O. Box 3204
Ashland, OR 97520
503-488-3446
Es un centro de asesoría y recursos destinado al uso del Creative Birth Journal, un sistema para utilizar el proceso diario par lograr una paternidad más positiva.

Consumer Advocates for the Legalization of Midwifery (CALM)

P.O. Box 7902
Citrus heights, CA 95621-7902
916-791-7831

La CALM continúa introduciendo alegatos en California para legalizar la partería en ese Estado.

The Farm

156 Drakes Lane
Summertown, TN 38483

The Farm (La Granja) publica un boletín *The Birth Gazette* y produce videos sobre diversos aspectos del parto.

Fellowship of Christian Midwives

P.O. Box 642
Parker, CO 80134
313-841-2128

Proporciona a las parteras cristianas apoyo, clases, materiales y conferencias. Es capaz de ofrecer referencias para parejas que estén buscando parteras o doctores según una filosofía cristiana del parto. Da un curso completo de partería para las llamadas parteras cristianas.

Global Maternal/Child Health Association (GMCHA) y Waterbirth International

P.O. Box 366
West Linn, OR 97068
800-641-BABY o 503-682-3600

La GMCHA, una organización por membresías, fue fundada en 1989 por Barbara Harper a fin de preservar, proteger y alentar el bienestar de la mujer y los niños durante el embarazo, el parto y la primera infancia. Esta organización proporciona la más completa guía de recursos para el parto en el agua: renta una tina portátil para la labor y el parto y vende libros y videos acerca del parto natural. También ofrece referencia por computadora sobre parteras, doctores y centros de alumbramiento de Estados Unidos y otras partes del mundo; certificado del curso para profesionales sobre parto en el agua y talleres para padres sobre el mismo tema.

Home Birth Access

P.O. Box 66
Broadway
Sydney NSW 2007
Australia

Informed Homebirth/ Informed Birth and Parenting

P.O. Box 3657
Ann Arbor, MI 48106
313-662-6857

Ofrece seminarios, a nivel nacional, de educación para el parto; gacetas y libros sobre el parto en casa y educación de los primeros años de la infancia. Se ofrece asistencia para el entrenamiento y preparación al parto en Estados Unidos.

International Association of Parents and Professionals for Safe Alternatives in Childbirth (NAPSAC)

Route 1, Box 646
Marble Hill, MO 63764
314-238-2010

La NAPSAC publica libros y panfletos en apoyo al movimiento alternativo del parto y ofrece un directorio internacional de servicios alternativos de parto.

International Cesarean Awareness Network (ICAN)

Antiguamente Movimiento para la Prevención de la Cesárea
P.O. Box 276
Charles Summit, PA 18411
717-585-4226
La ICAN ofrece información y apoyo para la prevención de cesáreas y acerca del parto vaginal después de cesárea. También edita una gaceta, da conferencias y entrenamiento nacional para educadores al parto.

International Childbirth Education Association (ICEA)

P.O. Box 20048
Minneapolis, MN 55420-0048
612-854-8660
La ICEA da certificados a educadores para el parto y publica un periódico y un catálogo de libros, panfletos y videos sobre el parto y los cuidados de maternidad centrados en la familia.

International Confederation of Midwives

57 Lower Belgrave Street
London, England SW1W OLR
Da conferencias internacionales cada tres años. Publica una gaceta.

International Lactation Consultant Association (ILCA)

210 Brown Avenue
Evanston, IL 60202-3601
708-260-8874
La ILCA proporciona apoyo y material actualizado acerca de la alimentación al pecho materno.

International Twins Association (ITA)

P.O. Box 77386, Station C
Atlanta, GA 30357
Los miembros de la ITA se apoyan entre sí intercambiando información, tanto a nivel local como estatal, mediante cartas y conferencias.

Liga Internacional de la Leche (LILL)

9616 Minneapolis Avenue
Franklin Park, IL 60131
312-455-7730
Línea permanente: 800-LA LECHE
Se puede llamar a la línea permanente entre las 9 a.m. y las 3 p.m. para encontrar ayuda para la alimentación al pecho o tener referencias sobre el grupo de la liga local. La liga también publica muchos libros informativos sobre la alimentación a base de leche materna.

Maternity Center Association (MCA)

48 East 92nd Street
New York, NY 10128
212-369-7300
Inauguró el primer centro de alumbramiento de Estados Unidos. La MCA dirige clases y conferencias, y publica muchos folletos sobre el parto.

Midwifery Contact Centre

1A Shoalwater Road
Shoalwater, WA 6169
Australia

Midwifery Education

Para obtener una lista completa de los programas de educación para parteras, tanto de acceso directo como enfermeras-parteras, se debe llamar a la oficina de la Asociación Mundial para la Salud Maternal/Infantil (GMCHA) al 503-682-3600.

Midwifery Today Magazine

P.O. Box 2672
Eugene, OR 97402
800-743-0974

Esta revista está destinada a los profesionales del parto pero contiene excelentes artículos sobre el parto en casa, el parto natural y la partería que también los padres pueden encontrar útiles.

Midwives Alliance of North America (MANA)

P.O. Box 1121
Bristol, VA 24203
615-764-5561

La MANA da apoyo a las parteras en ejercicio, proporciona información a los consumidores acerca de la partería y ofrece referencias de todos sus miembros.

Midwives Information and Resource Service (MIDIRS)

Institute of Child Health
Royal Hospital for Sick Children
St. Michael's Hill
Bristol BS2 8BJ
England
011-44-272-251-791

La MIDIRS publica el resumen más completo de artículos reimpresos y temarios sobre el parto, la partería y demás temas relacionados.

Mothering Magazine

P.O. Box 1690
Santa Fe, NM 87504
505-984-8116

Esta gaceta ofrece una variedad de consejos para padres acerca del embarazo, el parto, la infancia, la paternidad y la educación de los hijos. Se pueden obtener reimpresiones sobre la circuncisión, la vacunación y la partería.

National Association of Childbearing Centers (NACC)

RD 1, Box 1
Perkiomenville, PA 18074
215-234-1140

La NACC patrocina talleres distribuidos en todo el territorio de Estados Unidos sobre cómo abrir y mantener centros de alumbramiento. Se pueden pedir referencias en los centros de alumbramiento de la zona.

National Association of Childbirth Assistants

265 Meridian Avenue, Suite 7
San José, CA 95123
408-225-9167

Ofrece conferencias, clases y entrenamiento para esta nueva área de profesionales del parto.

National Organization of Circumcision Information Resource Centers (NOCIRC)

P.O. Box 2512
San Anselmo, CA 94960
415-488-9883

La NOCIRC proporciona información acerca de los efectos desastrosos de la circuncisión mediante cartas, conferencias, libros y consultas telefónicas.

National Organization of Mothers of Twins Clubs, Inc.

5402 Amberwood Lane
Rockville, MD 20853
301-460-9108

Consejos para las madres de gemelos y de aquellas que piensan dar a luz a gemelos en casa. Se pueden conseguir gacetas.

National Swim School Association (NSSA)

1158 35th Avenue North
St. Petersburg, FL 33704
813-896-7946 (teléfono y fax)
La NSSA sostiene conferencias, publica una gaceta y da referencias de instructores de natación para niños en todo Estados Unidos.

National Women's Health Network

1325 G Street NW, LL
Washington, DC 20005
202-347-1140
La red vigila la política federal que afecta a la salud de la mujer, especialmente en el área de los derechos sobre reproducción y salud ambiental y ocupacional. Se puede disponer de la gaceta y otras publicaciones.

New Zealand Midwives' Association

24 Ashton Road
Mount Eden
Auckland
New Zealand

Point of View Productions

2477 Folsom Street
San Francisco, CA 94110
415-821-0435
Point of View Productions (Producciones de Punto de Vista) fue responsable, bajo la dirección de Karil Daniels, de la realización del primer, y todavía el más profundo film sobre el parto en el agua. *Water Baby: The Experience of Water Birth* ha ganado nueve premios y es una presentación histórica de 57 minutos de duración. Está disponible en VHS y Beta.

Positive Pregnancy & Parenting Fitness

51 Saltrock Road
Baltic, CT 06330
203-822-8573
Lo más importante del mensaje contenido en estos libros se puede conseguir manteniéndose en forma durante el embarazo, el postparto y en la primera infancia.

Pre-and Perinatal Psychology Association of North America (PPPANA)

1600 Prince Street, 509
Alexandria, VA 22314-2838
703-548-2802
La PPPANA proporciona un periódico profesional sobre las últimas investigaciones acerca de la psicología prenatal. Se dan conferencias cada dos años. Se puede disponer de la gaceta.

Primal Health Research Institute

59 Roderick Road
London NW3 2NP
011-44-71-485-0095

Apéndice G

Índice de servicios maternales

Extraídos bajo permiso de
Mothering, vol. 68.

El costo de los cuidados de maternidad en Estados Unidos en 1992: 838.5 mil millones de dólares

El porcentaje del Producto Nacional Bruto de Estados Unidos invertido en cuidado de salud en 1965: 6%

Porcentaje de 1992: 12%

Porcentaje por el cual los gastos de salud de Estados Unidos exceden a los de Canadá: 40%, Alemania: 90%, Japón: 100%, resto de países industrializados: 100%

Población de Estados Unidos: 256,749,000

Porcentaje que no está asegurado o por debajo de lo normal: 37%

12 países con mayor expectactiva de vida que Estados Unidos: Japón, Islandia, Andorra, Italia, Suecia, Australia, Finlandia, Francia, Nueva Zelanda, Dinamarca, Inglaterra y Gales.

22 países con menor índice de mortalidad infantil que Estados Unidos: Japón, Suecia, Finlandia, Suiza, Canadá, Singapur, Hong Kong, Holanda, Francia, Irlanda, Alemania, Dinamarca, Noruega, Escocia, Australia, Irlanda del Norte, España, Inglaterra y Gales, Bélgica, Austria, Italia.

Porcentaje de países con menor índice de mortalidad infantil que Estados Unidos que proporcionan cuidado prenatal universal: 100%

Porcentaje de personas en Estados Unidos que no tienen seguro médico privado: 25%

Porcentaje de mujeres de Estados Unidos que reciben poco o ninguna atención prenatal: 25 %

Oportunidades de que una mujer con poco o ningún cuidado prenatal dé a luz a un bebé con bajo peso al nacer (menos de 5.5 libras) o prematuro (menos de 37 semanas de gestación): una de cada 2

El factor más asociado con la muerte infantil: bajo peso al nacer

Porcentaje de muertes infantiles ligadas a bajo peso al nacer: 60%

Oportunidades de que un bebé con bajo peso al nacer muera durante el primer mes de vida: 1 entre 40

Costo promedio de los cuidados a largo plazo para la salud (hasta la edad de 35 años) para un bebé de bajo peso al nacer: 50,558 dólares

Costo promedio a largo plazo para los cuidados de salud (hasta la edad de 35 años) para un bebé de peso normal al nacer: 20,033 dólares

Costo de cuidados intensivos para un bebé: 20,000-100,000 dólares

Costo de cuidado prenatal para 30 mujeres: 20,000-100,000 dólares

El ahorro obtenido en costos por cuidados a la salud proporcionando atención prenatal a todas las mujeres de Estados Unidos: 7-10 mil millones de dólares al año.

Porcentaje de partos atendidos principalmente por parteras (enfermeras-parteras certificadas y de acceso directo) en Estados Unidos: 4 %

Porcentaje de partos atendidos principalmente por parteras en Europa: 75%

Porcentaje de países con menor índice de mortalidad infantil que Estados Unidos en los cuales las parteras son las principales asistentes del parto: 100%

Costo promedio de un parto atendido por partera en Estados Unidos: 1,200 dólares

Costo promedio de un parto vaginal atendido por un médico en Estados Unidos: 4,200 dólares

Ahorro obtenido por costos de salud utilizando partera en el 75 % de los embarazos de Estados Unidos: 8.5 mil millones de dólares al año

Costo por año al utilizar la rutina del monitoreo fetal electrónico durante el parto: 750 millones de dólares.

Número de estudios congruentes en los cuales el monitoreo fetal electrónico ha demostrado ser más efectivo que el uso de un simple estetoscopio (fetoscopio): 0

Ahorro en gasto de salud obtenibles eliminando la rutina de usar el monitoreo fetal electrónico: 675 millones de dólares al año

Notas

Capítulo I

1. Centro Nacional para Estadísticas sobre Salud, *Monthly Vital Statistisc Report,* enero de 1993.
2. Organización Mundial de la Salud, *Report: Recommendations for Birth*, mayo de 1990.
3. Centro Nacional para Estadísticas sobre Salud, *Monthly Vital Statistisc Report,* enero de 1993.
4. Bruce Flamm, *Birth after Cesarean: The Medical Facts* (Nueva York: Prentice Hall, 1990), 19.
5. Grupo Público de Investigación para la Salud Ciudadana, Health Letter 5:3 (1989): 2.
6. Organización Mundial de la Salud, Report on Maternal-Child Health Statistics, mayo de 1990.
7. Beth Shearer, "Crisis in Obstetrics", C/SEC Newsletter 13:3 (1988).
8. Asociación Mundial para la Salud Maternal/Infantil (GMCHA), investigación de los médicos sobre las prácticas de parto suave, 1992.
9. Janet Balaskas, *Encyclopedia of Pregnancy and Birth* (Nueva York: McDonald, 1987), 33.
10. Michel Odent, *Birth Reborn* (Nueva York: Pantheon, 1984), 15.
11. Roberto Caldeyro-Barci, et al., "Efecto de los cambios de postura sobre la intensidad de las contracciones uterinas durante la labor", *American Journal of Obstetrics and Gynecology* 80 (1960): 284-290.
12. Judith Goldsmith, *Childbirth Wisdom* (Brookline, Mass: East-West Health Books, 1990), 32.
13. Nancy Berezin, *Gentle Birth Book* (Nueva York: Simon & Schuster, 1980), 35.
14. *Ibid.*, 39.
15. Dr. Donald Sutherland, entrevista con la autora en julio de 1990.
16. Berezin, *Gentle Birth Book,* 63.
17. Confederación Internacional de Parteras/Organización Mundial de la Salud, *Project on Safe Motherhood*, mayo de 1990.
18. Doris Haire, *The Cultural Warping of Childbirth* (Minneapolis: International Childbirth Education Association Publications, 1973), 14.
19. *Mothering,* verano de 1988.
20. Sheila Kitzinger, *The Complete Book of Pregnancy and Childbirth*, 11ª edición (Nueva York: Knopf, 1986), 278.
21. Sheila Kitzinger, *Breastfeeding* (Nueva York: Random House, 1991).

Capítulo 2

1. Judith Leavitt, *Brought to Bed:Childbearing in America 1750-1950* (Nueva York: Oxford University Press,1986), 23.
2. *Ibid.*, 269.
3. National Center for Health Statistics, *Monthly Vital Statistics Report*, Febrero de 1993.
4. Howard Haggard,*Devils, Drugs, and Doctors* (Nueva York: Blue Ribbon Books, 1929), 48.
5. Barbara Katz-Rothman, *Giving Birth: Alternatives in Childbirth* (Harmondsworth, U.K.: Penguin, 1982), 24.
6. Paul Starr, *The Social Transformation of American Medicine* (Nueva York: Basic Books, 1982), 49-50.
7. Barbara Ehrenreich y Dierdre English, *Witches, Midwives, and Nurses* (Nueva York: Feminist Press, 1973), 20.
8. Eugene O'Neill, *Mourning Becomes Electra*. En la obra O'Neill hace referencia a los hábitos drogadictos de su madre.
9. Leavitt, *Brought to Bed*, 117.
10. Deborah Sullivan y Rose Weitz, *Labor Pains: Modern Midwives and Home Birth* (New Haven, Conn.: Yale University Press, 1988), 23.
11. Margot Edwards y Mary Waldorf, *Reclaiming Birth: History and Heroines of American Childbirth Reform* (Freedom, Calif.: Crossing Press, 1984), 153.
12. *Ibid.*, 155.
13. Judith Litoff, ed., *The American Midwife Debate* (Westport, Conn.: Greenwood Press, 1986), 11.
14. Leavitt, *Brought to Bed*, 289.
15. Judith Rooks, "Nurse-Midwifery: The Window Is Wide Open", *American Journal of Nursing*, 90:12 (1990): 12.
16. *Webster's Third New International Dictionary* (Springfield, Mass.: Merriam, 1976).
17. Joseph B. DeLee, "The Prophylactic Forceps Operation", *American Journal of Obstetrics and Gynecology* 1:1 (1920): 34-44.
18. Levitt, *Brought to Bed*, 12.
19. Leavitt, *Brought to Bed,* 174.
20. Penny Armstrong y Sheryl Feldman, *A Wise Birth* (Nueva York: William Morrow, 1990), 95.
21. Leavitt, *Brought to Bed*, 269.
22. Dorothy Wertz y Richard Wertz,*Lying-In: A History of Childbirth in America* (New Haven, Conn.: Yale University Press, 1989), 165.
23. Leavitt, *Brought to Bed,* 269.
24. Christine Kelley-Buchanan, *Peace of Mind during Pregnancy* (Nueva York: Dell, 1988), 23.
25. Ivonne Brackbill, June Rice y J.D.Diony Young, *Birth Trap* (Nueva York: Warner Books, 1984), 171.
26. Kelley-Buchanan, *Peace of Mind during Pregnancy*, 173.

Capítulo 3

1. Centro Nacional para las Estadísticas de Salud, *Monthly Vital Statistics Report*, enero de 1993.
2. Brigitte Jordan y Robbie Davis-Floyd, *Birth in Four Cultures* (Prospect Heights, Il.: Waveland Press, 1993), 63.
3. Michel Odent, *Planned Home Birth in Industrialized Countries* (Copenhagen: Organización Mundial de la Salud, 1991), 2.
4. Stanley Sagov, et al., *Home Birth: A Practitioner's Guide to Birth outside the Hospital* (Rockville, Md.: Aspen Systems, 1984) 30-32.
5. Sullivan y Weitz, *Labor Pains*, 115.
6. Judith Rooks, *et al.*, "Outcomes of Care in Birth Centers: The National Birth Center Study", *New England Journal of Medicine* 321 (1989), 1806.
7. *Ibid.*

8. Harlow Johnson, *California Alternative Birthing Methods Study, Summary Report*, oct. 1986, y entrevista con Nancy McNeese, CNM, miembro del equipo de evaluación, legislatura de California.

9. Kitty Ernst, CNM, ed., National Association of Childbearing Centers Newsletter, octubre de 1990, 3.

10. Datos del Colegio Americano de Enfermeras-Parteras, mayo de 1991.

11. Datos de la Asociación de Parteras de Japón (34,000 parteras entrenadas), octubre de 1990.

12. Barry Levy, Fredrick Wilkinson y William Marine, "Reducing Neonatal Mortality Rate with Nurse-Midwives", *American Journal of Obstetrics and Gynecology* 109:1 (1971): 50-58.

13. Edwards y Waldorf, *Reclaiming Birth*, 178.

14. Organización Mundial de la Salud, "Action for Safe Motherhood" (Génova: Organización Mundial de la Salud, División de Salud Maternal e Infantil y Planeación Familiar, de Salud Familiar, 1991).

15. Paul Hon, "Clinical Fetal Monitoring *versus* Effect on Perinatal Outcome", *American Journal of Obstetrics and Gynecology* 118 (1974). 529-533.

16. Karin Nelson y Jonas Ellenberg, "Antecedents on Cerebral Palsy", *American Journal of Diseases of Children* 1 (1985): 39.

17. Dr. Michael Rosenthal, comunicación personal con la autora, 1991.

18. Institutos Nacionales para la Salud, "Health Letter," septiembre de 1980.

19. Ruth Shearer, ed., *C/SEC Newsletter* 13:3 (1988): 2.

20. *Ibid.*

21. "Is the EFM Accurate?" *Journal of Nurse-Midwifery* (1990) 32.

22. K. Leveno, et al., "A Prospective Comparison of Selective and Universal Electronic Fetal Monitoring in 34,995 Pregnancies", *New England Journal of Medicine* 315:10 (1986): 315.

23. Roger Freeman, "Intrapartum Fetal Monitoring: A Disappointing Story", New England Journal of Medicine 322:9 (1990): 624-625.

24. Flamm, *Birth after Cesarean,* 3.

25. Sidney Wolfe, "One Hundred and Six Hospitals with the Highest Cesarean Rates", *Public Citizen Health Research Group Health Letter* 5:3 (1989): 1.

26. Mortimer Rosen y Lillian Thomas, *The Cesarean Myth. Choosing the Best Way to Have Your Baby* (Harmondsworth, U.K.: Penguin Books, 1989), 23.

27. *Ibid.*, 24.

28. Dr. Michael Rosenthal, comunicación personal con la autora, 1990.

29. Colegio Americano de Obstetricia y Ginecología, Comité de Obstetricia: Medicina Fetal y Maternal, *Guidelines for Vaginal Delivery after Cesarean Birth,* opinión del comité Nº 64, octubre de 1988.

30. Flamm, *Birth After Cesarea*, 65.

31. Michael Rosenthal, *Gentle Birth Choices.* (videocassette), West Lynn, Or.: GMCHA/Win/Win Porductions, 1993.

32. Kelley-Buchanan, *Peace of Mind During Pregnancy*, 29.

33. Jude Roedding, "Birth Trauma and Suicide: A Study of the Relationship Between Near-Death Experience at Birth and Later Suicidal Behavior," *Pre-and Perinatal Psychology Journal* 6:2 (invierno 1991): 48.

34. Kitzinger, *The Complete Book of Pregnancy and Childbirth,* 241.

35. Doris Haire, *The Cultural Warping of Childbirth* (Minneapolis: International Childbirth Education Association Publications, 1972), 6.

36. Sheila Kitzinger, "Episiotomy", *Mothering* 55 (primavera): 64.

37. Eakin Chalmers, *et al., Effective Guide to Care in Pregnancy* (Nueva York: Oxford University Press, 1986): 355.

38. Niles Newton, "Experimental Inhibition of Labor through Enviromental Disturbance", *Obstetrics and Gynecology* 27 (1966): 371-77.

39. Marshal Klaus, et al., "Effect of Social Support During Parturition on Maternal and Infant Morbidity," *British Medical Journal* 293:6547 (1986): 585-87.

40. Sosa, *et al.*, "Effect of a Supportive Companion on Perinatal Problems, Length of Labor and Mother-Infant Interaction", *New England Journal of Medicine* 303:11 (1980): 597-600.

41. Marsden Wagner, "Hospital Birth Deemed Too Risky", *Chicago Sun Times*, 2 de abril de 1989. Según informó en *Mothering* 55 (otoño 1989): 75.

42. Helen Varney, *Nurse-Midwifery* (Boston Blackwell Scientific Publications, 1980), 385.

43. Phyllis Mansfield, "Maternal Age: What Is Really High Risk?" *Mothering* 41 (otoño 1986): 64-69.

44. *Ibid.*

45. Jill Larson, "The Politics of Newborn Pain", *Mothering* (Otoño 1990): 45.

46. Marilyn Milos, ed., *NOCIRC Newsletter*, primavera de 1992, 2.

47. John Taylor, "The Prepuce Defined". Syllabus of Abstracts", Segundo Simposio Internacional sobre la Circuncisión, San Francisco, 30 de abril de 1991: 19.

48. K.J.S. Amand y P.R. Hickey, "Pain and Its Effects in the Human Neonate and Fetus", *New England Journal of Medicine* 317:21 (1987): 1321-29.

49. Stanislav Grof y Joan Halifax, *The Human Encounter with Death* (Nueva York. E.P. Dutton, 1977), 116.

50. Rima Laibow, "Circumcision and Its Relationship to Attachment Impairment". Syllabus of Abstracts, Segundo Simposio Internacional sobre la Circuncisión, San Francisco, 30 de abril de 1991:14.

51. Marilyn Milos, presidenta del NOCIRC, entrevista con la autora, enero de 1993.

52. Lee Salk, discurso de apertura de la conferencia de la Asociación Norteamericana de Psicología Pre y Perinatal, Amherst, Mass., 1989.

Capítulo 4

1. Ellen Kleiner, ed., "Good News", *Mothering* 64: (otoño de 1992): 26.

2. Edwards y Waldorf, *Reclaiming Birth*, 32.

3. *Ibid.*

4. Marjorie Karmel, *Thank You, Dr. Lamaze* (Garden City, N.Y.: Doubleday, 1965), 35.

5. Elizabeth Bing, *Six Practical Lessons for an Easier Childbirth* (Nueva York: Bantam Books, 1977), 139.

6. Frederick Leboyer, *Birth without Violence* (Nueva York, Knopf, 1975), 15.

7. Equipo del Hospital para Niños y Mujeres de París, entrevista con la autora, junio de 1984.

8. Ivan Illich, *Medical Nemesis: The Expropriation of Health* (Nueva York: Random House, 1976), 32.

9. Odent, *Birth Reborn,* 36.

10. Dr. Michael Rosenthal, entrevista con la autora, julio de 1990.

11. Edwards y Waldorf, *Reclaiming Birth*, 62-63.

12. Ina May Gaskin, *Spiritual Midwifery* (Summertown, Tenn.: The Book Publishing Co., 1977).

13. Dr. Michel Odent, entrevista con la autora, abril de 1992.

Capítulo 5

1. Jessica Mitford, *The American Way of Birth* (Nueva York: Penguin Books, 1992), 225.
2. Helen Varney, *Nurse-Midwifery*, 156.
3. Edwards y Waldorf, *Reclaiming Birth,* 164.
4. Suzanne Arms, *Immaculate Deception* (Boston, Houghton-Mifflin, 1975).
5. Ellie Becker, Meria Long, Vicki Stamler y Pacia Sallomi, *Midwifery and the Law* (Santa Fe: Mothering, 1990), 14.
6. *Ibid.*, 8
7. Dr. Marsden Wagner, entrevista con la autora, diciembre de 1991.
8. Edwards y Waldorf, *Reclaiming Birth*, 179-180.
9. Kitty Ernst, entrevista con la autora, mayo de 1991.
10. Elizabeth Davis, *Heart and Hands: A Guide to Midwifery*, segunda edición (Berkeley, Calif.: Celestial Arts), 2.

Capítulo 6

1. Lyall Watson y Jerry Derbyshire, *The Water Planet: A Celebration of the Wonder of Water* (NuevaYork: Crown, 1988), 111.
2. Serge Weisel, "Benefits of Warm Water Immersion During First Stage Labor", informe presentado en la conferencia de la Asociación Norteaméricana de Psicología Pre y Perinatal, San Francisco, 1987.
3. Michel Odent, "Birth under Water" *Lancet* 2:147 (1983): 67.
4. Waterbirth International, "Survey of Waterbirth Practice", *Journal of Nurse-Midwifery* 34:4 (1989): 86. La autora todavía sigue recopilando los resultados del estudio. Los veinte primeros estudios dan las estadísticas ya mencionadas.
5. Encontré este libro en la Librería Samuel Weiser dentro de la colección de libros raros, con un precio de 800 dólares. Lo volví a dejar en el mostrador pero después de leerlo durante varias horas.
6. El abuelo Semu, comunicación personal, noviembre de 1987.
7. Karil Daniels, *Water Baby: The Story of Waterbirth* (videocassette), San Francisco: Point of View Productions, 1985.
8. Erik Sidenblad, *Water Babies* (Nueva York, St. Martin's Press, 1983).
9. Frederick Leboyer, *Birth Without Violence*, 72-90.
10. Dr. Michel Odent, entrevistas con la autora, julio de 1987, agosto de 1989, mayo de 1990.
11. Odent, *Birth Reborn,* 46.
12. Odent, "Birth under Water", 148.
13. Dr. Wolf Jaskulsky, entrevista con la autora, agosto de 1989.
14. Dr. Bruce Sutherland, entrevista con la autora , mayo de 1990.
15. Fuseiko Sei, "A Study of Waterbirths after Informed Consent of Client", informe presentado en la conferencia de la Confederación Internacional de Parteras, Kobe, Japón, octubre de 1990.
16. Josie Muscat, correspondencia personal, septiembre de 1990.
17. Diane Garland, miembro de la mesa directiva de la Asociación Mundial para la Salud Maternal/Infantil, entrevistas y correspondencia con la autora, 1990-1993.
18. Roger Lichy, Water Birth Practitioner Survey, correspondencia personal, agosto de 1990.
19. Margaret Brain, conferencia del Colegio Americano de Enfermeras-Parteras, Minneapolis, mayo de 1991, entrevista con la autora.
20. Molly Lasser, correspondencia personal, diciembre de 1992.
21. Alex y Tatyana Sargunas, entrevista con la autora, septiembre de 1992.
22. Odent, "Birth under Water", 147.
23. Michael Rosenthal, "Warm-Water Immersion for Labor and Birth", *Female Patient*, agosto de 1992.
24. Josie Muscat, en respuesta al estudio de la Asociación Mundial para la Salud Maternal/Infantil y comunicación personal.

Capítulo 7

1. Deepak Chopra, *Quantum Healing: Exploring the Frontiers of Mind/Body Medicine* (Nueva York: Bantam, 1989).
2. Grantly Dick-Read, *Chilbirth without Fear. The Principles and Practices of Natural Childbirth* (Nueva York, Harper & Row, 1944), 16.
3. Nancy Wainer Cohen and Lois Estner, *Silent Knife: Cesarean Prevention and Vaginal Birth after Cesarean* (South Hadley, Mass.: Bergin and Garvey, 1983), 6.
4. Deepak Chopra, entrevista telefónica con la autora, diciembre de 1991.
5. Chamberlain, "The Expanding Boundaries of Memory", 175.
6. Jane English, *Different Doorway: Adventures of a Cesarean Born* (Point Reyes Station: Ca.: Earth Heart, 1985), 22.
7. David Chamberlain, *Babies Remember Birth* (Nueva York: Ballantine, 1990), 152.
8. *Ibid.*, 152-57.
9. Gayle Peterson, *An Easier Childbirth* (Los Ángeles: Jeremy Tarcher, 1991), 17.
10. *Ibid.*
11. Lewis Mehl y Gayle Peterson, *Pregnancy as Healing* (Berkeley, Calif.: Mind Body Press, 1984), 58.
12. Gayle Peterson, comunicación personal, mayo de 1992.
13. Dr. Robert Doughton, entrevista con la autora, junio de 1989.
14. June Sutherland, entrevista con la autora, julio de 1990.

Capítulo 8

1. Dr. William Tuxton, conferencia del Colegio Americano de Enfermeras-Parteras, Atlanta, mayo de 1990.
2. Centro Nacional de Estadísticas de Salud, *Monthly Vital Statistics Report*, abril de 1990.
3. Singh, *et al., Prenatal Care in the United States: A State and County Inventory*, The Alan Guttmacher Institute (1989): 15.
4. Centro Nacional de Estadísticas de Salud, "Advance Report of Final Natality Statistics", *Monthly Vital Statistics Report* 39 (1989): 12.
5. General Accounting Office, "Prenatal care: Medicaid Recipients and Uninsured Women Obtain Insufficient Care", septiembre de 1987, 14.
6. International Confederation of Midwives Newsletter 5:2 (verano de 1992).
7. Centro Nacional de Estadísticas de Salud, *Monthly Vital Statistics Report,* febrero de 1993.
10. Cámara de los Comunes del Reino Unido, *Second Report of the Health Committee on Maternity Services* 1 (1992).
11. Kitty Ernst, comunicación personal, mayo de 1991.
12. Sosa, *et al.*, "Effect of a Supportive Companion on Perinatal Problems, Length of Labor, and Mother-Infant Interaction", 597-600.
13. California Association of Midwives Newsletter, verano de 1991.
14. Elana Johnson, entrevista con la autora, junio de 1993.
15. Hermana Ángela Murdaugh, CNM, entrevista con la autora, septiembre de 1991.
16. Ruth Watson Lubic, "Evaluation of an Out-of-Hospital Maternity Center for Low-Risk Patients". De *Health Policy Nursing Practice,* L. Aiken, ed. (Boston: McGraw-Hill, 1980), 3.
17. Dr. Marsden Wagner, entrevista con la autora, diciembre de 1991.

Apéndice A

1. Investigación telefónica en 11 escuelas de medicina de Estados Unidos, marzo de 1990.
2. S. Cavanagh y E. Williams, "The Acceptance of the ventouse", *MIDIRS Midwifery Digest* 2:4 (1992). 431-34.
3. Erik Hemrinki, *et al.*, "Ambulation *Versus* Oxytocin in Protracted Labor: A Pilot Study" *European Journal of Obstetrics, Gynecology, and Reproductive Biology* 20 (1985): 199-208.
4. D. Hull, "Vitamin K and Childhood Cancer", *British Medical Journal* 305:6849 (agosto de 1992): 326-27.

Esta obra fue producida por:
Ediciones Étoile, S.A. de C.V.
Recreo 30-3, Col. del Valle, México D.F.
FAX: 534.59.63
en el mes de marzo de 1996.
La edición consta de 3,000 ejemplares.